동서의학이 함께 만드는

새로운 암 치료

신흥메드싸이언스

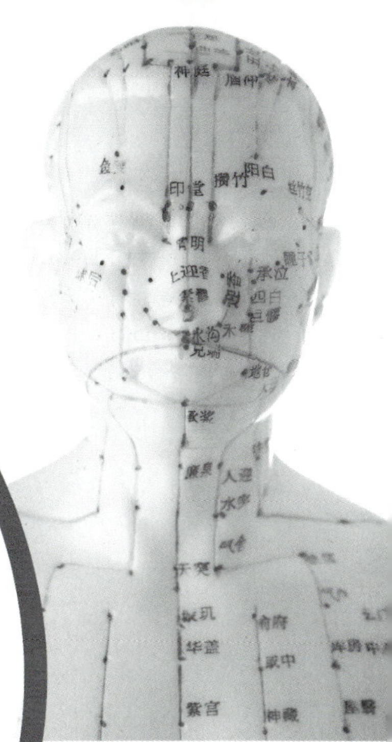

동서의학이 함께 만드는 새로운 암 치료

Masaki Kitajima
Yoshihiro Imazu
권승원 · 최도영 옮김

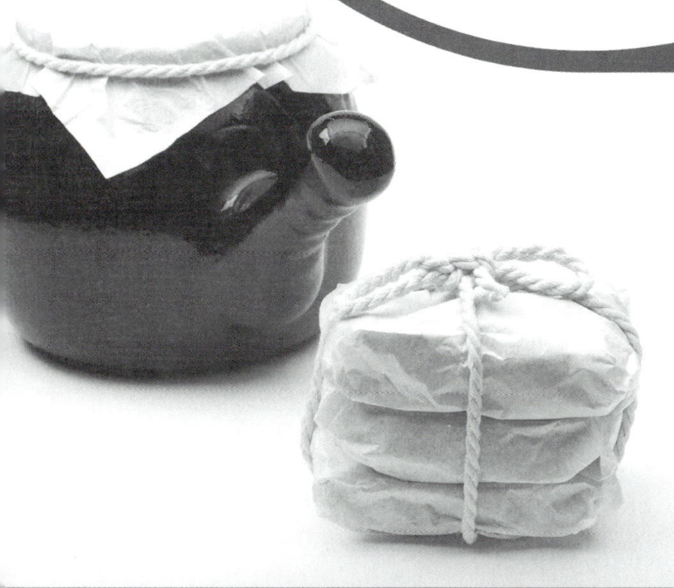

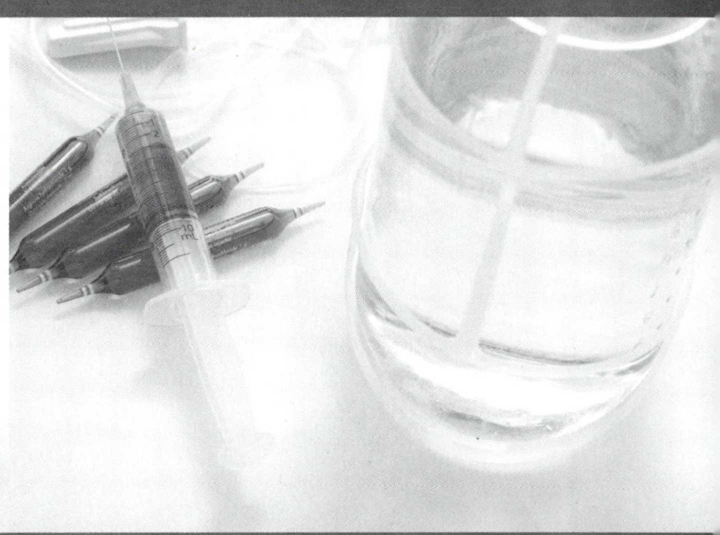

신흥메드싸이언스

■ 옮긴이 소개

권 승 원

- 現 대한민국 육군 한의군의관
- 한방내과 전문의
- 대구한의대학교 한의학과 졸업
- 경희대학교 한방병원 순환신경내과 전문수련의
- 번역서 : 『뇌신경질환의 한방치료』
- 블로그 : "HYBRID MEDICINE-한방내과 전문의가 전하는 융합의학이야기" (http://hybridmedicine.co.kr)

최 도 영

- 경희대학교 암센터 협진교수
- 경희대학교 한방 암 클리닉 팀장
- 대한암의학회 부회장
- 경희대학교 한방병원 원장
- 대한한의학회 수석부회장
- 저서: 『한의통합종양학』

동서의학이 함께 만드는
새로운 암 치료

발 행	2014년 4월 15일
지 은 이	Masaki Kitajima, Yoshihiro Imazu
옮 긴 이	권 승 원, 최 도 영
발 행 인	홍 성 혁
발 행 처	**신흥메드싸이언스**
편 집	박 신 혜
디 자 인	노 정 현
주 소	서울시 영등포구 양평동 3가 15-1번지 월드메르디앙비즈센터 501호
등록번호	제318-2007-000077호
전 화	02-2165-8670
팩 스	02-2165-8675
홈페이지	www.shmed.co.kr
I S B N	978-89-6498-037-8 93510
정 가	35,000원

감수의 글

암 의료에서 면역치료, 유전자치료 펩티드 백신 등을 이용한 선진적 의료가 주목을 받는 21세기라는 시대에, 「암 영역의 한방치료」라는 다른 시점에서 암 의료를 논한 책인 「암 한방」을 기획한 편자에게 경의를 표한다. 지금까지 서양의학은 암 세포를 중심으로 공격하며, 한방의학은 숙주의 면역력을 높여준다고 인식해왔으나, 양자를 융합하여 효과를 증강시킨다는 사고방식이 본서의 근간이라고 생각한다.

양쪽 의학의 융합이 거론되는 것도, 근래에 이르러, 한방에서의 기초 · 임상연구를 통한 evidence가 축적되고, 이중 맹검시험에 따른 신뢰성 높은 부작용 조사나 약물동태시험이 다시설 공동연구로 시행되어 왔기 때문이다. 그리고 한방약의 보험수록도 신뢰성과 보급에 공헌하였다고 할 수 있겠다. 보험수록은 전 일본의사회 회장 타케미 타로 선생의 노력의 산물이다. 선생은 항상 「일본은 외국약에 의존하고 있을 뿐, 독자적인 약이 없다」라고 말하며, 한방을 세계로 전파하는 것을 꿈꿔왔다. 이제 선생의 꿈이 구체적 현실화되었다고 해도 과언은 아니다. 한방은 지금 이 시대의 조류로서 연구성과가 축적되고 있으며, 그 연구성과들은 Surgery나 Gastroenterology 등 해외 톱 저널에 게재되고 있다. 매년 ASCO(미국임상종양학회)나 DDW(미국소화기병주간)에도 발표되고 있다. 그 결과, 해외에서의 연구가 추진되어, 시카고 대학이나 UCLA 등과의 공동연구도 진행 중이다. 이러한 시대 배경 속에서, 암 치료에서의 한방의 자리매김 현실은 어떠할까? 서양 · 동양의학을 기본 이념으로 한 양측 의학의 결여된 효능을 보충하는 한방으로 자리매김하고 있다. 항암제로 인한 말초신경장애, 또는 수술 후 체력저하나 장관운동장애 등에 동양의학에서 말하는 「氣를 補하는 補(氣)劑」를 활용하고 있다. 곧, 면역력이나 호르몬 분비를 활성화시켜, 항암제의 효과를 높이는 것이다. 특히 보중익기탕, 대건중탕, 육군자탕 및 우차신기환을 범용하고 있으며, 일본에서는 공적자금을 이용한 연구성과도 속속 등장하고 있다. 한편, 현재의 한방은 FDA 승인을 받아, 일-미간 임상시험도 추진되고 있다. 따라서, 이미 미국에서 말하는 "보완대체의료"의 범주에서 완전히 벗어났다고 말할 수 있으며, 암 의료에서 선진의료가 전개되고 있는 현실 속에서, 하나의 광명으로 역할을 할 것으로 기대한다.

2012년 여름

국제의료복지대학 학장/게이오기주쿠 대학 의학부 명예교수

기타지마 마사키

저자 서문

2009년 후생노동성 암 연구조성금 기반 「암에 대한 대체의료의 과학적 검증에 관한 연구」반에서 시행한 「암 진료에 종사하는 의사 및 약사의 한방치료와 대체의료에 관한 의식조사」에 의하면, 암 환자에게 한방약을 처방하고 있는 의사는 73.5%, 그 한방약의 「처방의도를 안다」고 답한 약사는 25.6%, 19.3%는 「처방내용을 환자에게 설명할 수 있다」고 답했다.

이번에, 암 치료에 한방의학을 활용하는 것을 「암 한방」이라고 이름 붙였다. 「암 한방」은 지금까지의 경험학적으로 전승되어 오던 한방의학을 암 치료에 있어, 서양의학과 비슷하게 evidence에 기초한 치료의 선택지로서 인식하고 활용하기 위한 개념으로 설정한 것이다.

암 치료에서 한방약의 역할을 명확히 하기 위해, 암 치료와 한방의학의 지금까지의 역사적 관계에 대해서 아다치 유우 선생에게 정리를 부탁드렸다. 기초적 연구를 통해 밝혀진 한방약의 작용에 대해서는 고노 토오루 선생에게 부탁을 드렸다. 임상 현장에서의 한방의학을 활용하기 위한 힌트를 호시노 에츠오 선생에게, 약학적 측면에 대해서는 이토 토시마사 선생에게 부탁을 드렸다. 그리고 한방의학을 보다 쉽게 이해하기 쉽도록 하기 위해 한방이론을 정리하였다.

한방약을 각각의 병태에 맞게 활용하기 위해서, 주술기 관리에 대해서는 사이토 신야, 사사키 아키라 선생에게 부탁했다. 암 화학요법의 부작용 대책에 대해서는 오타 게이치로 선생, 오키모토 지로 선생, 신도 요시아키 선생, 모리 키요시 선생, 히다카 타카오 선생에게 부탁을 했다. 암 전이 억제 효과에 대해서는 기초적 연구를 담당하고 있는 사이키 이쿠오 선생에게 정리를 부탁했다.

암 진료에 있어 횡단적 매니지먼트로서 영양관리 포함, 완화케어에 대해서는 소노베 사토시 선생, 카와하라 레이코 선생, 에가미 히데야키 선생, 오노 사토시 선생이 각각의 영역에 대한 한방약 사용방법을 정리해주었다. 재택의료에서의 한방약 활용방법에 대해서 제안하고, 마지막에 부작용을 중심으로 한 한방약의 실제 사용할 시 주의사항 및 보험진료의 룰도 해설해두었다.

의사, 치과의사, 약사, 간호사 등 암 치료에 종사하는 모든 의료 관계자들에게 많은 도움이 되었으면 좋겠다.

2012년 여름

기타사토 대학 약학부

이마즈 요시히로

역자 서문

한의학과 의학의 융합! 새로운 암 치료의 탄생!

사회 전반에 걸친 화두가 바로 "융합"입니다. 그와 더불어 각 직군 간의 영역 경계가 허물어져 가고 있습니다. "융합을 통한 새로운 무언가의 탄생"을 시도하는 것이 모든 영역의 큰 화두이죠.

의학에서 역시 마찬가지입니다. 더 이상 내 것, 네 것을 나누는 데에 머물러선 안됩니다. 나의 장점과 단점을 잘 알고, 상대의 단점을 보완하며, 상대의 장점을 통해 내가 보완 받아야만 합니다. 이것이 바로 "오직 환자를 위한 의료"의 기본이며, "최선의 진료"의 초석입니다.

현대 대한민국 사망 원인 1위 질환, '암'에 대한 새로운 약, 기술이 지속적으로 등장하며, 분명 치료율, 생존율이 상승하고 있습니다. 그렇다고 환자가 나아가는 과정이 순탄치만은 않습니다. 많은 환자들은 항암제를 활용한 화학요법 도중 부작용으로 힘들어하고 있으며, 수술 이후 회복에도 어려움을 겪고 있습니다. 하지만 분명, 새로운 치료를 통해 많은 분들이 건강한 삶을 찾고 있습니다. 여기에 한의학이 결합한다면, 치료과정이 더욱 편해질 수 있고, 치료결과가 더 나아질 수 있습니다.

이 책은 일본의 암 치료 전문의 27명이 저술했으며, 지금까지 나온 근거중심 데이터, 한방약 기전 설명, 한방약과 양약의 상호작용, 완화의료에서의 한방약의 역할까지 암 치료 전반에 대한 한방약 병용의 근거와 가이드라인을 제시하고 있습니다. 협진 시스템을 갖춘 병원에서 일하고 계신 의료진들 및 일반 외래에서 암 투병 환자를 관리하고 계신 의료진들에게 합리적 근거를 제공할 수 있을 것이라 생각합니다.

본 책은 바로 이러한 한의치료의 장점과 기존 의학계의 치료가 융합되어 만들어가는 새로운 암 치료를 보여주고 있습니다. 우리와 달리 의사 한 직군에서 의학과 동양의학을 모두 사용하는 일본에서는 우리보다는 쉽게 이러한 융합이 이루어지고 있는 것 같습니다. 국내에선 아직, 한의학계–의학계 간의 대립으로 이러한 융합이 잘 이루어지지 않고 있지만, 추후 의학은 분명 이러한 융합의 길을 갈 것으로 기대합니다. 반목보다는 화합, 그리고 대화를 통한 보다 "환자에게 도움이 되는" 암 치료를 만들어 가는데, 본 번역서가 일조하길 기대합니다.

이 책을 제게 추천해주시고, 그동안의 번역 작업의 노하우를 아낌없이 전해주신 조기호 교수님께 감사드립니다. 멋진 추천사를 흔쾌히 적어주신 강동경희대 한방병원장 고창남 교수님께도 감사드립니다. 또한, 이번 책이 나오기까지 많은 도움을 주신 신흥메드싸이언스의 김경수 실장님, 홍성혁 대표님께 감사드립니다. 또한, 공동작업을 허락해주신 경희대 한방병원 최도영 원장님께도 감사의 인사를 드립니다. 마지막으로 누구보다 항상 제 의견에 귀 기울여주며, 응원을 보내주는 아내 아리에게 감사의 말을 전합니다.

2014년 2월

역자대표 **권 승 원**

추천사 I

세계보건기구(WHO) 산하 국제암연구센터(IARC)는 〈세계 암 보고서 2014〉에서 전 세계적으로 선진국과 후진국을 가릴 것 없이 암 발병이 크게 늘어 2035년에는 한 해에만 무려 2400만 명에 달하는 사람이 암으로 고통받을 것으로 나타났다. 이는 2012년과 비교해 무려 70%가량 늘어난 수치다. 40개국 250명의 연구자가 참여한 이 보고서에서 2008년 1270만 명이던 암 환자는 2012년 1410만 명을 기록한 데 이어 2025년에는 1930만 명, 2030년 2160만 명, 2035년에는 2400만 명까지 늘어날 것으로 예상됐다. 2012년 820만 명이었던 사망자수는 2030년에는 59% 증가한 1300만 명까지 늘어날 것으로 전망됐다. 이는 우리나라도 마찬가지로 가장 많이 발생하는 질환 중에서 높은 사망률 1위를 점하고 있는 질환이 바로 암이다. 우리나라 평균수명인 80세에 이르면 세 명 중 한 명은 각종 암에 걸린다고 할 수 있으며, 이는 뇌혈관질환 시대를 지나 암의 시대로 변화하고 있는 추세라고 할 수 있다.

암(癌)이란 용어를 한의학에서는 적취(積聚, 어떤 것이 쌓여서 뭉치는 것), 적괴(積塊, 어떤 것이 쌓여서 덩어리가 된 것), 반위(反胃, 위장의 기능에 반대되는 것, 위암), 영류, 나력(癭瘤, 瘰癧, 갑상선암), 징가(癥瘕, 부인암), 어혈(瘀血, 비정상적인 혈액이 뭉친 것), 담음(痰飮, 비정상적인 수액) 등으로 다양한 진단명이 있다. 조기 진단기술의 발전과 조기 진단시스템의 구축으로 암의 발견 확률을 높이고는 있지만, 대부분 갑자기 생기는 병으로 알고 있는 암은 정상 세포가 발암원에 노출되고 암세포로 전환되는데 많은 경우 수십 년이 걸리는 만성 질환이다.

현대의학은 신체만을 보고 치료하지만 한의학은 신체와 정신이 하나라는 관점에서 치료하는 것이 암뿐만 아니라 모든 질환에서도 적용된다는 관점의 차이가 있다. 이와 같은 이유로 현대의학에서는 암 자체의 원인이 무엇인지 명확하게 밝히지 못한 점도 있다. 현대의학에서는 암 자체를 수술하거나 항암제를 치료하면 다 나을 것 같은데, 다시 재발해서 전이된 환자들을 보게 된다. 이는 질병에만 초점을 맞추고 있어 사람을 보지 못한 측면이 있다고 사료된다. 하지만 한의학의 경우 인체와 정신을 동시에 보기 때문에 전신적인 치료를 통해서 정기(면역력)를 잘 관리하는 것이 암 치료의 요점으로, 이 점이 현대의학의 치료와 차이라고 할 수 있다.

암 초기치료는 수술과 항암요법, 방사선치료이며, 전이암에 대해서 치료를 해도 전 세계적으로 현대의학의 생존률이 0~2% 정도이다. 이것을 보면 전이암에 대해서 아직 현대의학적인 치료 방법의 효과가 미진하다고 사료되며, 한방치료의 다양한 방법을 활용하여 부작용을 줄이면서도 효과를 증진시키고 더욱더 삶의 질을 높이고 있다고 할 수 있다. 미국, 유럽 등 선진국에서는 수술, 항암, 방사선요법 등과 함께 최근에는 다양한 암치료법을 통해 암치료의 어려움을 극복하고자 힐링치료인 기공, 요가, 명상, 맛사지, 웃음치료, 산책, 심리치료 등을 병행하여 적극적으로 활용하는 것이 치료효과를 증진시키고 있는 추세라고 할 수 있다.

이 책은 일본 기타사토대학 이마즈 요시히로 교수의 〈암치료〉에 관한 책을 번역한 것으로 한의학과 의학이 함께 만드는 새로운 암치료를 소개한 것이다. 제 1장 암영역은 한방치료에 필요한 기초지식으로서, 현대의학과 한의학의 유효성, 한방약에 대한 증거를 제시하였으며, 한방적인 관점에서의 암의 기본적인 병태, 한방처방의 조합방법, 서양약과 한의약을 병용투여했을 때 약리적인 관리 등에 대해서 설명하고 있다. 제 2장 암치료를 돕는 한방약과 사용방법에서는, 수술 전 투여를 통한 수술침습의 완화, 수술후 장폐색 예방, 수술후 유해사고 경감, 각종 항암제(Fluorouacil계, Cisplatin, Carboplation, 옥살라프라틴, 이리노테칸, 탁신계약 등)의 부작용 억제에 대한 설명 등에 대해 근거중심의 자료를 다루고 있다. 제 3장 한방 보완대체의료를 이용한 진료와 횡단적 암환자 관리에서는, 영양관리에 유효한 한방약, 완화치료에 유용한 한방약, 암경과에 동반하여 발상하는 증상에 대한 유용한 약, 정신치료에 유용한 한방약, 완화치료 측면에서 기대할 수 있는 보완대체의료의 과학적 검증, 한방요법의 위험관리, 재택암환자의 self medication과 한방약에 대해서 자세하게 설명하고 있다.

암치료에 대해서 가장 기본이 되는 몇 가지를 말하면, 첫째는 먼저 마음을 치료한 후에 장부의 병을 치료(先治其心 後治其臟腑, 선치기심 후치기장부)하는 말에서 알 수 있듯이 마음 치료가 가장 중요하다고 하였다. 둘째는 정기를 복돋아 사기(적취)를 제거하는 방법(양정적자제, 養正積自除)이라고 하여 정기(면역력)를 북돋는 방법이다. 셋째는 모든 병이 어혈에서 생긴다(백병필어, 百病必瘀)고 한 것처럼 어혈을 풀어주는(활혈거어, 活血祛瘀) 방법이다. 넷째는 암세포를 없애는 대신 더욱 진행되지 않도록 꾸준히 한의학적인 관리와 치료를 하면서 삶의 질을 개선하는 것이다. 예로부터 중국 금대 장종정은 종양과 함께 늙어간다(여인해로, 如人偕老)는 의미로 종양을 없앨 수 없다면, 종양의 성장 속도를 늦추거나 전이가능성을 줄이면서 환자가 보다 편안하고 오랫동안 살 수 있도록 치료하라고도 하였다. 다섯째는 생활습관을 바르게 하는 것이다. 음주와 흡연, 비만, 가공식품 섭취, 공해, 모유 수유 감소 등이 암 발병의 주요 원인이라며 규칙적인 운동뿐만 아니라 생활습관을 바르게 하는 것이다. 이를 통해서 암 치료에 있어 한방의학과 양방의학을 따지지 않고 상호 협력하여 치료효과를 높이고 부작용을 줄이는 것이 암환자에게 최선의 방법이라고 여겨진다.

이 책은 한의학의 기초지식에서부터 한양방 병용치료, 암환자의 관리와 생활습관 등에 이르기까지 모든 면을 이렇게 자세하고 구체적으로 설명한 책은 드물다고 할 수 있다. 암을 치료하는 한의사, 한방치료에 대해서 알고 싶은 의사, 한의학과 의학을 공부하는 학생, 암환자를 담당하는 간호사, 암환자 및 보호자들에게도 권하고 싶은 마음에서 이 책을 적극적으로 추천하는 바이다.

2014년 2월

경희대학교 한의과대학 순환신경내과학교실 주임교수
강동경희대학교 한방병원 병원장, 대한중풍학회 이사장
고 창 남

추천사 II

암환자를 위한 참다운 한의치료의 밑바탕이 되길 바라면서

고령화 사회에서 피할 수 없는 3대 질환은 암, 혈관질환, 척추관절질환이다. 이들 모두 환자를 고통스럽게 하는 것은 말할 것도 없지만, 특히 암환자들이 가지는 두려움, 치료과정의 고통, 불량한 예후는 치료임상에서 난제이다. 우리나라에서는 암 치료에서 서양의학의 한계와 문제점이 지적되더라도 주류의학에서 그 보완대체요법에 너무 미온적이라는 사실이 불만으로 제기되기도 한다. 보완대체요법으로서 동아시아 전통의학이 주목받고 있는데도 불구하고, 국내에서는 한의치료가 사장되는 안타까움이 있다. 양 · 한방 의료가 공존되기 어려운 환경이다 보니, 일부 한의치료가 데이터에 의존하기보다는 비밀, 신비주의로 흐르는 감마저 있게 된다. 현실이 이렇다 보니, 환자만이 더 어려운 처지에 놓이게 된다. 최근, 경영사상가인 맬컴 글래드웰은 강자를 이기는 약자의 기술에서 '세상은 거대한 골리앗이 아니라, 상처받은 다윗에 의해 발전한다'고 하였다. 바로 우리들을 두고 한 말이 아닌가 생각한다.

나는 일찍이 이러한 양 · 한방 갈등 구조를 타개하기 위하여 일본의사들의 한방의학을 국내에 소개하는 것을 과외의 작업으로 꽤 하였다. 이런 나의 사고방식에 전적으로 동감하여 작업까지 동참한 제자 중에 한 사람이 권 승원 선생이다. 그와는 이미 『뇌신경질환의 한방치료』(군자출판사)를 같이 번역하여 세상에 내놓은 적도 있다. 이런 작업의 언저리에 〈하이브리드 메디신〉이라는 블로그를 운영하면서 양 · 한방의 경계를 초월하여 통합, 융합의학의 가능성을 제시하고 있는 젊은 한의사이기도 하다. 이번에 일본의사들의 한방 암 치료에 관한 바이블 같은 책을 최 도영 경희대학교 한방병원 암센터 협진교수와 공동으로 진행하여 선보이면서 추천사를 쓰게 되는 영광을 가지게 되었다.

흔히 일본어 배우기가 쉽듯이, 그 번역 또한 쉽다고 한다. 두 나라가 같은 한자문화권이라는 맥락에서는 일리 있는 말이기도 하다. 그러나 갈수록 한자 사용례가 줄어드는 요즈음, 한글 전용어로 번역한다는 것이 의외로 까다로운 면이 있다. 일본은 철저한 한자중심이므로 한자가 가지는 그 묘한 맛으로 조어 기술이 탁월한데, 이것을 한글로 옮긴다는 것이 그렇게 간단한 작업은 아니다. 충실한 추녀와 바람난 미녀 사이의 갈등 문제는 그렇다 하더라도, 전통의학의 용어에 있어서도 그 사용방법이 판이하게 다른 경우도 있다. 이런 문제를 극복하고 일본의사들의 한방 암 치료 임상 서적을 펴낸다는 것은 가뭄에 단비를 뿌리는 격이다.

이 책의 집필진들은 그 명성이 쟁쟁한 암 치료 전문의 27명이며, 지금까지 나온 근거중심에 입각한 데이터 총망라, 한방약의 기전 설명, 한약과 양약의 상호 작용, 멘탈 케어까지 다루고 있어, 오늘날 시점에서 가장 신뢰성 있는 임상진료 지침으로 평가한다. 본서가 백가쟁명 식으로 떠들썩하기만 하는 우리나라 한방 암 치료에서 항상 진료실 책상 위에 두고 볼 수 있는 책이 되길 바라면서, 앞으로 이를 하나의 보기로 삼아 우리들의 참된 데이터가 나오길 하는 바이다.

2014년 2월 고황산 언저리에서
경희대학교 한방병원 교수
조 기 호

목 차

제1장 암 영역 한방치료에 필요한 기초지식

① 암 치료의 역사를 통해 풀어 본 서양의학과 한방의학의 유용성

② 암 치료를 지원하는 한방약에 대한 evidence

③ 한방의학적 시점에서 본 암 환자의 기본적 병태

④ 암 영역에서의 한방 처방 조합방법

-진찰의 기본부터 처방 코치까지-

⑤ 서양약×한방약. 암 약물요법의 약리적 관리

제2장 암 치료를 서포트하는 한방약과 그 사용방법

① 수술 전 투여를 통한 수술 침습의 완화

2 수술 후 장폐색 예방

3 수술 후 유해사고 경감

4 Fluorouacil 계약의 부작용 대책

5 시스플라틴(cisplatin) · 카보플라틴(carboplatin) 부작용에 대한 대책

6 옥살리플라틴(oxaliplatin) 부작용에 대한 대책

7 이리노테칸(irinotecan) 부작용에 대한 대책

8 탁신(taxine) 계약 부작용에 대한 대책

9 암 전이억제효과

제3장 한방 · 보완대체의료를 이용한 진료과 횡단적 암 환자 매니지먼트

① 영양관리에 유효한 한방약

② 완화케어에 유효한 한방약

③ 암 경과에 동반하여 발생하는 증상에 유효한 한방약

④ Mental care에 유효한 한방약

⑤ 완화케어 측면에서 기대할 수 있는 보완대체의료의 과학적 검증

⑥ 한방요법의 risk management

⑦ 재택 암 환자의 self medication과 한방약

제 1 장

암 영역 한방치료에 필요한 기초지식

1 암 치료의 역사를 통해 풀어 본 서양의학과 한방의학의 유용성

1 암 의료의 변천

나는 40년 이상 일본의 암 임상 중추에서 일해 온 관계로 암 의료가 어떻게 현재의 환자 중심 의료체제로 이행되어 왔는가를 체험할 수 있었다. 그것을 간략화하여 그림 1-1에 표현했다. 1962년 일본 암 임상 및 연구 메카로서 국립암센터가 설립되었고, 거기서 시행된 1970년대 암 의료는 외과나 방사선치료 중심이었으며, 철저한 암 병소 제거를 위한 확대 곽청 근치치료가 각 장기별 암 치료에 사용되었다. 한편, 세계보다 앞서 소화관을 중심으로 한 영상진단 측면에서도 급속한 진보를 이루어 이중조영 내시경을 통한 조기 진단도 가능해져 차차 조기 위암을 보고할 수 있게 되었다. 그것을 계기로 1983년 내시경을 이용한 조기위암 절제술(EMR), 1993년에는 흉강경을 이용한 폐암 시술 등을 통해 고통이 적은 효과적인 치료방법도 개발하게 되었다.

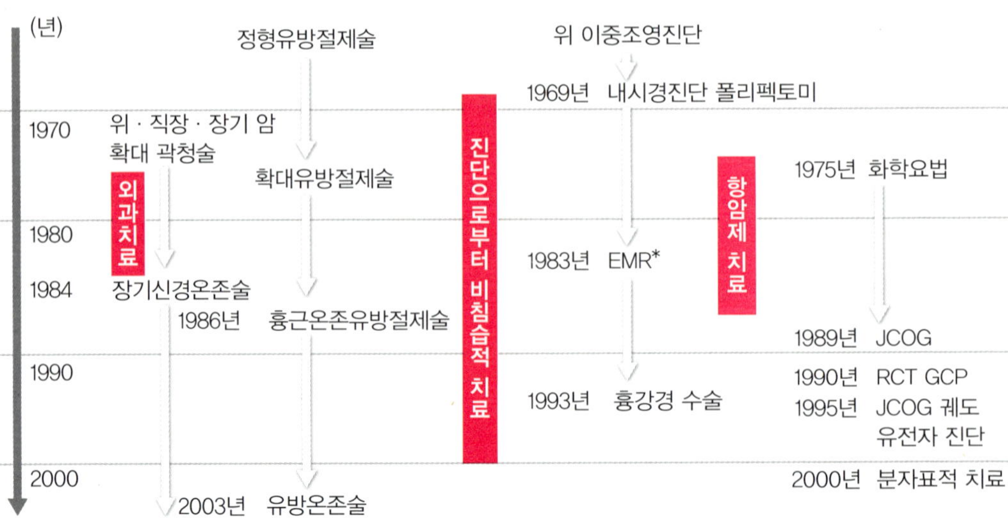

그림 1-1 일본에서의 암 의료 변천

*EMR : 내시경적 점막 절제술

1980년경부터 환자의 일상생활을 고려하는 QOL(quality of life)이 제창되었다. 1984년 일본암치료학회 학술집회에서는 병소장기나 소속림프절의 철저한 곽청술을 통한 외과치료가 검증되었고, 환자의 병기에 따른 여러 가지 장기기능이나 신경 온존술이 개발되었다. 한편, 항암제 치료측면에서도 암 화학요법의 연명효과가 확립되었고, 1989년경에는 그동안 이뤄졌던 경험적인 치료평가 대신 보다 실증성을 중시하는 무작위 비교시험(randomized comparative trial, RCT)이 japan clinical oncology group(JCOG) 주관으로 시행되었다. 동시에 환자의 권리를 보장하는 good clinical practice(GCP)가 의료법에 추가되었고, 암 의료는 의료인 시점에서 환자 중심으로 변화하게 되었다. 1995년 의료법 개정에서는 'informed consent(IC)'를 '의료담당자의 노력의무'로 명기하였고, 2000년 제4차 의료법개정에서는 '의료관계자의 책임'에 '의료 담당자는 의료를 제공하면서, 적절한 설명을 시행하고, 그 의료를 받는 사람의 이해를 얻도록 노력해야만 한다'라는 내용이 추가되었다. 특히 암 의료 선단(先端)을 담당하는 암 센터에서는 '임상시험 치료연구(치험)'를 시행할 때, 치험 배경 · 목적, 치료방법, 치료에 동반할 수 있는 유해사고 등을 설명하여, 환자 자신이 선택과 부정할 권리 등이 있음이 명기된 계획서를 작성하여, 환자에게 정중히 설명하고, 충분한 납득을 받은 후에 치료를 시행하도록 하여, IC가 이제는 필수가 되었다.

이러한 시대 배경 속에서 이시카와 시치로 국립암센터 병원장은 1975년경 미국의 multidisciplinary team approach를 「암의 집학적 치료」로 번역하여, 한명의 암 환자에 대해 외과의, 종양내과의, 방사선의나 진단치료의 등으로 팀을 구성하여 치료를 시행하는 방식을 제창하였다. 하지만 이것은 주치의의 재량으로 각 전문의에게 의뢰하는 이른바 의사주도형 팀 의료이며, cure를 목적으로 하는 것이었다. 한편, 2006년 「암 대책 기본법」이 시행되어, 암 의료는 cure와 care를 포괄하는 의료가 되었다. 특히 전인적 케어를 목적으로 하는 완화케어에서 팀 의료는 interdisciplinary team approach로 칭하며, 다직종 전문가로 구성되는 협동 팀 의료이다. 팀 구성원은 para-medical이나 co-medical도 아닌 환자와 평등한 입장에 있는 medical staff라고 칭한다. 또한 주치의가 조정 역할을 시행하는 것이 아니라, 팀 코디네이터가 담당하며, 환자 가족에게 가장 좋은 케어 목표를 향하도록 한다. 현재는 필요하다고 여겨지는 각 전문 프로가 개입하는 포괄적 형태로 발전해가고 있다. 또한, 보다 일진보하여 암 통합의료(integrative oncology)라는 사고방식도 제창되고 있다. 이것은 그림 1-2에 표시한 것처럼 암 환자에 대해 모든 케어를 통합하는 팀 의료, 간호나 CAM(complementary and alternative medicine) 등을 포괄하여 암 치료에 임해야 하며, 이용할 수 있는 시스템이 여러 가지 있고, 앞으로 이것들을 적절히 탐색할 수 있는 전문가가 필요해진다는 것을 의미한다. 따라서, 지역의료를 담당하는 「제휴의」가 환자 한명 한명을 케어하고, 탐색할 수 있는 능력을 가진 전문가와 제휴할 수 있도록 시스템을 만드는 것이 요구되고 있다[2].

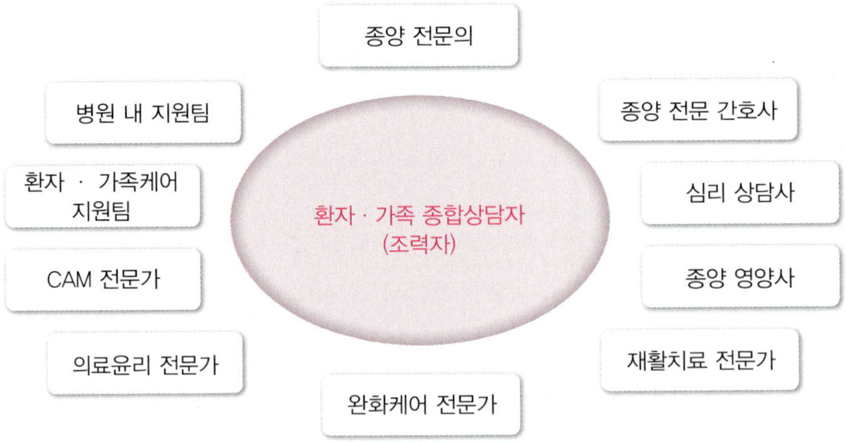

그림 1-2 암 의료에서의 통합상담체제

그리고 일본인의 생애 암 이환율은 남성 53%, 여성 41%로, 두 명 중 한 명이 암에 걸리고, 3명 중 한 명이 암으로 사망하는 시대가 되었다. 그리고 매년 등록되는 암 환자 수는 68만 명, 현재 계속 치료를 하고 있는 환자는 152만 명이다. 암 생존자를 포함시키면 600만 명의 잠재환자가 존재하고 있다고 추측되며, 이처럼 암은 이미 국민병이 되었다. 이러한 암 다발시대를 맞이하면서 불치인 암 환자에 대한 의료의 한 방법으로서 ASCO(the american society of clinical oncolgy) 학회에서는 advanced cancer care planning(AC-CP)을 제창하였다[3]. 이것은 중대한 질병에 걸린 환자 · 가족 등의 시점에서 인생 계획을 암 의료 팀과 상의하여, 치료 선택지와 치료 목표에 대해서 이해할 수 있게 해주는 것이다. 특히 환자 · 가족들의 신체, 감정, 그리고 본인들이 소중하게 여기는 것, 일상생활에 필요한 케어를 요구하는 것이 가능하며, 질병이 경과하는 과정 중 정신적 지지를 받을 수 있도록 하는 방식이다.

또한 완화의료 영역에서는 암 환자의 종말기 의사결정능력 저하에 대비하여 앞으로의 치료 · 영양에 대해 환자 · 가족들과 미리 논의하는 프로세스, advanced care planning(ACP)이 제창되고 있다. 이것은 현재 환자들이 신경 쓰고 있는 것, 병상(病狀), 앞으로의 전망, 치료나 요양에 대한 선택지 등 환자의 가치관을 중시하여 목표를 세우는 것이다. 여기에는 advanced directive, 곧 사전 의사표시로서 연명처치, 소생처치 유무, 대리인 설정, 환자 사후 가족에 대한 희망 등이 포함된다. 특히 병상(病狀)의 급변 또는 말기상태에서 심정지 · 호흡정지 발생 시 심장 마사지, 기관내 삽관, 인공호흡기, 승압제 투여 등 소생처치를 시행하지 않는(do not attempt resuscitate, DNAR) 것이 포함된다. 하지만, 언제, 누가, 어떤 타이밍에, 어떤 단계까지 확인해두어야 할 것인가에 대한 판단을 할 때는, 신중해야만 한다[4].

현재 암 환자들은 그림 1-3에서 볼 수 있듯 암 진단에서부터 치료과정, 말기에 이르기까지 포괄적 암 의료를 제공받고 있다. 곧, 완화케어를 중심으로 한방의료도 받는 통합의료로

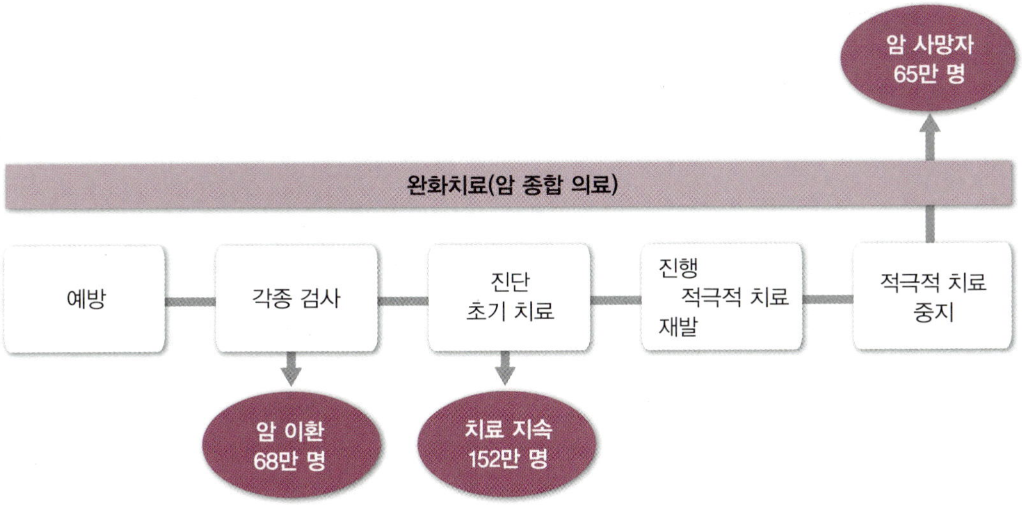

그림 1-3 암 의료경과와 완화케어(국립 암센터, 인구동태통계에서)

나아가고 있다. 지금까지 언급한 의료에 관한 이러한 사고방식은 한방의료의 기본자세와 서로 통한다[2].

2 한방 의료를 중요시하게 된 배경

■ 일본 현대의학의 역사

그림 1-4에 의료의 역사적 변천을 표시하였다. 메이지 유신 때 서구열강을 쫓아 부국강병, 식산흥업(殖産興業)과 풍속습관(風俗習慣), 교통, 경제, 사상에서 학교제도에 이르기까지 급속히 서양화하는 국가 정책이 세워져, 한방 등 전통적 의료는 폐기되고, 독일의학을 중심으로 한 인위적인 의학을 받아들이는 의제개혁이 시행되었다. 의과대학에서는 교수를 중심으로 한 의국체제, 교육은 기초를 중시하는 강좌제가 도입되었다. 전후에는 미국의 기능성과 실증성을 중시한 임상의학으로 변경되었다. 한편, 질병 형태도 감염증에서 만성질환, 퇴행성 대사성 질환으로 변했다. 이러한 변화에 동반하여 한방 의료의 중요성이 재인식되었다. 1967년부터 표 1-1에 표시한 것처럼 한방방제, 생약 등이 보험에 수록되었고, 특히 1986년에 당시 타케미 타로 일본의사회 회장의 노력에 의해 149방제, 903품목이 수록되었으며, 이것이 현재까지 이어지고 있다[5, 6]. 그 후 표 1-2에 표시한 것처럼 1991년부터 한방방제 9품목(계지가작약탕, 대황감초탕, 육군자탕, 소시호탕, 작약감초탕, 소청룡탕, 십전대보탕, 조등산, 팔미지황환)에 대한 재평가가 시행했는데, 현재까지 만성간염에 대해 소시호탕[7], 과민성 알레르기에 대한 소청룡탕[5], 변비에 대한 대황감초탕[6] 등을 평가하였다. 그 외 6품목에 대해서는 유효성은 평가되고 있으나 정식 결과 통지는 나오지 않고 있다[7].

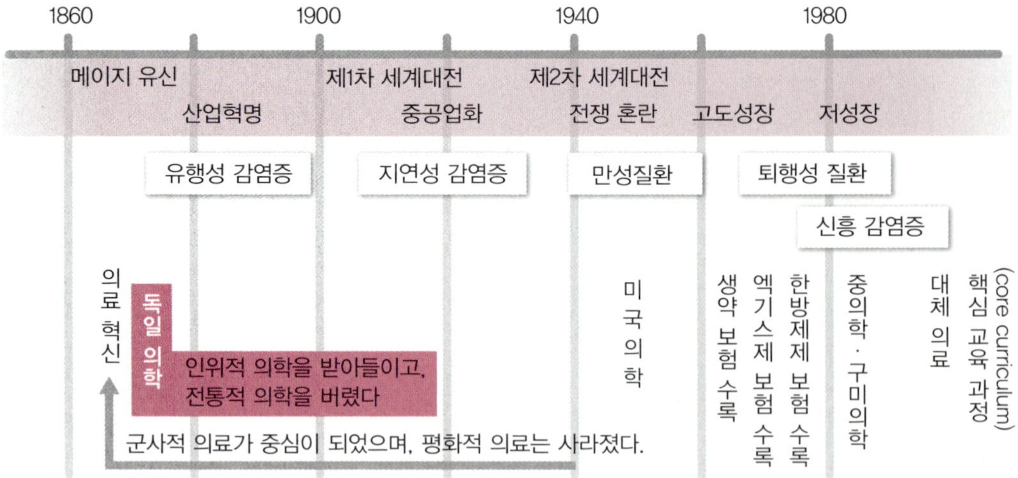

그림 1-4 일본에서의 현대의학 역사적 변천

표 1-1 일본 한방요법의 역사적 변천

1950년	호시노 시로 한방엑기스제 개발, 일본동양의학회 설립
1957년	고타로 한방제약이 한방 35 엑기스제를 OTC로 발매
1967년	갈근탕, 오령산, 당귀작약산, 십미패독산, 의이인정 5처방 6품목 보험 수록
1976년	43처방 53품목이 보험 수록
1981년	89처방 151품목이 보험 수록
1985년	후생성 「한방엑기스 제제」 취급 통지
1986년	149처방, 903품목 보험 수록
1991년	후생성에서 8품목 한방 처방 재평가 지정
1995년	한방 처방 8품목 재평가 결과 발표
2005년	EBM 위원회 보고, 2010년 320 구조화 초록 작성

■ 암 의료에서 한방요법의 위치

한방 처방이 임상의학적으로 평가받고 있는 배경에는 ①~④가 있다.

① 일본 특유의 한방요법이 의료보험약으로 보험 수록이 된 배경에는 생약 煎湯藥에서 한방엑기스 제제로 제형이 진보했다는 측면이 있으며,

② 그로 인해 서양약처럼 균일한 성분의 처방을 의료현장에 공급할 수 있게 되었다.

③ 복합약의 생리 활성성분과 약리약효에 대한 연구가 진행되어, 그 효용성이 증명되었으며, 임상에서의 실증이 권고되고 있다.

표 1-2 한방 처방의 무작위화 이중맹검, 무작위화 비교*를 통한 임상시험

한방 처방	질환	증례수	효과
계지가작약탕	과민성 장증후군	286례	유용
대황감초탕	변비	150례	유의차
육군자탕	Dysmotility-like dyspepsia	300례	유의차
소시호탕	만성 활동성 간염	220례	유의차
작약감초탕	근경련	126례	유의차
소청룡탕	알레르기성 비염	217례	유의차
십전대보탕*	재발 유방암	130례	유용
계지가작약탕+소시호탕	Epilepsy	296례	무효
조등산	Vascular dementia	139례	유의차
팔미지황환	고혈압 · 뇌혈관장애 동반증상	105례	유의차

④ 보험약의 재평가도 시행되어, 유사한 서양약과의 무작위 비교시험이 시행되었고, 그 결과, 약효평가가 과학적으로 이루어지고 있다[11].

한편, 암 치료의 진보와 함께, 질병의 만성화, 암 환자의 고령화, 생활습관병 등 다양한 질환과 그 합병증이 동반된 질병집합체가 매해 증가하고 있다. 또한, 사회 환경의 변화에 동반하여 병인(病因)진단이 힘든 부정수소(不定愁訴)도 많이 증가하여, 단제 단효인 서양약 만으로는 전인적 치료가 어려워졌다. 반면, 한방은 한 방제로 다양한 대증요법이 가능하다. 또한, 그림 1-3에 표현한 것처럼 현재 암 치료 중인 환자는 150만 명 이상이며, 암 사망자도 36만 명으로 증가해가고 있는데, 그 한편으로는 암 진료 연계거점병원에서의 진행성 재발암 치료는 표준화가 진행되어, 치료에 한계성이 있을 경우, 조기에 적극적으로 환자 및 가족에게 고지하도록 권고되었다. 하지만 환자는 무언가라도 치료를 받길 희망하는 경우가 많고, 현실에서 약 7할에 가까운 환자가 실증성이 결여된 민간요법을 사용하고 있는 것이 현실이다. 한방은 암에 동반한 다양한 증상완화에 유용하므로 기타 실증성이 없는 대체요법과 다르며 우월한 임상효과를 가지고 있는 치료법이다[12]. 이런 상황에서 오오츠카 케이세츠 선생이 지적했던「희망이야말로 最善, 最良의 약제」라는 것에 주목해야 한다.「다음 한 수의 의료」로 한방요법을 재위치 설정해야 한다[13].

약물의 유효성과 안전성 평가는 현재, RCT · 이중맹검을 통한 메타분석이 기본이 되고 있으나, 그림 1-5에 표시한 것처럼 한방 처방은 서양약과 비교할 때, 각 생약이 매우 긴 역사를 거치며 임상경험에 기초하여 안전성과 유효성이 축적되었기 때문에, 서양약과 비슷한 평가 기준을 사용해야 할 필요는 없다고 생각한다.

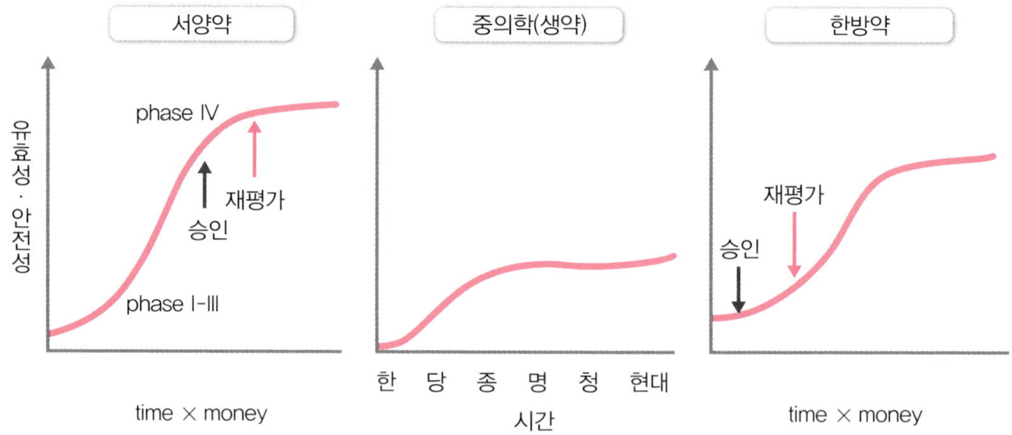

그림 1-5 한방약의 정보 축적

3 암 완화치료에 한방치료를 병용하는 임상적 의의

한방요법은 직접적인 종양축소 효과를 기대하는 치료법이 아니라, 현 단계에서는 어디까지나 암 치료의 보완적 또는 지지적 치료 분야에 속하며, 한방 단독으로 항종양효과를 노리는 것은 어려울 것으로 생각한다. 생체면역력이나 환자 QOL 향상에 대해 유용성이 높다는 점, 환자의 호소나 병태는 다양하기 때문에 개개에 맞춘 수증치료(隨證治療)이며, 개별적으로, 대증적으로, 유동적으로 사용할 수 있다는 점, 그렇기 때문에 진단명에 따라 획일적으로 치료내용이 결정되지 않는다는 점이 한방요법의 의의이다.

치료 시에는 환자가 현시점에서 보이고 있는 증상을 허실(虛實), 음양(陰陽), 기혈수(氣血水), 한열(寒熱), 표리(表裏), 오장(五臟), 육병위(六病位) 등 기초개념을 통해 인식하고, 병태의 특이성을 보이는 증후를 취하여 「증(證)」을 진단하고, 치료방침을 세운다. 거기에는 생육력, 체형, 전신상태, 문진(問診), 망진(望診), 절진(切診)인 맥진(脈診) · 복진(腹診)과 설진(舌診) 등을 참고로 한 종합 진단이 필요하다[14].

한방 처방 투여 시 주의해야 할 점은 한방약은 대부분 경구약이기 때문에, 위나 장관 수술, 암성 복막염 등과 같은 기왕력이 있어 환자의 장내세균총이 변화된 경우, 치료효과에 영향을 줄 수 있다는 것이다. 문진(問診)할 때 구내염, 식도, 위, 장 등 외과적 수술요법 기왕 여부를 파악한다. 한방 처방 투여는 경구로 하기 때문에 연하장애가 없는 환자에게만 사용할 수 있는 경우가 많고, 완화케어 병동에 입원한 환자는 엑기스 과립제를 직접 복용하기 어려운 경우가 많으므로, 에가미 등이 제창한 아이스볼이나 젤리 요구르트 등에 섞는 방법 등의 대책이 필요하다[15].

복용은 식간이나 식전에 복용하도록 하고 있으나, 명확한 근거는 없다. 활성성분이 배당체, 다당류, 알칼로이드, 유성분 등으로 구성되어 있으며, 배당체는 장내세균에 의해 대사 · 흡수되므로 공복시가 좋고, 알칼로이드는 식후 흡수되기 좋기 때문에 식후가 좋으며, 유성 성분은 공복시가 좋다[16]. 다만 위궤양 등 위질환이 있을 경우에는 식후에 복용시킨다. 또한 위장장애를 일으키는 지황제(地黃劑)는 식후가 좋다. 한방 처방은 투여 후 빠르게 효과가 나타나는 경우는 적고, 대부분의 방제는 프로바이오틱스(probiotics)라고 불리며, 장내 flora balance를 개선하는 것을 통해 생체에 유익한 효과를 일으킨다. 살아 있는 비피더스나 유산간균 등 장내세균을 양호하게 유지하는 유용균이 바로 프로바이오틱스이며, 그 작용을 돕는 것이 비피더스균의 증식인자나 올리고당 등과 같은 프리바이오틱스이다. 장내세균은 비타민 합성, 소화흡수, 감염예방, 장관면역과 밀접한 관계를 가지며, 한방 처방의 대사나 흡수에 관계되어 있다. 따라서 비교적 장시간에 걸쳐 계속 투여하는 것이 필요하다. 복용기간은 적어도 2주~2개월을 요한다.

또한, 화학요법이나 방사선요법의 부작용에 대한 예방적 투여 시에도 치료 1주 전, 예비 투여하는 것을 통해 좋은 효과를 볼 수 있다. 또한, 장내세균의 균상은 개인차가 크므로, 한 가지 처방으로 효과를 볼 수 없을 때에는 다른 처방을 병용하든지, 또 다른 약제로 변경하는 것도 필요하다.

한방약도 다른 약제와 비슷하게 표 1-3에 표시한 것처럼 주요 활성 성분 에페드린(ephedrine), 글리시리진(glycyrrhizin), 아코니틴(aconitine)류, 세노사이드(sennoside), 안트라키온류, 유산 나트륨(sodium lactate), 아리스트로킨산(aristolochic acid) 등에 의한 다양한 유해반응이 있다. 부자, 마황, 대황, 감초, 망초, 방기, 목통 등이 포함된 처방은 주의해야 할 약이다. 또한, 대부분의 처방에 포함되어 있는 감초 등은 중복 투여될 가능성이 높고, 그 결과인 가성 알도스테론증에 의한 저칼륨혈증, 부종, 또한 고령자에게의 마황제제 중복 투여에 대해서도 유의할 필요가 있다. 그 외로 가려움, 발진, 식욕감퇴, 설사, 변비, 드물게는 간기능장애나 간질성 폐렴 등 중대한 유해반응도 출현할 수 있다는 것을 유의해야만 한다.

표 1-3 생약 주요활성성분과 부작용

생약	주요활성성분	임상증상
마황	에페드린(ephedrine)	불면, 동계, 빈맥, 흥분, 혈압 상승, 발한, 배뇨장애
감초	글리시리진(glycyrrhizin)	저칼륨혈증, 근육병증, 가성 알도스테론혈증
부자	아코니틴(aconitine)류	동계, 상기, 혀 저림, 구역
대황	세노사이드(sennoside), 안트라키온류	설사, 복통
망초	유산 나트륨	설사, 부종
방기 · 목통	아리스트로킨산(aristolochic acid)	신기능저하, 신부전

4 완화의료에서의 본치(本治)와 표치(標治)를 통한 중서의 융합요법

완화의료에서의 한방요법은 본치(本治)와 표치(標治)를 통한 중서의 융합요법(그림 1-6), 곧 암 체질을 교정하는 본치와 증상을 완화시키는 표치를 융합하는 것을 기본으로 한다. 본치를 할 때는 소화기능을 부활시키며, 생체방어기능을 회복시키고, 체력을 보하는 작용을 가진 한방 보제(補劑)를 사용하며, 표치 시에는 즉효성이 요구되므로 서양약을 사용하는 치료가 효과적이다. 보기제(補氣劑)로는 인삼이 주요 구성약물인 보중익기탕, 육군자탕, 사군자탕 등을 사용한다. 보혈제(補血劑)로는 사물탕, 당귀음자, 칠물강하탕 등을 사용한다. 기혈양허(氣血兩虛)에는 십전대보탕, 폐전이 등 호흡기 증상에는 인삼양영탕, 가미귀비탕 등을 사용한다.

■ 전신쇠약의 개선, 체력유지를 목표로 사용하는 보제의 약리적 근거

사이키 등이 마우스를 이용하여 시행한 연구에서는 사물탕이나 사군자탕 등 십전대보탕계가 ① 대식세포(macrophage) 활성화, T세포를 매개로 한 항전이효과, ② 대식세포가 직접 effector세포로서 항종양작용을 발휘하는 간전이 억제효과를 가지고 있다는 것이 밝혀졌다. 십전대보탕은 사물탕과 사군자탕에 황기와 계지를 가한 처방으로, 암 전이 억제효과에는 보혈제인 사물탕이 중요한 역할을 담당하고 있다. 또한 사물탕을 함유하지 않은 보중익기탕은 과거 NK세포를 매개로 한 간전이 억제효과가 있음이 증명되었다. 한편, 인삼양영탕은 폐 전이억제효과가 높다는 것이 보고되었다. 이렇게 각 생약을 단독으로 투여했을

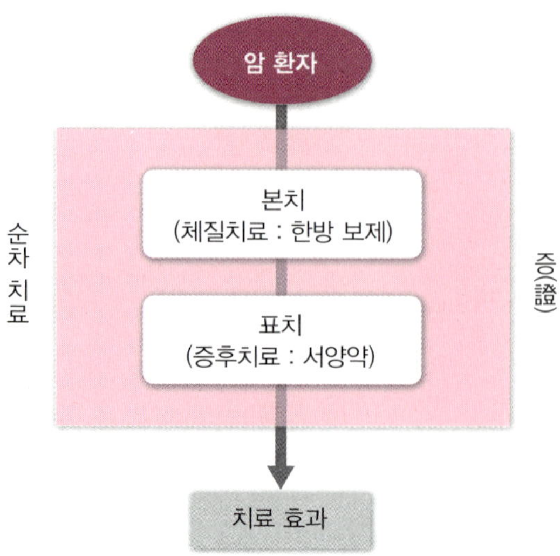

그림 1-6 암 환자에 있어서의 本治와 標治(中西융합치료)

경우에는 이러한 효과가 보이지 않지만, 위와 같이 한방복합생약으로 투여하면 harmonization 효과가 나타난다. 우리들도 고형암 폐전이에는 인삼양영탕, 간전이에는 십전대보탕의 유용성이 높다는 것을 경험하여 보고했다[17, 18].

■ 육군자탕의 약리적 근거

말기 암 환자에서는 악액질에 의한 리수(羸瘦; 몸의 마름)가 중요한 예후인자이다. 최근에는 체중이 6개월간 5% 감소, 체중감소가 2% 이하여도 BMI가 20 이하인 것, 또는 sarcopenia(남성 $< 7.26\text{kg/m}^2$, 여성 $< 5.54\text{kg/m}^2$)로 정의하고 있다[19].

암에 의한 cytokine storm으로 만복(滿腹) 호르몬인 leptin양 signal이 발생하여, 시상하부에 있는 신경 peptide인 시상하부신경 펩타이드(NPY), agouti 관련 펩타이드(AgRP)가 억제되어 식욕부진이 발생하고, 기초 대사량이 증가하여, 체중감소와 지방조직의 산화항진을 일으켜, 골격근 이상항진과 단백질합성 저하 등에 의해 근육량이 상실되게 된다. 우에소노 등은 육군자탕이 공복 호르몬인 그렐린을 위 등 말초에서 분비시켜 식욕증진계 펩타이드인 NPY나 AgRP 등을 활성화시키는 그렐린 시그널을 활성화하는 작용과 동시에 위미주신경 말단에 존재하는 그렐린 수용체(GHS-R) 감수성도 직접 증강시키는 작용을 가져, 중추와 말초에 대한 듀얼 액션을 가지고 있다고 보고하였다[20]. 이러한 효과는 육군자탕의 창출에 함유된 atractylodin이 그렐린 결합을 상승시켜, 위 등 내인성 그렐린 분비를 증가시키고, 그렐린 수용체에 대한 결합을 증진시키는 것, 진피나 감초의 플라보노이드류 헤스페리딘(hesperidin)이 5-$\text{HT}_{2b/2c}$ 수용체를 길항하여 그렐린 분비 저해를 막는[21] 것에 의해 일어난다. 따라서 육군자탕은 ① 식도 clearance 개선, ② 위저류능 개선, ③ 위배출능 개선, ④ 그렐린 분비 촉진, ⑤ 그렐린 수용체에 작용하여 시그널을 촉진한다는 것이 밝혀져, 암 관련 식사부진 증후군(CACS) 치료제로 기대받고 있다.

그림 2-1(p.18)에서 볼 수 있듯이 항암제 투여에 의해 소장 EC세포에서의 세로토닌(5-HT) 분비가 촉진되어 5-$\text{HT}_{2b/2c}$ 수용체가 자극되면 그렐린 분비가 저하되어, 식욕저하가 일어나나, 육군자탕은 이 분비 저하를 막기 때문에, 식욕과 구토 개선에 기여한다고 추측할 수 있다[22].

5 완화케어 시 한방 처방 사용법(표 1-4)

각각의 암 질환에 따라 특유의 치료법이 존재하는 것이 아니라, 암의 진행에 동반된 전신 상태의 변화, 특히 한방 의료에서 중시하는 「證」을 참고하고, 임상증상에 맞춰 한방엑기스제를 선택한다.

표 1-4 완화의료과 외래에서 사용되는 처방의 빈도(250명)

한방 처방	%	한방 처방	%
인삼양영탕	14	대건중탕	2
십전대보탕	4	계지가작약탕	3
보중익기탕	4	윤장탕	4
육군자탕	8	우차신기환	11
팔미지황환	4	작약감초탕	8
백호가인삼탕	4	포부자(炮附子)	7
소건중탕	1	방기황기탕	3
시령탕	6	계지가용골모려탕	3
인진호탕	3	당귀음자	2
시박탕	3	산조인탕	3
오령산	1	억간산	0.5

(시즈오카 현립 시즈오카 암센터)

종양의 진행, 증대와 함께 전신권태감 · 피로감, 식욕부진, 리수(羸瘦), 전신쇠약, 면역부전 등이 높은 빈도로 나타난다. 시즈오카 암 센터 완화의료과 외래에서 사용되고 있는 처방을 표 1-4에 정리해보았다. 지황제(地黃劑), 인삼탕류(人蔘湯類), 삼제(蔘劑), 시호제(柴胡劑)와 부자제(附子劑) 등이 대표적으로 사용되고 있다. 전신상태의 쇠약도가 진행함에 따라 보기제인 보중익기탕, 보혈제인 소건중탕, 십전대보탕, 인삼양영탕 등을 사용하면 좋다[23].

■ 소화기 기능회복

위 · 장관 기능조정이나 위 기능부전치료에는 육군자탕이 자주 사용되나, 허증(虛證) 환자에게는 소건중탕을 적용한다. 장관마비 등에 대한 기능개선에는 대건중탕이 유효하다[24]. 또한, 과민성 장증후군(irritable bowel syndrome, IBS)과 같이 설사와 변비가 교대로 출현하는 기능성 이상에는 계지가작약탕이 유용하다[25]. 화학요법에 의한 오심 · 구토에는 반하후박탕, 이진탕, 죽여온담탕 등이 유효하다[26]. 수술 후 위장 회복기에 육군자탕, 소화기능이 떨어져 있을 때는 인삼제를 사용한다. 신진대사가 저하되어 있는 경우에는 부자제가 함유되어 있는 진무탕 등을 사용한다.

아직 체력이 있으며 간경변을 보이지 않는 간기능장애에는 통상 소시호탕이 사용되나, 완화의료에서는 시박탕, 황달이 있을 때에는 인진호탕, 복수나 부종을 합병했을 경우에는 시령탕, 인진오령산, 용담사간탕을 사용하는 경우가 많다. 소화기암, 비뇨기암, 부인과 암의 말기에는 복막전이에 의한 암성 복막염이나 복수 치료에 난항을 겪는 경우가 많다. 시령탕, 오령산 등은 이와 같은 상황에 장기적으로 사용할 수 있다. 특히 간세포 암의 말기에 나타나는 간부전에 동반된 난치성 복수에 유효성이 높다. 한편, 시령탕은 소시호탕과 오령산 합방으로 소화기암, 비뇨기암, 부안과암의 말기의 복막전이에 의한 암성 복막염이나 복수에 대한 치료에 난항을 겪는 증례에 대해 유효성이 보고되어 있다. 게다가 간세포암 말기에 나타나는 간부전을 동반한 난치성 복수에도 유효성이 높다고 보고되어 있다[27].

■ 수면장애, 불안증상

불면, 정신 불안정, 쉽게 노함 등이 있을 때는 산조인탕, 억간산, 귀비탕이나 가미귀비탕 등을 사용한다[28].

■ 갱년기 장애나 말초순환부전, 난소기능부전

암 환자에게는 노화 이외에, 항암제 치료나 정신적 스트레스에 의해 난소기능부전이 많이 나타난다. 대표적인 처방으로 가미소요산, 당귀작약산, 계지복령환 등이 있다. 한편, 말기에 가까운 환자에서는 자율 신경기능 부전이나 말초순환부전이 일어나는 경우가 많은데, 이 때는 어혈 진단기준을 참고하여 구어혈제(驅瘀血劑)인 당귀작약산, 가미소요산이나 계지복령환 등 대표적인 구어혈제 처방을 사용하면 된다.

■ 항암제로 인한 유해사고에 대한 처방(표 1-5)

표 1-5에 완화케어팀이 자주 만나게 되는 항암제 치료에 동반되는 다양한 증상에 유효성이 보고되어 있는 대표적인 한방 처방을 기록하였다.

반하사심탕은 항암제로 인한 구내염에 사용하는데[30], 미시마 히데유키는 암 화학요법에 동반되는 부작용에 대한 이러한 효과를 검증하였고[31], 실제 투여 결과는 무로노 시게유키[32] 등이 보고하였다. 사용방법은 가글, 점막에 도포, 내복 등이었고, 기전으로는 프로스타글란딘(prostaglandin) E_2 증가억제를 통한 항염증작용과 구성약물인 황련 유래 베르베린의 항균작용 등이 추측되고 있다.

그 외에 본서 제2장에서 서술하고 있는 것처럼 수술 후 장관운동장애, 항암제 유발성 설사, 경련, 구역이나 식욕부진, 억울증상 등에 대응하는 완화케어로서 유용함이 다수 보고되고 있다.

또한 III, IV기 난소암으로 화학요법 중인 환자 46명을 십전대보탕 병용군과 비병용군으로 나누어 200개월에 걸쳐 관찰한 결과, 병용군에서 OS, PFS에 생존율 상승이 확인되었다[33].

■ 암 통증

완화의료과에서 진료받는 환자의 8할은 除痛치료환자이다. 심한 동통에는 오피오이드

표 1-5 항암제치료에 동반되는 유해사고에 사용할 수 있는 처방

반하사심탕	일리노테칸(irinotecan) 요법에 의한 설사 예방(미키, Narita, 1993), 구내염(Kono, 2009)
우차신기환	말초신경장애에 대한 효과(니시카와, 2000)
작약감초탕	파클리탁셀(paclitaxel)에 의한 근육통과 저림(노다,1994), 수술 후 통증(니시무라, 2011)
육군자탕	화학요법 후 식욕부진, 구역/구토(Takeda, 2008, 세이케) 흡인성 폐렴 예방[후지타니; 종합(재활, 2007)]
대건중탕	마비성 단순성 장폐색 개선 · 예방(Kono, 2009)
억간산	불면, 감정 불안정(Egashita, 2008)
보중익기탕	카페시타빈(capecitabine)의 HFS에 대한 예방효과(이케다, 2011)

제제를 중심으로 사용하지만, numeric rating scale(NRS) 5 이하의 경도 동통은 한방치료의 대상이 된다. 그 경우 기본적으로 ① 한랭자극에 의한 동통 악화에는 당귀, 오수유탕, 부자 등을 포함한 온성진통제(溫性鎭痛劑)(작약감초탕이나 가공 부자를 함유한 우차신기환, 진무탕, 팔미지황환 등), ② 혈행장애나 미소순환장애에는 구어혈제(驅瘀血劑), ③ 체액이상에는 이수제(利水劑)(오령산, 방기황기탕, 시령탕), ④ 심인성일 때는 기제(氣劑), 시호제(柴胡劑), 이기제(理氣劑), 억간산, ⑤ 체력감퇴가 동반되었을 때에는 인삼, 황기, 당귀를 포함한 보제 등 한방 보제를 사용한다. 특히 부자는 그림 1-7에서 볼 수 있듯이 동통 역치를 높임으로써 진통효과를 발휘한다. 이렇게 본치로 한방 처방을 사용하고, 표치로 진통보조제를 사용하면 암 동통 진통에 보다 효과적이다. 특히 고령자의 경도 암성동통에 대해서는 한방 처방이 제1선택약이라고 생각한다[34~36].

현재의 일본 암 의료는 역사적 변천과정을 거친 결과, cure와 care를 포괄하는 다직종을 통해 수행되는 협동적 팀의료를 지향하고 있다. 게다가 최근에는 암 통합의료도 모색되고 있다. 특히 이렇게 복잡화된 암 의료 체계는 환자 · 가족 등에 대한 적극적인 care planing도 담당하게 되었다. 이러한 관점에서 예전부터 전인적 측면을 중시해 온 한방의료가 재평가 되게 되었다. 한편, 암 질환은 다양한 증상을 나타내는 경우가 많고, 다양한 임상 스킬을 요하며, 개개의 환자에 맞춘 치료가 필요하다. 그런 의미에서도 한방 의료는 한 가지 치료 선택지로서 꼭 준비되어 있어야만 한다. 현재 상용되는 의료용 한방은 실제 149처방, 903품목이며, 일본 내에서 보험의료 적용 엑기스제제는 어디서든 사용할 수 있으며, 약효도 煎湯劑와 필적한다고 평가되어 있다. 이러한 모든 처방을 사용하기 위해서는 상당한 전문지식과 경험이 필요하다. 본 항에서는 유용성이 높은 한방 처방 중 key drug만을 열거했으나,

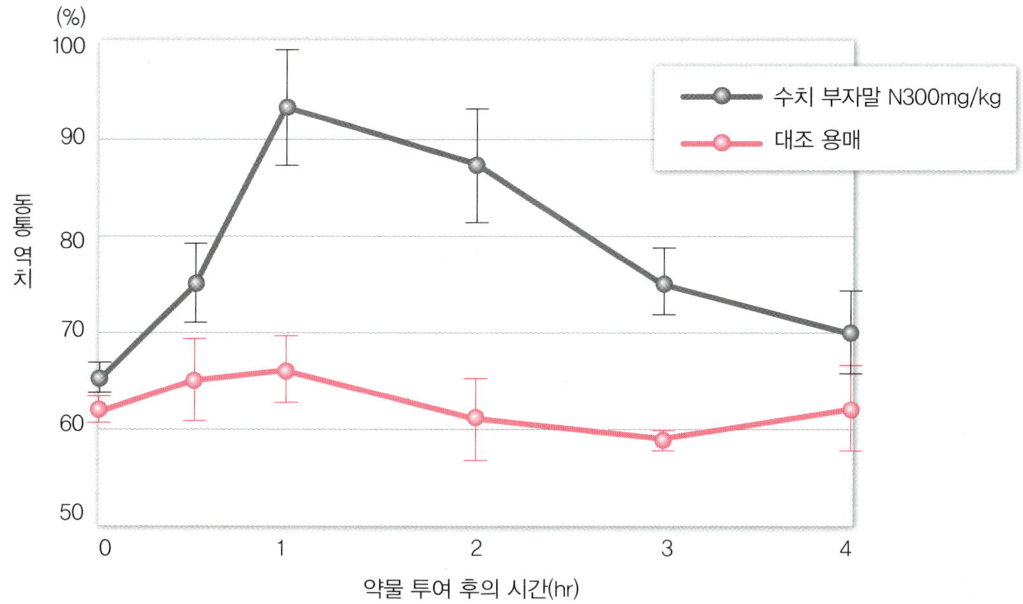

그림 1-7 반복저온 스트레스법을 통해 측정한 동통 역치 저하에 대한 쯔무라 수치 부자말N의 효과

제2장부터 각 분야의 전문의가 약리작용, 임상응용방법을 제시할 것이므로 참고하길 바란다. 암 의료를 담당하는 약사와 의료인들이 시행해 갈 추후의 실증연구를 기대해 보자.

(아다치 유우)

참고문헌

1) 安達　勇：がん患者側からみた国立がんセンターの足跡. 加仁：36：45-47, がん研究振興会出版, 東京. 2009.
2) ドナルド エイブラムス, アンドルーワイル：がんの統合医療. 監訳：伊藤壽記, 上島悦子, メディカルサイエンスインターナショナル, 東京, 2010.
3) Advanced Cancer Planning A Guide for Health and Social Care Staff. National End of Life Care Programme Web site. Available at : http://www.endoflifecareforadults.nhs.uk/assets/downloaads/pubs-Avance-Care-Planning-guide. pdf, 2010.
4) AMA, "Five" in Advanced Care Planning : A Practical Guide for Physicians, 2001.
5) 菊谷豊彦, 鈴木五郎：対談「漢方製剤薬価収載30周年」. 漢方の臨床, 53：1469-1487, 2006.
6) 秋葉哲生：医療用漢方製剤の歴史. 日東医誌, 61：881-888, 2010.
7) 馬場駿吉, ほか：小青竜湯の通年性鼻アレルギーに対する効果—二重盲件試験. 耳鼻咽喉科臨床, 88：388-405, 1985.
8) 三好秋馬, ほか：新たな判定基準によるツムラ大黄甘草湯エキス顆粒（医療用）（TJ-84）の便秘症に対する臨床効果. 消化器外科, 22：314-328, 1996.
9) 多施設二重盲検試験による慢性活動性肝炎に対する小柴胡湯の臨床効果. 肝胆膵. 25：551-558, 1992.
10) 上之園秀基：漢方エキス製剤の臨床評価の現状指定. 臨床評価, 29：119-127, 2001.

11) 寺澤捷年, ほか, 編：EBM漢方. 医歯薬出版, 東京, 2003.
12) Hyodo I, et al. : Perceptions and Attitudes of Clinical Oncologists on Complementary and Alternative Medicine. Cancer, 97 : 2861-2868, 2003.
13) 星野惠津夫：KAMPO Square, 149号. No.47インタビュー, 2011.
14) 寺澤　年：「証」入門漢方医学. p30-33, 南江堂, 東京, 2002.
15) 惠紙英昭：がん患者の精神的苦痛に対する漢方治療, 第24回日本疼痛漢方研究会学術集会, KAMPO Square, 149号, 2011.
16) 大野修嗣：漢方エキス製剤の服用方法. 漢方医薬学雑誌, 17：29-32, 2009.
17) Giovanni Mantovani, Clelia Madeddu: Cancer cachexia : medical management, Supportive Care in Cancer. 18 : 1-9, 2010.
18) 斉木育夫：漢方薬（補剤）は癌の悪性進展および転移を抑制するか？. 臨床検査, 47：389-394, 2003.
19) Kenneth Fearon, et al. : Definition and classification of cancer cachexia: an international consensus. Lancet Oncology, 12 : 489-95, 2011.
20) 上園保仁：グレリンシグナルへの多彩な関与. Medicament News, 2076, p17-19, 2012.
21) 浅川明弘：癌性悪液質と漢方, 第24回に本疼痛漢方研究会学術集会, KAMPO Square　149号, 2011.
22) 乾　明夫：六君子湯研究の現状と臨床応用に期待されるもの, 第13回日本神経消化器病学会スポンサーシンポジウム2, 2012.
23) 安達　勇：緩和医療における漢方治療の位置づけ. 緩和医療学, 5：229-234, 2003.
24) 原沢　茂, ほか：運動不全型の上腹部愁訴に対するTJ-43六君子湯の多施設共同市販後臨床試験—二重盲検群間比較試験法による検討. 医学のあゆみ, 187：207-229, 1998.
25) 佐々木大輔, ほか：過敏性腸症候群に対する桂枝加芍薬湯の臨床効果. 臨床と研究, 75：1136-1152, 1998.
26) 村越　誉, ほか：塩酸イリノケカン投与時の下痢に対する半夏瀉心湯の臨床効果の検討. 産婦人科漢方研究のあゆみ, No.14：114-118, 1990.
27) 荒川泰行ほか：肝硬変—腹水の改善について—, 日医雑誌, 17：597-600, 1997.
28) Koh Iwasaki, et al. : A randomized observer-blind, Controlled trial of the traditional Chinese medicine Yi-Gan San for improvement of behavional and psychological symptoms and a activities of daily living in dementia patients. J Clin Psychiatry, 66 : 248-252, 2005.
29) Masato T, et al. : The effects of Gosyajinnkigan, a herbal medicine, on subjective symptoms and vibratory threshold in patients with diabetic neuropathy. Diabetic Research and Clinical Practice, 26 : 121-128, 1994.
30) Toru Kono, et al. : Topical Application of Hangeshashinto (TJ-14) in the Treatment of Chemotherapy-induced Oral Mucositis World J Oncol 1 : 232-235, 2010.
31) 三嶋秀行：第49回に本癌治療学会学術集会, 2011年10月28日, 名古屋市.
32) 室野重之：頭頸部癌化学放射線治療における口内炎に対する半夏瀉心湯の使用経験, 第27回日本耳鼻咽喉科漢方研究会学術集会, 2011.10. 22, 東京.
33) 丹羽憲司：卵巣癌治療における十全大補湯の長期予後に対する影響, 第31回産婦人科漢方研究会学術集会, 2011年9月4日, 徳島.
34) 嶋田　豊, ほか：高齢者の手足腰の痛み, 脱力感, しびれ, 冷えに対する八味地黄丸の効果. 日本東洋医学雑誌, 48：437-443, 東京, 1998.
35) 林　泰史, ほか：腰部脊柱狭窄症に対する八味地黄丸の有用性. Geriatric Medicine, 32：585-591, 1994.
36) 世良田和幸：難治性疼痛に対する漢方治療の意義. 第24回に本疼痛漢方研究会学術集会, KAMPO Square, 149号, 2011.

2 암 치료를 지원하는 한방약에 대한 evidence

1 늘어가는 한방약 evidence

현재, 일본에서는 매년 10만 명 이상의 대장암 환자가 발생하고 있다. 세계에서 가장 널리 내시경이 보급되어 있고, 기술적 레벨이 매우 높은 일본에서도 조기암으로 발견되는 경우는 25% 정도이며, 75%는 진행된 대장암으로 발견된다. 그 중 반 정도는 간전이나 폐전이 등이 발생하여 화학요법을 받게 된다[1]. 최근 10년간, 대장암 화학요법은 비약적으로 진보하였다. 그 결과, 이전이었다면 6개월 여명이라고 선고받던 절제불능 대장암도 실제로는 5배에 해당하는 3년 정도까지 연명할 수 있게 되었다.

그 추진력이 된 것이 oxaliplatin과 irinotecan이라는 암 세포를 죽일 수 있는 항암제이다. 최근, 주목 받고 있는 분자표적 치료제는 암 세포 증식에 관련된 인자(종양혈관이나 상피성장인자 수용체 등)에 대한 억제효과를 가지고 있는 약이며, 직접적인 암세포 궤멸 작용은 없다. 앞으로 10년간은 새로운 암세포 궤멸 작용을 보이는 항암제가 등장하지 않을 것이라고 이야기되고 있다.

Oxaliplatin은 일본에서 만들어졌으나, 유감스럽게도 프랑스나 미국에서 임상개발이 이루어져 세계로 퍼져가고 있다. Irinotecan은 미국에서 중국 원산의 희수나무(camptotheca acuminate)에서 추출, 분리한 식물 알칼로이드 유도체이나, 제II상 임상시험에서 출혈성 방광염과 골수억제 등의 부작용이 발견되었기 때문에 개발을 중지했다. 그 후, 일본에서 독성을 경감시킨 유도체 개발에 성공하여 세계 최초로 임상 개발했다. 식물을 베이스로 한 의료가 고대부터 세계적으로 성황리에 시행되어 왔는데, irinotecan은 성분을 분리하여 약효를 밝혔고, 그 결과, 세계적으로 사용되게 된 것이다. 일본 전통 식물약인 한방약도 irinotecan처럼 세계적으로 사용될 가능성이 높아지고 있다.

미국은 의료비 삭감과 합성약제의 한계 때문에 식물을 베이스로 한 herbal medicine에 대해 문호를 열고 있다. 또한 스스로 연간 1억 달러 이상이라는 거액의 연구비를 지출하여, 전미 톱 대학이나 연구소를 중심으로 evidence를 구축하고 있다. 하지만 유감스럽게도 서양의학적 발상인 단일 성분을 이용한 효과 검증 스타일을 고수하다보니 긍정적인 데이터를 얻지 못하고 있다. 그 결과, 지금까지 예산지출에 찬성해 온 의원도 추가적인 지출에 대해 반대표를 던질 지경에 이르렀다. 그래서 미국 FDA는 지금까지 결코 인정하지 않았던 복합제 중 대건중탕(TU-100)을 최초로 임상시험 대상으로 인가했으며, 미국 내에서 대건중탕을 사용한 임상시험을 시행하도록 하였다. FDA는 5년 전부터 전통적 약제인 한방약이 표준화되어 있고, 보험약으로서 서양약과 비슷하게 처방되고 있는 일본의 의료현장에 주목하고 있다.

FDA가 식물약에 대해 가장 높은 기준을 설정해 둔 것이 안전성과 품질 균일성이다. 다음으로 요구하고 있는 것은 약효기전에 관한 기초연구인데, 이것은 지금까지 서양의학적 견지에서 이해할 수 없었던 작용기전에 대해 이제 성분 레벨 분석을 할 수 있게 되면서, 여러 방면으로 밝힐 수 있게 되었기 때문이다(그림 2-1)[2~5)]. 한방약 중 최초로 대건중탕은 약물 동태가 밝혀졌는데, 대부분의 유효성분이 흡수되어, 혈중 레벨이 상승된다는 것이 밝혀졌다[6)]. 이러한 연구 성과가 미국에서 임상시험을 시작하게 하는 계기가 되었으며, 현재, 임상적 evidence로서는 최고 레벨인 플라시보를 사용한 이중맹검 시험을 메이요 클리닉에서 시행했고, 대건중탕의 장관운동에 대한 유효성을 2010년 증명하였다[7)]. 이것을 시작으로 염증성 장질환 환자가 100만 명 이상 있는 미국의 치료 메카인 시카고 대학을 중심으로 한 전미

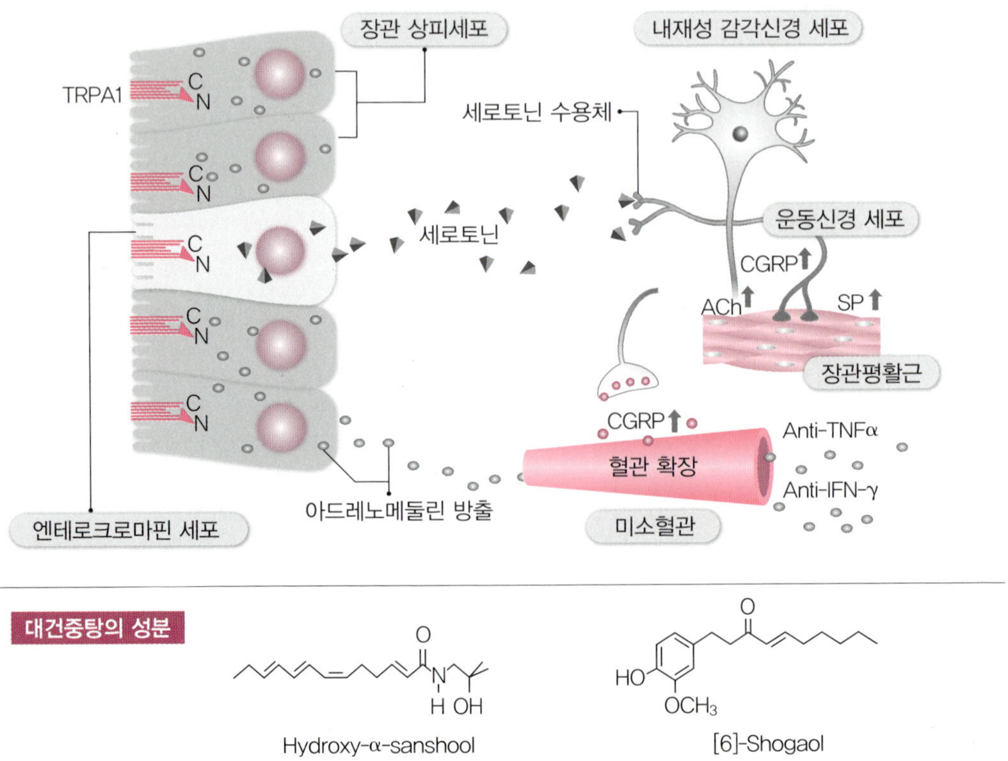

그림 2-1 대건중탕 약리작용 메커니즘(장관혈류와 운동)

표 2-1 화학요법에 의한 부작용 대책에 사용되는 대표적인 한방약

한방약	적응증상	유효성분과 작용기전	임상시험	부작용
육군자탕 (TJ-43)	식욕부진	Heptamethoxyfravone의 세로토닌 길항작용에 의한 그렐린 분비 증강	플라시보 대상다시설 이중맹검 전향적 시험	전해질이상 가성 알도스테론혈증
우차신기환 (TJ-107)	말초 신경장애	성분 미확정 일산화질소에 의한 혈류개선, 다이놀핀(dynorphin), 오피오이드(opioid) 수용체를 통한 진통작용	플라시보 대조군 다시설 이중맹검 전향적 시험 제Ⅱ상 종료 제Ⅲ상 시험 중	간질성 폐렴 간기능장애
반하사심탕 (TJ-14)	설사	바이칼린(baicalin), 오고닌(wogonin), 쇼가올(shogaol), 진저롤(gingerol), β-글루쿠로니다아제(beta-glucuronidase) 저해, 프로스타글란딘 E_2 억제, 수분흡수촉진	단맹검 전향적 시험	간질성 폐렴 전해질이상 가성 알도스테론혈증
	구내염	베르베린 항균작용 바이칼린, 오고닌, 쇼가올, 진저롤 프로스타글란딘 E_2 억제	플라시보 대조군 다시설 이중맹검 전향적 시험 제Ⅱ상 시험 중	가글 시 딱히 없었음

20개소에서 중등증까지의 크론병에 대한 대건중탕의 유효성을 검증하는 임상시험이 2011년 9월부터 시작되어, 순조롭게 증례가 집적되고 있다. 그 외에도 수술 후 마비성 장폐색, 난치성 변비증에 대한 임상시험이 시작되고 있으므로 흥미 있는 분들은 FDA 홈페이지에 접속해보길 바란다(NCT00871325, NCT01139216, NCT01388933, NCT01348152).

일본에서도 최근까지 한방약에 대한 편견 때문인지, 의사, 약사도 큰 관심을 보이지 않았다. 하지만 대건중탕 기초연구를 계기로 전국대학병원의 80%가 참가하는 대건중탕 다시설 공동 이중맹검 플라시보 대조 비교시험 그룹(대표 키타지마 세이슈우, DKT forum)이 조직되어, 높은 evidence level을 획득하기 위해 2009년부터 증례를 집적 중이다. 간 절제 후 대건중탕의 유효성을 검증한 임상시험(대표 쿠사노 미츠오)은 증례집적이 종료되었고, 현재 해석 중이다. 대건중탕의 기전 해명뿐 아니라, 서양약으로 충분히 대처할 수 없는 항암제의 유해사고에 사용하여 유효성을 쉽게 실감할 수 있었고, 추가적으로 임상연구가 진행되고 있는 한방약에 대해 설명해 보겠다(표 2-1).

2 육군자탕

■ 식욕부진

『君子』는 최고라는 의미로, 위장에 효과가 있는 최고의 6종류 생약으로 조합된 것이라는

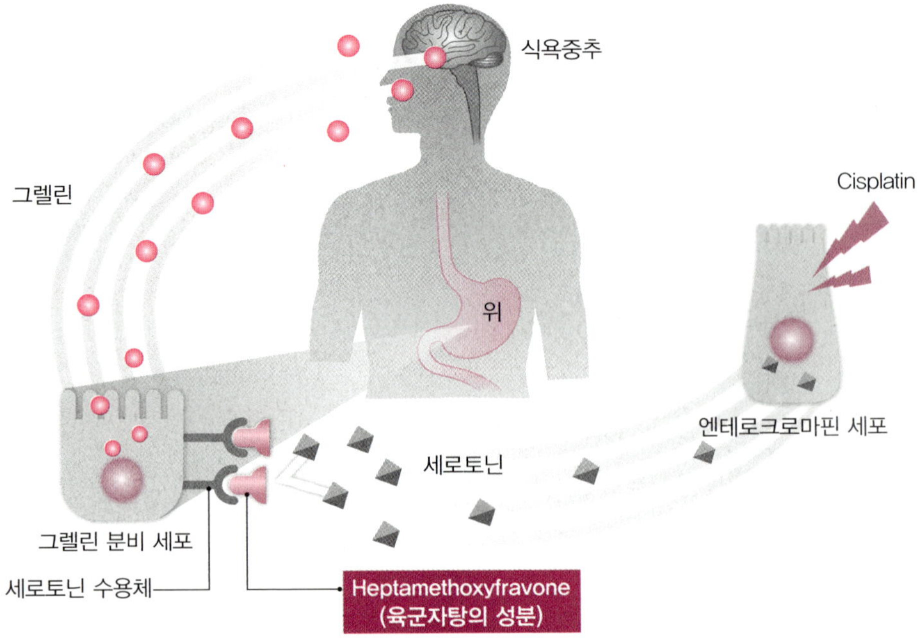

그림 2-2 육군자탕의 약리작용 메커니즘(식욕부진)

의미이다. 하지만 육군자탕은 8종류의 생약으로 구성되어 있다.

육군자탕은 한방약 중에서도 가장 기전 해명이 진행되어 있는 것 중 하나다. 특히 식욕증진작용에 관한 기전해명은 놀랄 정도의 스피드로 진행되고 있다[8]. 그렐린은 일본의 사무카와 등이 발견한 peptide로 생체가 가진 유일한 식욕증진 peptide이다. 그 생산억제 스위치인 세로토닌 수용체와 육군자탕 구성생약 중 하나인 진피[사츠마 밀감(satsuma mandarin)의 껍질]의 주요성분인 heptamethoxyfravone이 길항적으로 작용하여, 위나 십이지장에 있는 그렐린(ghrelin) 분비세포의 억제 signal인 세로토닌의 작용을 막는다. 그 결과, 그렐린 분비가 간접적으로 증강되는 것으로 판명되었다(그림 2-2). 항암제 중에서도 특히 식욕부진을 잘 일으키는 cisplatin은 소화관 상피세포 중 하나로 신경내분비 세포인 엔테로크로마핀(enterochromaffin)세포를 자극하여 세로토닌 생산을 촉진하고, 그렐린 분비를 억제하여 식욕부진을 일으키는 것으로 알려져 있으며, cisplatin을 사용한 식욕부진 모델에 육군자탕이 효과가 있음이 확인되었다[8]. 후생노동성 지도하에 다시설 이중맹검 임상시험이 시행되어 효과가 확인되었으며, 화학요법에 의한 식욕부진에 육군자탕을 사용하는 것은 강력한 권고사항이다.

■ 안전성

글리시리진을 주성분으로 하는 감초가 포함되어 있기 때문에 장기간 복용할 때에는 가성알도스테론혈증 · 저칼륨혈증에 주의해야 한다. 특히 화학요법이나 말기 암 환자 케어에 사용하는 경우, 체력저하 등으로 보중익기탕, 십전대보탕 등 감초를 구성생약으로 하는 한방약과 병용한다면, 감초 성분이 과잉 투여될 수 있음을 유념하여, 전해질이상 여부를 항상 체크하도록 해야한다.

3 우차신기환

말초신경장애

우차신기환은 우슬, 차전자 등 10종류의 생약으로 구성된다. 우차신기환은 요통, 하지통, 저림, 배뇨곤란, 당뇨병성 말초신경병증에 사용된다. 우차신기환의 작용기전으로는 일산화질소 유도에 의한 혈류개선과 다이놀핀(dynorphin), 오피오이드(opioid) 수용체를 통한 진통작용이 추측되고 있으나, 아직 성분 레벨에서는 밝혀져 있지 않다[9)].

Taxine계, 백금제제 등, 말초신경장애를 나타내는 항암제는 많다[10)]. 게다가 말초신경장애에 의해 화학요법 사용제한이나 중지 등 암 환자의 예후를 좌우하는 부작용이 발생함에도 불구하고, 유효한 예방법이나 치료법이 아직까지 없다[11)].

Oxaliplatin은 대장암 화학요법의 key drug 중 하나이나, 화학요법 중 말초신경병증 출현율이 90%, 화학요법 중지 1년 후에도 30% 환자에서 잔존한다는 것이 대규모 임상시험을 통해 보고되었으며, oxaliplatin의 말초신경병증(손가락 · 발가락 저림 등)은 치료를 유지하는데 있어 큰 장벽으로 작용한다[12)]. 신경병증의 발생기전은 다음과 같다.

혈액신경관문이 없는 척수후근 신경절에는 사지 체간의 감각신경세포가 모여 있으나, 거기에 oxaliplatin이나 대사산물인 옥살산(oxalic acid)이 축적되고, 이것들이 나트륨 채널에 작용하여 신경세포의 과잉흥분을 일으켜, 신경병증이 발현된다. 그래서 신경병증 억제에는 옥살산에 킬레이트 결합시킬 목적으로 칼슘이나 마그네슘을 투여하며, 그러한 치료의 유효성이 후향적 시험을 통해 보고되어 있다. 그리고 이어서 플라시보 이중맹검 시험 증례집적을 시작했으나, oxaliplatin 항종양효과를 감약시킬 수 있다는 것이 지적되어 중지하게 되었다. 그 후, 일부 해석이 이루어졌으나, 그 유효성은 매우 국한적이며, 신경독성억제효과에 대한 evidence는 아직 불충분하다.

그래서 필자 등은 oxaliplatin을 사용한 화학요법을 6쿠르(kur) 이상 완수한 진행성 · 재발 대장암 90증례를 대상으로 후향적으로 해석한 결과를 토대로 우차신기환이 말초신경병증 발생을 억제할 가능성을 보고하였다[9)]. 다음으로 토쿠시마 대학에서도 소규모 전향적 시험을 시행했는데, 이 연구에서도 우차신기환의 유효성이 나타났다[15)]. 그래서 다시설 플라시보 대조 전향적 이중맹검 제II상 시험(GONE시험)을 계획하고, 증례집적을 시행했다[16)]. 예측기간보다 대폭 짧은 11개월 만에 목표 증례수 이상인 94례가 집적되어, 해석을 시행한 결과, 신경독성 grade 2 이상의 발생률은 25%, 치료유지가 곤란해지는 grade 3 발생

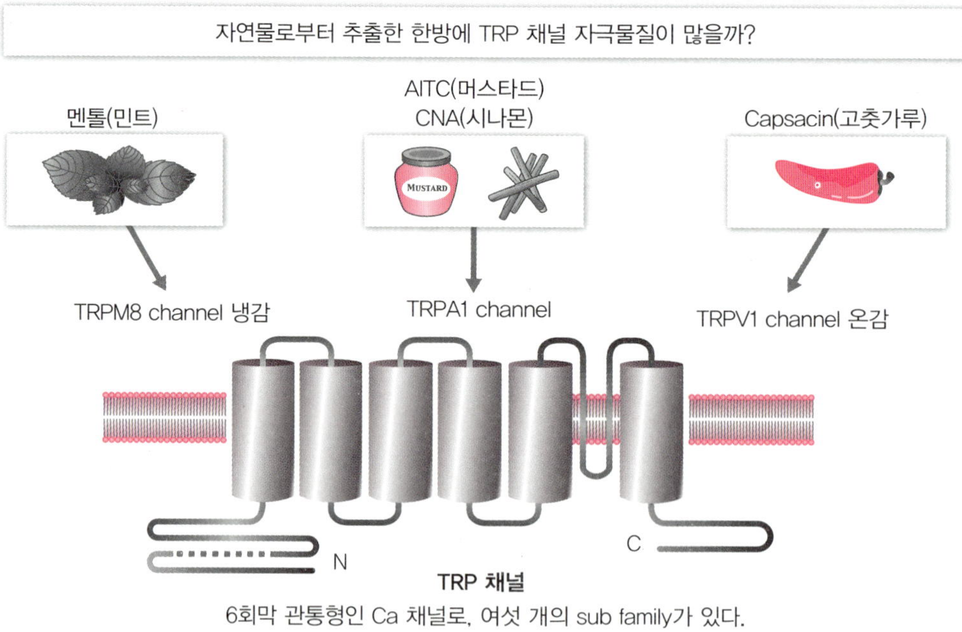

그림 2-3 생체 센서-transient receptor potential(TRP) 채널과 자극물

률은 50% 저하된 것으로 밝혀졌다. 또한, 환자 앙케이트 조사에서 보행장애가 억제되었다는 것이 밝혀졌다. 현재, 큐슈대학을 중심으로 한 310례 대규모 플라시보 대조군 전향 이중맹검 제III상 시험(GENIUS시험)이 후생노동성 과학연구비로 시행되어, 증례집적 중이다. 이번 연구 결과가 밝혀지게 되면, 세계적으로 우차신기환을 병용하는 대장암 화학요법이 시행될 것으로 기대한다. 최근, oxaliplatin의 신경독성에 관한 새로운 기전으로 TRP(transient receptor potential) 채널이 관여하고 있음이 임상 및 기초연구를 통해 밝혀졌다. TRP 채널은 온도 등 생체 센서로 신경조직이나 상피세포에도 존재한다는 것이 보고되어 있는데, oxaliplatin에 의한 냉각 과민에 TRP 채널이 관여하며, 우차신기환의 약리작용도 이 TRP 채널과 관련성이 있다는 것이 추후 밝혀질 것으로 기대하고 있다(그림 2-3).

■ 안전성

간질성 폐렴, 간기능장애 등이 보고되어 있으나, 중대한 부작용은 아니었다.

4 반하사심탕

■ 설사

반하사심탕의 구성생약은 반하, 황금, 황련, 인삼, 건강 등 7종류이다. Irinotecan에 의한 지연성 설사 예방에 사용되고 있다.

Irinotecan에 의한 설사는 투여 시작 24시간 이내에 발현하는 조기성 설사와 24시간 이후 특히 투여 수일 후에 발현되는 지연성 설사 2종류로 나누어진다. 조기성 설사는 irinotecan의 아세틸콜린에스터라아제(acetylcholinesterase) 억제작용에 의해 부교감신경이 자극되어 장관운동의 항진, 수분 흡수 저하가 일어나, 설사가 일어나는 것이며, irinotecan의 설사 발생기전에 프로스타글란딘(prostaglandin) E_2도 관여하고 있다. 프로스타글란딘 E_2는 장관점막 상피의 adenylate cyclase를 활성화하여 세포 내 Ca 이온 농도를 상승시켜 장액 분비를 항진시키고 분비성 설사를 일으킨다(그림 2-4). 반하사심탕 내 황금의 성분인 wogonin이나 건강의 성분인 shogaol은 프로스타글란딘 E_2를 억제하는 효과가 매우 강하기 때문에 설사 억제효과에 대한 유효성분이라 생각된다. Irinotecan에 의한 설사에서 가장 특징적인 것은 지연성 설사가 일어나는 것인데, irinotecan의 활성 대사물 SN-38이 간에서 글루쿠론산(glucuronic acid) 포합체가 되어 담즙으로 배설되며, 이후 장내세균총 β-글루쿠로니다아제(beta-glucuronidase)에 의해 탈포합되어 재활성화되고, 장관점막 상피세포에서 농도 의존적으로 Cl 이온 분비를 증가시켜 장관 점막 세포의 상해를 일으켜 설사가 발생한다. 반하사심탕 내 황금의 후라보노이드 배당체에는 β-글루쿠로니다아제를 저해시키는 작용이 있기 때문에, 활성형 장관에서의 재활성화를 억제하여 irinotecan에 의한 설사를 억제한다고 여겨진다[17]. 따라서 irinotecan 투여 수일 전부터 사용해 둘 필요가 있으나, 조기 설사의 경우는 발생한 후부터 복용해도 효과를 볼 수 있다. 반하사심탕은 irinotecan의

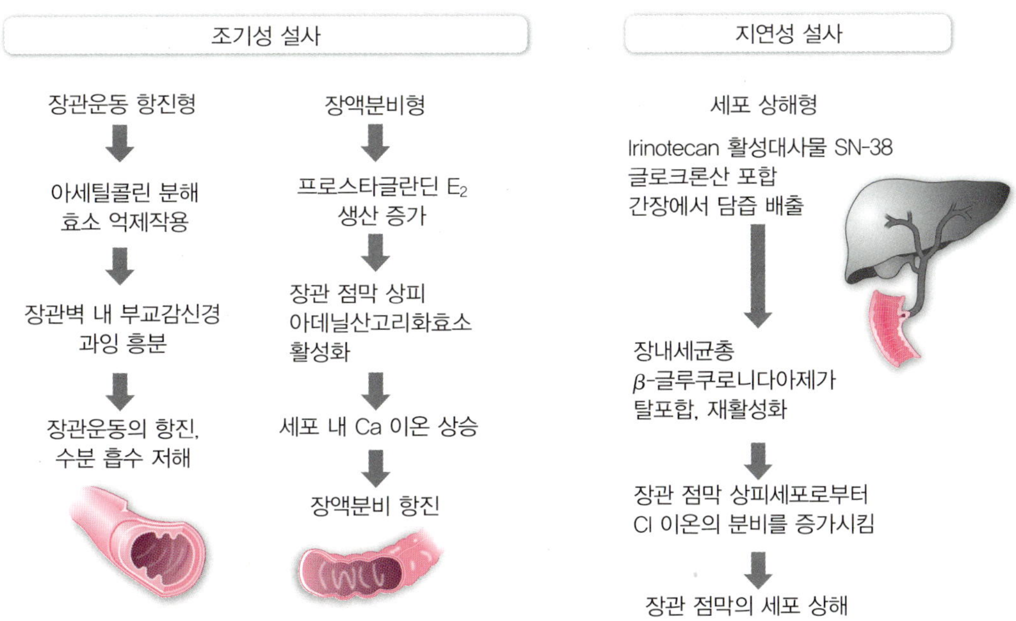

그림 2-4 설사의 종류와 발생 메커니즘

항종양효과에 영향을 주지 않는 것으로 확인되었다[18].

또한 단맹검 전향 시험을 시행하여, 그 유효성을 확인하였다[19]. 앞으로는 플라시보 대조군 다시설 이중맹검 시험이 실시될 것으로 기대한다.

■ 구내염

화학요법 도중 구내염 발생률은 사용하는 항암제 종류에 따라 차이가 있다. Oxaliplatin은 10~20% 정도이나, irinotecan은 40%, 항EGFR항체 등 분자표적약을 병용하면 60% 정도까지 증가한다. 발생원인은 항암제에 의해 발생하는 활성산소에 의한 구강점막세포의 DNA 장애, 각종 cytokine 등에 의한 aptosis 유도, 각종 염증성 프로스타글란딘(prostaglandin), 특히 프로스타글란딘 E_2에 의한 동통 출현, 숙주의 면역능 저하에 의한 세균 증식 등으로 추정된다(그림 2-5). 화학요법 시 구내염은 QOL을 현저하게 저하시키지만, 유효한 치료수단이 없고, 예방적 해결법으로 구강청결제를 사용하거나 항암제의 구강 내 약제농도를 저하시키기 위해 얼음 등을 입 안에 머금고 있는 cryotherapy가 사용될 수 있다고 보고되어 있다. 치료 방면에서는 최근, 유전자 조작으로 합성한 keratinocyte 증식인자가 화학요법에 의해 발생한 구내염에 효과적이라는 것이 확인되어 미국 FDA에서 승인을 받았으나, 일본에서는 미승인 상태이다. 하지만, keratinocyte 증식인자에 대한 안전성 측면, 결국 암 세포에 대한 증식인자가 될지 모른다는 가능성에 대해서 아직 충분한 검토가

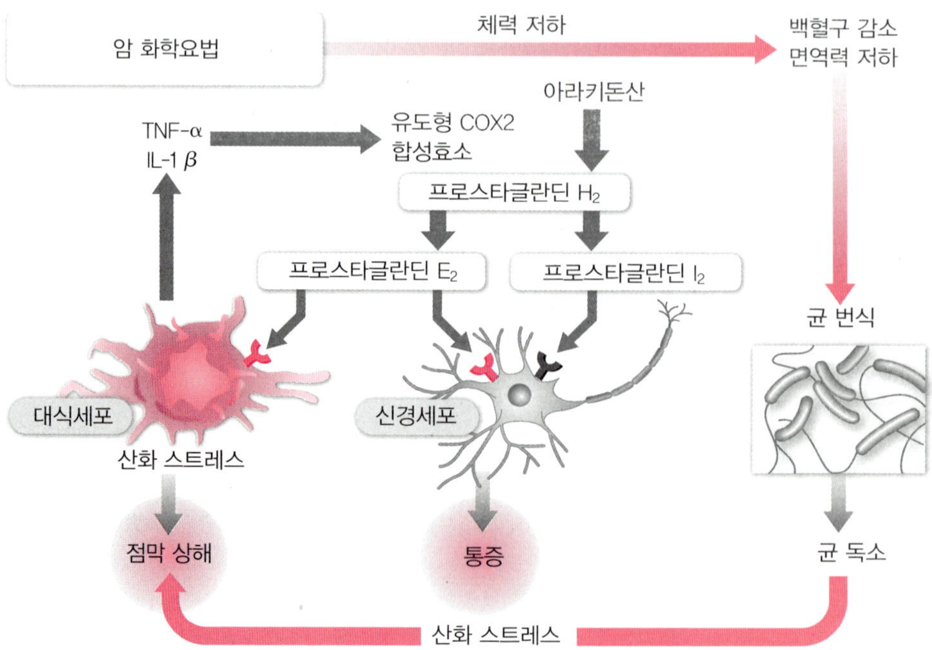

그림 2-5 화학요법에 의한 구내염 발생 메커니즘

이루어지지 않은 상태이며, 이 점이 keratinocyte 사용상 우려되는 것이다.

구내염에 의한 통증은 섭식장애의 큰 원인이 된다. 따라서 통증을 조절하는 것이 치료의 최대 목표이다. 구내염 통증은 통각신경에 대한 프로스타글란딘 E_2 작용으로 유발된다고 생각되는데, 반하사심탕은 염증부위의 프로스타글란딘 E_2를 농도 의존적으로 생산 억제할 수 있다고 보고되어 있어[20, 21], 통증을 조기에 감약시킬 수 있다. 항암제에 의한 면역력 저하에 동반하여, 구강 내 환경, 특히 구강 내 세균총에 의한 이차감염도 구내염 악화에 관여된다고 보고 있는데, 반하사심탕의 구성생약 중 하나인 황련의 주요성분인 베르베린은 강한 항균작용을 가지고 있고, 세균성 세포장애에 대한 억제효과가 있는 것으로 보고되어 있기 때문에 구강 내 세균증식억제효과를 기대할 수 있다. 그래서 우리는 이러한 국소작용을 최대로 하기 위해 반하사심탕을 컵 반 정도의 수돗물에 1포(2.5g) 섞어, 수차례로 나누어 1회 5초 이상 가글하도록 지도했다. 통증이 심한 부위에는 직접 반하사심탕을 도포하였으며, 대장암 화학요법 도중 발생한 구내염에 대하여, 가글로 반하사심탕을 사용한 결과를 후향적으로 검토한 결과, 기대대로 유효성을 확인할 수 있었다[22]. 현재, 다시설 플라시보 대조군 전향적 이중맹검 제II상 시험(HANGESHA시험)을 통해, 위암, 대장암 화학요법 도중 발생하는 구내염을 예방할 수 있는가에 대하여 검토 중이다.

본래, 내복하는 것이 한방약의 복용 원칙이나, 구내염의 경우, 국소농도를 높일 목적으로 가글을 시행하며, 화학요법에 의한 구역이 있는 경우에도 적용할 수 있는 방법이기 때문에 환자에게도 쉽게 추천할 수 있다. 또한 irinotecan 사용 시에는 iriontecan에 의한 설사에 대해서도 효과를 기대할 수 있으므로 일석이조이다. 궤양 부위에 직접 도포하면 자극을 느끼는데, 이 자극은 5분 정도면 소실되고, 궤양 부위의 통증 역시 소실되는 것을 필자를 포함해 여러 의사들이 경험하고 있다.

안전성

가성 알도스테론 혈증, 간질성 폐렴, 간기능장애 등이 보고되고 있지만 중대한 부작용은 없다.

단일 화학물질의 기전을 통해 대상 질환이 밝혀지는 서양약과 비교했을 때, 다수의 화학물질로 구성되는 한방약은 처음에는 경험칙을 통해 대상 질환이 밝혀지며 매우 연구하기가 어렵다. 현재, 한방약이 당면한 최우선 과제는 기전해명이라고 생각하며, 그것 없이는 세계적으로 사용될 수 없을 것이다. 화학요법의 발전은 연명효과를 주었을 뿐 아니라, 부작용과의 전쟁을 하게 만들었다. 한방약은 강력한 무기가 될 수 있을 것으로 생각한다.

(고노 토오루)

참고문헌

1) Sakamoto K, et al. : Comparison of characteristics and survival of colorectal cancer between Japanese-Americans in Hawaii and native Japanese in Japan. Dis Colon Rectum 49 (1) : 50-57, 2006.
2) Kono T, et al. : Anti-colitis and -adhesion effects of daikenchuto via endogenous adrenomedullin enhancement in Crohn's disease mouse model. J Crohns Colitis 4 (2) : 161-170, 2010.
3) Kono T, et al. : Exodus of Kampo, traditional Japanese medicine, from the complementary and alternative medicines : is it time yet? Surgery 146 (5) : 837-840, 2009.
4) Kono T, et al. : Colonic vascular conductance increased by Daikenchuto via calcitonin gene-related peptide and receptor-activity modifying protein 1. J Surg Res 150 (1) : 78-84, 2008.
5) Kono T, et al. : Daikenchuto (TU-100) ameliorates colon microvascular dysfunction via endogenous adrenomedullin in Crohn's disease rat model. J Gastroenterol 46 (10) : 1187-1196, 2011.
6) Munekage M, et al. : Pharmacokinetics of daikenchuto, a traditional Japanese medicine (kampo) after single oral administration to healthy Japanese volunteers. Drug Metab Dispos 39 (10) : 1784-1788, 2011.
7) Manabe N, et al. : Effect of daikenchuto (TU-100) on gastrointestinal and colonic transit in humans. Am J Physiol Gastrointest Liver Physiol 298 (6) : G970-975, 2010.
8) Takeda H, et al. : Rikkunshito, an herbal medicine, suppresses cisplatin-induced anorexia in rats via 5-HT2 receptor antagonism. Gastroenterology 134 (7) : 2004-2013, 2008.
9) Kono T, et al. : Efficacy of Goshajinkigan for Peripheral Neurotoxicity of Oxaliplatin in Patients with Advanced or Recurrent Colorectal Cancer. Evid Based Complement Alternat Med doi:10.1093/ecam/nep200, 2009.
10) Kaley TJ, et al. : Therapy of chemotherapy-induced peripheral neuropathy. British journal of haematology 145 (1) : 3-14, 2009.
11) Ali BH Amelioration of oxaliplatin neurotoxicity by drugs in humans and experimental animals : a minireview of recent literature. Basic Clin Pharmacol Toxicol 106 (4) : 272-279, 2009.
12) Andre T, et al. : Oxaliplatin, fluorouracil, and leucovorin as adjuvant treatment for colon cancer. N Engl J Med 350 (23) : 2343-2351, 2004.
13) Park SB, et al. : Neuroprotection for oxaliplatin-induced neurotoxicity: what happened to objective assessment? J Clin Oncol 29 (18) : e553-554; author reply e555-556, 2011.
14) Grothey A, et al. : Intravenous calcium and magnesium for oxaliplatin-induced sensory neurotoxicity in adjuvant colon cancer : NCCTG N04C7. J Clin Oncol 29 (4) : 421-427, 2011.
15) Nishioka M, et al. : The Kampo medicine, Goshajinkigan, prevents neuropathy in patients treated by FOLFOX regimen. Int J Clin Oncol, Springer, 2011.
16) Kono T, et al. : Preventive effect of goshajinkigan on peripheral neurotoxicity of FOLFOX therapy: a placebo-controlled double-blind randomized phase II study (the GONE Study). Jpn J Clin Oncol 39 (12) : 847-849, 2009.
17) Takasuna K, et al. : Protective effects of kampo medicines and baicalin against intestinal toxicity of a new anticancer camptothecin derivative, irinotecan hydrochloride (CPT-11), in rats. Jpn J Cancer Res 86 (10) : 978-984, 1995.
18) Takasuna K, et al. : Optimal antidiarrhea treatment for antitumor agent irinotecan hydrochloride (CPT-11) -induced delayed diarrhea. Cancer Chemother Pharmacol 58 (4) : 494-503, 2006.
19) Mori K, et al, : Preventive effect of Kampo medicine (Hangeshashin-to) against irinotecan-induced diarrhea in advanced non-small-cell lung cancer. Cancer Chemother Pharmacol 51 (5) : 403-406, 2003.
20) Kase Y, et al. : Mechanisms by which Hange-shashin-to reduces prostaglandin E_2 levels. Biol Pharm Bull 21 (12) : 1277-1281, 1998.
21) Kase Y, et al. : The effects of Hange-shashin-to on the content of prostaglandin E_2 and water absorption in the large intestine of rats. Biol Pharm Bull 20 (9) : 954-957, 1997.
22) Kono T, et al. : Topical Application of Hangeshashinto in the Treatment of Chemotherapy-Induced Oral Mucositis. World Journal of Oncology, 1 (6) : 232-235, 2010.

3 한방의학적 시점에서 본 암 환자의 기본적 병태

1 일본 암 현황과 한방의 역할

일본은 전후 불과 10년 만에 감염증으로 인한 사망자수가 격감하였고, 경제성장의 지원을 받아 평균수명이 비약적으로 연장되어, 인구 구조가 초고령화되었다. 그 결과, 노령 질환인 암에 의한 사망자 수가 매년 증가하고 있으며, 20년 후에는 국민의 반 이상이 암으로 사망할 것으로 예측되고 있다. 암 치료 비용이 고액일 뿐 아니라 사고나 감염증으로 사망하는 경우와 비교했을 때, 암 자체에 추가로 치료 부작용이나 후유증에 의한 고통이 장기간 유지되어 환자뿐 아니라 환자를 둘러 싼 여러 사람도 큰 경제적 · 시간적 · 심리적 부담을 지게 된다.

또한 고령자에게 서양의학의 공격적 암 치료를 시행하면 합병증이나 후유증 발현빈도는 높아지며, 치료로 얻을 수 있는「건강하게 살아갈 수 있는 기간」은 짧아지기 때문에 비용대효과가 매우 낮다. 일반적으로 고령 암 환자에게는 젊은 암 환자에 대한 치료와는 다른 치료법을 적용하는 것이 적절하다. 바로 이때, 한방이 활약할 기회가 생긴다. 젊은 암 환자에게도 한방은 유용하나, 고령자에 대한 유용성은 더욱 크다.

암 환자에게 한방약을 적용하면, 식욕 · 수면 · 배변 · 배뇨 등 자율신경계 기능이 회복되며, 삶의 질(QOL)이 향상되고, 환자는 자립할 수 있게 되며, 그 결과 환자와 관련 있는 사람들의 부담이 감소한다. 가까운 미래에 마주칠 인구 초고령화에 동반될 암 환자 증가에 따른 이러한 위기 상황에 대해 미리 준비하기 위해, 한방을 포괄하는 통합의료를 이용하는 암 치료전략을 준비해두어야 할 것이다.

2 암 치료에 한방의학이 필요한 이유

근래 서양의학은 크게 진보하였으나, 최첨단 서양의학을 구사해도 치료되지 않는 환자는 아직 많다. 그러한 환자 대부분에게 한방치료는 유용하다. 또한, 근래에는 비교 임상시험을 통한 한방약 evidence도 서서히 축적되고 있다.

서양의학적 표준 치료가 주효하지 않는 경우에 「의학의 한계 상태이므로 포기하세요」라고 숟가락을 던질 것이 아니라, 「서양의학으로는 무효더라도, 한방이 유효한 경우가 있으니까, 여러 대책을 찾아봅시다」라고 말해야 한다. 이런 말 한 마디가 환자에게 큰 구원이 된다.

서양의학적 표준 치료가 효과가 없는 진행성 암 환자에게 일본의 암 전문의 대부분은 당연하다는 듯 「표준 치료는 효과가 없으니, 앞으로는 완화케어를 받아보세요」라고 말하고 있다. 그것으로 자신의 역할이 끝났다고 생각하며, 환자와의 관계를 폐기해버린다. 하지만 환자나 가족 대부분은 그 시점에도 암에 대한 적극적 치료 의지를 포기하지 않는다. 그 때문에 「암에 대한 바이블」이나 인터넷을 찾아 나서고, 어떻게든 도움 받을 방법을 구하러 다니며 표류하는 「암 국민」이 되어 버리며, 오히려 돈이나 갈취하려는 건강식품이나 의심스러운 「사이비 종교」의 피해자가 되어 버리기도 한다.

미국에서는 1997년 「의료 허용법(Access to Medical Treatment Act; AMTA)」이라는 법률이 제정되어, 환자가 희망하는 경우, 담당의는 환자에게 최선의 치료법을 소개할 의무가 있다는 것이 규정되었다. 환자를 소개할 수 있는 곳에는 서양의학적 표준 치료 뿐 아니라, 침구, 한방, 마사지, 카이로프랙틱, 요가, 기공, 아로마 테라피, 동종요법, 명상, 기도, 식사요법 등(일본 보완대체 의료학회 가이드북) 다양한 보완대체의료가 포함되어 있으며, 이상의 리스트에 수록되어 있는 진료 시설 어디서든 환자는 최적의 치료를 받을 권리가 있다고 명기되어 있다. 그 때문에 미국 의사는 서양의학 이외의 치료도 적극적으로 공부하게 되었고, 그 중에는 150여 시간의 침구연수 프로그램을 통해 침구사 라이센스를 취득하여, 스스로 침치료를 시행하는 의사도 급증하고 있다.

환자는 어떤 치료법이든 병상(病狀)이 개선되면 좋다고 생각하며, 서양의학 만으로 치료해달라고 말하는 환자는 거의 없다. 서양의학에 추가하거나 대체적으로, 한방의학을 필두로 한 여러 치료법을 조합하는 「통합의료」를 요구하고 있는 것이다. 본 항에서는 통합의료를 구성하는 중요한 기둥 중 하나로서 한방진료에 대해서 서술한다. 서양의학 외에도 환자를 구할 수 있는 치료법이 존재한다는 것을 잊어서는 안된다.

3 「암증(癌症)」의 개념과 그 치료법

암 환자는 암 자체(전이 · 침윤, cytokine) 및 암 치료(수술, 화학요법, 방사선치료, 호르몬 요법)에 의해 전신권태 · 식욕부진 등의 전신증상이나 야간 빈뇨, 便通 이상, 동통, 호흡곤란 등 다양한 개별 증상을 겪게 된다(그림 3-1).

이런 다양한 증상이 복합적으로 작용한 결과, 환자는 기력과 체력이 저하되고, 원기가 없어지게 된다. 이런 환자는 생체 방어능(자연치유력)이 저하되며, 필자는 이 상태를 「암증

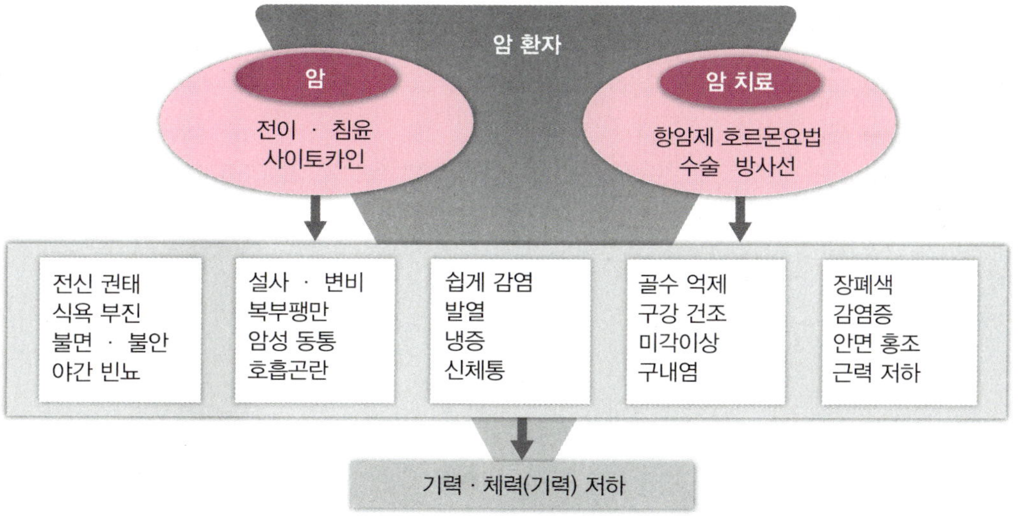

그림 3-1 암 환자의 기본적 병태 : 「암증」

(癌證)」이라 이름 붙이며, 「암에 의한 생체 리듬 실조」로 생각하고 있다.

「암증」에서는 신체 국소가 개별적 이상을 일으키는 것이 아니라, 생체활동의 중추인 신경 · 면역 · 내분비 시스템이 정상적으로 기능하지 못하게 되어, 신체 각소에 「동시다발적」으로 이상이 일어난다. 이 경우, 먼저 이러한 생체활동의 중추에 작용하는 한방약(補劑)을 사용하여 환자상태를 조정하면 많은 증상이 동시에 개선된다. 그리고 그 후에 남은 개별증상을 개별적으로 대처하면 된다.

4 「보제(補劑)」란 무엇인가?

보제란 암 등 소모성 질환이나 노화에 의해 기력 · 체력이 저하된 환자에게 유효한 한방약군이다. 전신권태 · 식욕부진 · 便通이상 · 불면 · 무기력 · 냉증 · 발열 등의 증상을 개선하며, 큰 병 후 · 악성종양 · 암 치료 합병증이나 후유증 · 고령자 · 허약아 · 일화견감염(*역자주; 면역기능이 저하된 환자가 일반인들은 쉽게 감염되지 않는 칸디다증, 녹농균 감염증, 메티실린 내성황색포도구균 등에 감염되는 것*) 등, 다양한 기력 · 체력이 소모된 상태를 개선한다. 암증은 보제가 가장 유용성을 발휘하는 타겟이다.

기원전 3세기 초경에 쓰여진 『상한론(傷寒論)』에 기재된 대부분의 한방약은 주로 티푸스 등의 급성열성 질환의 치료를 목적으로 만들어진 약이다. 시대가 지나 宋 · 元 · 明 시대(10~13세기)가 되면서 중국 국내 식량 생산이 증가하고, 생활이 풍족해지면서, 고령자가 증가했고, 대사질환이나 암 등 생활습관병이 증가하여 『傷寒論』의 한방약만으로는 대응할 수 없게 되었고, 이 때부터 새로운 일련의 「보제」가 개발되었다.

표 3-1 보제(補劑)를 구성하는 생약

한방약	기본생약	이수약	액센트가 되는 생약
보중익기탕	인삼, 황기, 당귀, 감초	출, –	시호, 진피, 승마, 생강, 대조
십전대보탕	인삼, 황기, 당귀, 감초	출, 복령	지황, 계지, 작약, 천궁
인삼양영탕	인삼, 황기, 당귀, 감초	출, 복령	지황, 계지, 작약, 진피, 원지, 오미자
가미귀비탕	인삼, 황기, 당귀, 감초	출, 복령	시호, 용골, 산조인, 산치자, 원지
청서익기탕	인삼, 황기, 당귀, 감초	출, 복령	맥문동, 진피, 오미자, 황백
청심연자음	인삼, 황기, 당귀, 감초	–, 복령	맥문동, 지골피, 황금, 연자육
대방풍탕	인삼, 황기, 당귀, 감초	출, –	지황, 작약, 방풍, 우슬, 두충, 부자, 강활, 건강, 천궁, 대조

협의의 보제는 모두 신체 내의「기」(체내를 순환하는 무형의 유체)를 보하며,「氣의 순환」을 개선하는 인삼과 황기(추가로 당귀와 감초)를 함유하는「삼기제(蔘芪劑)」로 불린다. 여기에 추가로 보제는 체내의「멈춘 물(水毒)」을 처리하는「이수제(利水劑)」인 백출(창출)이나 복령을 함유하고 있으며, 거기에 추가로 각 보제의 특징을 결정할 액센트인 몇 가지 생약으로 구성된다(표 3-1). 보제 중, 보중익기탕, 십전대보탕, 인삼양영탕은「3대 보제」로 불리며, 암 환자의 기력 · 체력을 회복시키는 작용이 강한 매우 중요한 한방약이다. 그 중 십전대보탕과 인삼양영탕에는「혈(血)」(체내를 순환하는 적색 유체)을 보하며「혈」의 순환을 좋게 하는「보혈약」인 천궁과 지황이 포함되어 있다.

보제를 투여하여 기와 혈이 보해지면 대부분 환자의 QOL이 올라가며, 질 높은 연명이 가능해진다. 게다가 때로는 암의 진행이 완만해지며, 암과 장기간 공존할 수 있는 환자가 증가하게 되고, 드물게 치유되는 환자도 관찰할 수 있다.

5 서양의학적 암 치료와 한방「보제(補劑)」의 작용점 차이

서양의학적 치료는 직접「병원(病源)」(암이나 병원 미생물)을 강력하게 공격하나, 동시에 부작용이나 후유증을 발생시켜 환자에게 장애를 일으킨다. 그렇기 때문에 환자는 생명력(기력 · 체력)이 저하되어, 건강하지 못한 상태가 된다. 한편, 한방치료 시 사용하는 보제(補劑)는 소화흡수기능을 개선하여 영양상태를 회복시키고, 면역계를 부활시켜, 간접적으로 병원(암이나 병원체 등)을 체내에서 제거한다. 이 경우, 환자의 생명력이 향상되어, 건강해질 수 있게 된다(그림 3-2).

하지만 실제 치료에서는 양쪽을 적절히 조합하여 치료하는 것이 중요하며, 한쪽에 치우치지 않게 해야 한다. 이러한 사고방식은 감염증 치료에서도 중요하다. 근래 다제 내성균이

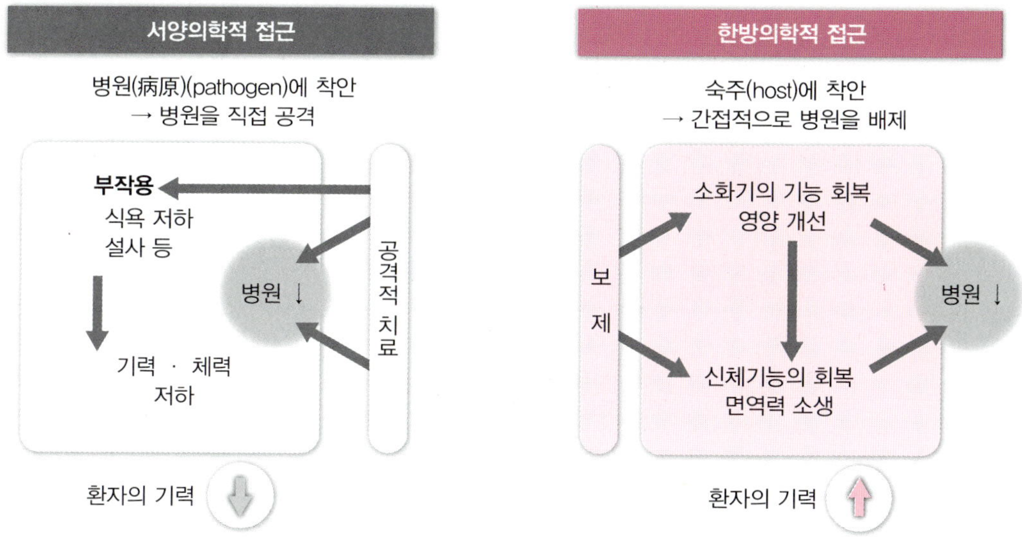

그림 3-2 서양의학과 한방의학의 치료 목표 차이

의료현장을 위협하고 있는데, 새로운 항균제 개발에만 힘을 소모할 것이 아니라, 보제를 이용해 환자의 생체 방어능을 높임으로써, 다제 내성균에 대처해야 할 필요가 있다.

6 「암증(癌證)」에 대한 보제 적용법

암증(癌證)」을 치료하는 것이 암 환자 support의 기본이다. 「암증」을 치료하기 위한 보제의 단계적 적용법을(그림 3-3)에 표기하였다.

- **제1단계** : 환자가 암으로 진단 · 고지받고, 체력은 유지되나, 암에 걸렸다는 정신적 스트레스 때문에 우울한 상태가 되고, 기력이 저하된 상황으로, 여기에는 보중익기탕을 사용한다.
- **제2단계** : 암이 서서히 진행하고, 다양한 치료의 영향도 추가되어 기력뿐 아니라 체력도 저하된 상태로, 여기에는 십전대보탕을 사용한다.
- **제3단계** : 거기에 영양상태가 악화되어 근력도 저하되고, 기침이나 운동 시 숨참 등 호흡기 증상이 나타나는 상황에는 인삼양영탕을 사용한다.
- **제4(최종)단계** : 전신적으로 쇠약하여, 하루의 반은 누워 지내고, 설사나 냉증이 심해진 상황일 경우, 보제에 준하는 『傷寒論』 출처 한방약인 복령사역탕을 사용한다[복령사역탕은 엑기스제가 없기 때문에 전탕약(煎湯藥)을 사용한다. 각 생약 1일 양; 복령 4g, 인삼 3g, 감초 3g, 건강 3g, 포부자 3g(부자용량은 냉증 정도에 따라 증감시킴)].

처음 선택한 보제를 2~4주간 투여한 후, 환자의 반응에 따라 보제를 변경하여, 최적의 보제를 결정한다.

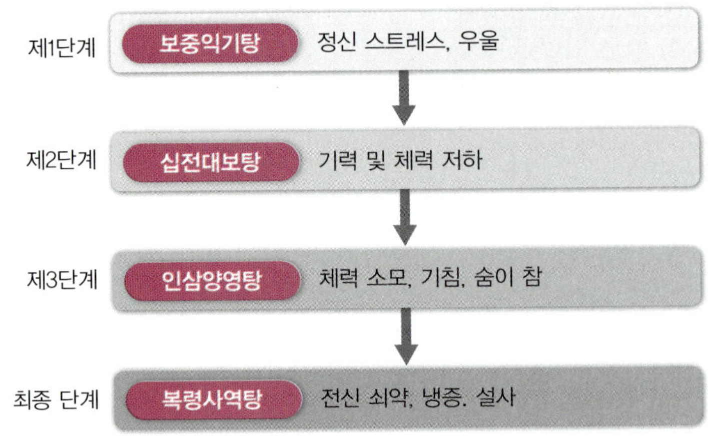

그림 3-3 「암증」 치료(「보제」의 단계적 적용)

7 암 환자에 대한 한방약 투여법

암 환자에 대한 한방치료는 그림 3-4에 나오는 a~d 각 그룹의 한방약 중에서 단독으로 또는 몇 가지를 선택 · 조합하여 시행한다.

■ 보제(補劑)

보제가 기본이나, 치료에 따라 암이 소멸된 경우나, 「암증」이 눈에 띄지 않아, 기타증상이 주소인 경우에는 보제 이외의 한방약을 사용한다. 예를 들어 항암제 부작용인 손발 저림이 주소인 경우에는 보제를 사용하지 않고 우차신기환을 단독으로 사용하며, 대상포진 후 신

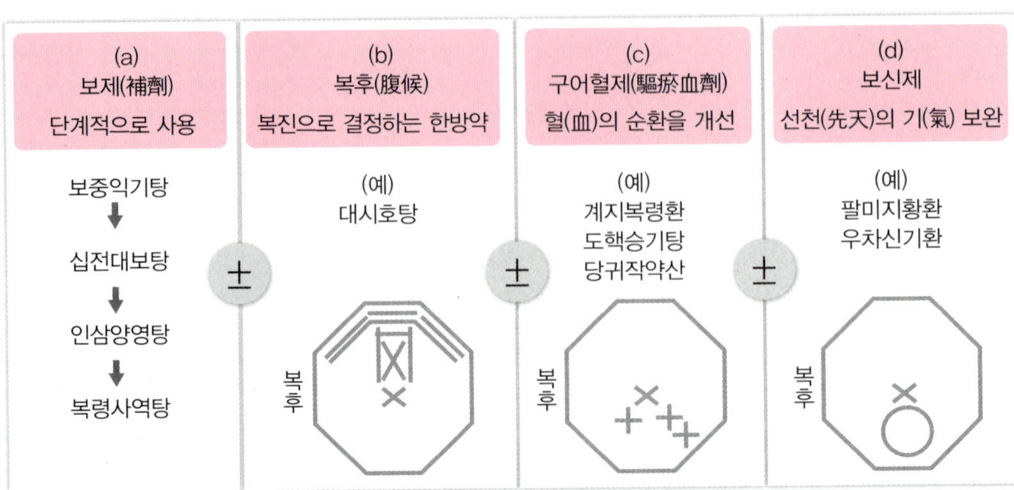

그림 3-4 암 환자의 한방치료(선택적으로 병용)

경통이 주소인 경우에는 갈근탕 등 태양병(太陽病) 한방약을 선택하여 단독으로 사용하기도 한다.

■ 복진(腹診) 위주의 한방적 진단을 통해 결정하는 한방약

한방의학에서는 여러 가지 진단법을 사용하나, 그 중 특히 복진(腹診)을 통해 알 수 있는 「복후(腹侯)」에 기초하여 한방약을 선택한다.

■ 구어혈제(驅瘀血劑)

암 환자의 대부분은, 전신 혈(血)의 순환이 나쁜 「어혈(瘀血)」상태를 보인다. 혈의 순환을 좋게 하는 계지복령환, 도핵승기탕, 당귀작약산 등의 「구어혈제(驅瘀血劑)」를 환자의 상태에 맞춰 병용시키면 빠른 효과를 볼 수 있다.

■ 보신제(補腎劑)

암 환자는 「선천(先天)의 기(氣)(부모에게서 받은 생명력 에너지)」가 고갈된 「신허(腎虛)」를 동반하는 경우가 많기 때문에, 팔미지황환이나 우차신기환 등 「보신제(補腎劑)」로 선천의 기를 보하면 치료효과가 높아진다.

8 암 환자의 증상을 완화시키기 위한 「다음 한 수」! 한방약!

암 환자의 증상을 완화시키기 위해서 서양의학적 치료를 먼저 시도해 보는 것은 당연하고, 암성 동통에 대한 NSAIDs + 오피오이드 치료 등은 필수적으로 시행되지만, 이와 같은 서양의학적 치료가 증상완화 효과가 없는 경우가 많다. 그때 「다음 한 수」로 한방치료를 시행하면 많은 증상이 개선된다. 한방치료 시에는 먼저 보제 + α를 투여하여 환자의 전신상태를 조정하고, 환자를 건강하게 한다. 그 후, 각 개별증상에 대해서 환자마다 적절한 한방약을 결정하여 투여하면, 많은 증상을 호전시킬 수 있다.

9 증례

「암 환자에서 볼 수 있는 기본적 병태」와 그에 대한 한방의학적 대응을 구체적 이해하는 데 도움이 되도록 다음과 같이 여덟 가지 증례를 제시한다. 이 외의 증상이나 병태가 있을 때도, 한방치료로 개선되는 경우가 매우 많다. 여기에서는 각각의 환자에 대한 한방약 선택 근거를 제시하지는 않았으나, 상세한 것은 참고문헌으로 들어 둔 필자의 증례보고를 참조해주길 바란다.

■ 증례 1 : 진행성 위암에 동반된 우울상태에 [보중익기탕 + 우차신기환]

74세 남성. 35년 전 위암으로 유문측 위절제술. 3년 전 잔위암(殘胃癌)으로 진단되어, 잔위전적출술을 받았다. 10개월 전에는 종양 marker CEA가 증가하여, CT 촬영 후, 후복막 림프절 전이로 진단받았다. 항암제를 투여했으나, 우울한 상태가 되어, 웃지도, 말하지도 않으며, TV나 신문도 보지 않고, 외출도 하지 않았다. 부작용 때문에 2개월간 항암제를 중지할 수 밖에 없었고, 담당의는 완화 의료를 권유했다. 근처 정신과 의사가 진료 후, 「적응장애」로 진단했으나, 향정신약을 사용하지 않고, 보중익기탕만 투여한 결과, 다음날 부터 안색이 좋아졌고, 외출도 산발적으로 할 수 있게 되었으며, 콧노래를 부르기 시작했다. 보중익기탕의 현저한 효과에 놀란 정신과의가 소개하여 본원에 내원했다. 초음파 검사에서 후복막전이 림프절이 일괴(一塊)를 형성하여, 상복부에 둘레 12cm의 종류(腫瘤)를 형성하고 있었다. 보중익기탕 복용 후, 식욕이 약간 회복되어 죽을 먹게 되었다. [보중익기탕 1포 3회 + 우차신기환 1포 1회]를 투여하였고, 건강식품인 「槐耳(카이지) 과립(중국에서 항암생약으로 인가)」 20g/일을 병용시킨 결과, 복통은 없어졌고, 매우 건강해져, 일반 식사를 하게 되었고, 3개월 후에는 체중이 3kg 증가했으며, CEA는 191에서 119(ng/mL)으로 감소하였으나 2개월 후 폐렴으로 사망하였다.

■ 증례 2 : 진행성 췌장암의 유미(乳糜)복수와 암성 복막염에 [소시호탕 + 십전대보탕]

55세 남성. 췌장 체부암으로 췌장 체미부 절제술 후, 1년간 젬시타빈(gemcitabine)을 투여했으나, 황달이 출현, 스텐트를 이용한 내루화술을 받았다. 젬시타빈 내성으로 판단되어 TS-1(80mg/일)을 투여했음에도 유미(乳糜)복수가 저류되어, 무효라고 판단했고, 2개월 만에 화학요법을 중지한 채, 한방치료를 희망하여 내원했다. [(십전대보탕 + 소시호탕) 3회, 우차신기환 2포 1회] 투여. 7주 후, 식욕은 왕성해졌고, 복수는 소실, 체중은 48.5kg에서 55kg까지 증가했고, 종양 표지자는 확연히 감소했다(CEA : 8.0 → 6.1, CA 19-9 : 22,776 → 1,254, span 1 : 4,300 → 390). 4개월 후, 체중은 57.5kg으로 증가했고, 평상 생활이 가능해졌으나, 종양 표지자는 약간 증가했다. 7개월 후 종양 표지자는 더욱 증가하여, 심와부 팽만과 구토가 발생했다. 상부소화관 조영상, 위전정부~십이지장 벽외침윤에 의한 협착으로 진단되었다. 그 후 이전에 다니던 병원에서 위공장 바이패스술을 받고 식사를 할 수 있게 되었으나, 암성 복막염 때문에 1개월 후 사망했다.

■ 증례 3 : 식도암 수술 후, 다발전이에 의한 호흡부전에 [인삼양영탕 + 우차신기환]

49세 남성. 4년 전 저분화 식도 편평상피암으로 진단받은 후, 분문부 절제술을 받았다. UFT를 투여했음에도, 1년 반 후에 경부 림프절 전이가 출현하여 곽청술 후, 방사선 화학요법을 받았다. 그 후에도 폐전이, 흉막파종, 암성 흉막염 등이 출현했고, 다양한 regimen 화학요법을 반복했다. 3개월 전 암성 림프관증이 발생하여, 전신 부종, 기침, 호흡곤란이 심해져, 옥시코돈 + 코데인을 투여했고, 산소요법을 시행하면서 한방 support 외래에 내원하였다. [(인삼양영탕 1포 + 우차신기환 1포) 3회, 계지복령환 2포 1회]를 투여한 결과, 2주 후 체중이 6kg 감량되었고 부종은 없어졌으며, 호흡곤란이 호전되어, 일하는 것이 즐거워졌다. 이전에 항상 있던 황색 가래는 1일 3회 정도로 격감했고, 기침도 없어졌다. 2개월 만에 산소 투여가 불필요해졌고, 식욕도 회복되었으며, 하와이와 두바이로 마지막 가족여행을 즐겁게 다녀올 수 있었다. 3개월 후 암에 동반된 PTHrP 생산에 의한 고칼슘혈증과 호흡부전으로 사망했다.

■ 증례 4 : 자궁암 수술 후 대상포진 후 신경통에 [갈근탕]

72세 여성. 반년 전 자궁체암으로 진단받고 준광범 자궁적출, 자궁 부속기 절제, 골반 내 림프절 곽청술을 받은 후, 우흉부~액와에 걸쳐(右 Th3-4 영역) 대상포진이 출현하였다. 대상포진은 치유되었으나, 4개월 후에도 대상포진 후 신경통이 남아, 우측 팔을 수평으로만 거상할 수 있었고, 야간통으로 잠을 잘 수 없어 한방 support 외래에 내원하였다. [갈근탕] 투여 시작 후, 빠르게 통증은 경쾌되었고, 1개월 정도 후에 우측 상지를 거의 수직으로 거상할 수 있게끔 개선되었다. 초진 시 차갑게 느꼈던 우측 상지와 우측 어깨는 따뜻해졌다. 그 후 종종 찌릿찌릿한 대상포진 후 신경통을 느껴 갈근탕 복용을 지속했고, 약 1년 만에 완치되었다.

■ 증례 5 : 중인두암 방사선치료 후 구강건조에 [맥문동탕 + 계지복령환]

56세 여성. 2년 전 중인두암 IV기(T1N2bM0)로 진단받고, 방사선치료(60Gy)를 받은 후, 타액분비장애가 발생했다. 그 반년 후 화학요법(CDDP/5-FU)을 4코스 받았다. 수면 도중 여러 차례 물을 마시고 있었으며, 식사나 대화할 때도 물이 든 페트병을 손에서 놓을 수가 없었다. 항상 치주병과 충치가 있었으며, 마음이 울적하며, 의욕이 없었다. 1년간 구강외과에서 치료를 받은 후, 한방 support 외래에 내원했다. [맥문동탕 1포 + 계지복령환 1포]를 1일 3회 투여한 결과, 3주 정도 뒤 타액이 나오는 것을 느꼈고, 물 없이 포테이토칩을 먹을 수 있게 되었다. 2개월 후에 구강건조는 더욱 개선되었고, 밤중에 일어나 물을 마시지 않게 되었으며, 기분이 상쾌해져, 집 청소도 하고, 식욕이 생겨 체중은 3kg 증가하였다.

■ 증례 6 : 유방암 수술 후 호르몬요법에 의한 갱년기 유사증상에 [가미소요산 + 계지복령환]

54세 여성. 3년 전 우측 유방암, 1년 전 좌측 유방암 수술을 받은 후, 타목시펜(tamoxifen)을 복용하였으나, 반년 후부터 낮밤 상관없이 2시간 간격으로 안면홍조가 일어나고, 대량으로 땀이 나며, 자주 옷을 갈아입어야 했기 때문에 한방 support 외래에 내원했다. [가미소요산 + 계지복령환]을 1일 3회 투여한 결과, 3주 후 발한은 명확히 경감되었다. 외출 중 옷을 갈아입을 필요도 없게 되었고, 야간 발한 때문에 일어나는 횟수가 줄었다. 6주 후, 한방약을 중단해도 안면홍조는 일어나지 않게 되어, 한방치료를 종료했다.

■ 증례 7 : 유방암 수술 후 파클리탁셀(paclitaxel)에 의한 발 저림에 [우차신기환 + 계지복령환]

65세 여성. 좌측 유방암 수술 4개월 후부터 7개월 후까지 파클리탁셀(paclitaxel)을 투여하였다. 그 후, 아나스트로졸(anastrozole)을 복용했고, 그 외의 항암제로 치료하던 중, 양 발 저림이 발생했고, 쌀알을 밟아도 격심한 통증이 발생하는 통각과민도 동반되었다. 발병 4개월 후 한방 support 외래에서 진료받았다. [우차신기환 1포 3회 + 계지복령환 1포 1회]를 투여한 지 3일 만에 발 통증이 6/10으로 경감되었고, 발 저림은 분산되어 족저부 통각과민이 없어졌고, 피곤하지 않게 빠르게 걸을 수 있게 되었다. 2개월 후에는 발 통증이 없어졌고, 하지부종은 호전되었으며, 체중은 2kg 감소하였다. 3개월 후 하지 저림과 부종이 없어져, 한방치료를 종료하였다.

■ 증례 8 : 방사선 직장염에 의한 변실금에 [보중익기탕 + 우차신기환]

73세 남성. 3년 전 중부 직장에 길이 5cm의 조기 직장암으로 진단받아, 모 대학병원에서 점막 절제술을 받았으나, 광범한 점막하 침윤이 있었고, 수평단단(水平斷端)에 암이 남아 있었기 때문에 방사선치료(50.4Gy) + 화학요법[독시플루리딘(doxifluridine) 800mg × 6주]을 받았다. 그 후 식욕이 없어지고, 야간뇨 3회, 1일 2~3회의 설사변을 보였으며, 종종 통근 도중에 변의가 생겨 실금했기 때문에 본원 소화기 내과에서 진료를 받았다. 내과적 치료를 시행해도 효과가 없어 한방 support 외래에 소개되었다. [보중익기탕 1포 3회 + 우차신기환 1포 1회]를 투여한 결과, 식욕이 생기고 식사섭취량이 증가하였으며, 대변이 굵어졌고, 쾌변을 보게 되었다. 4개월 후 변통(便通)은 매우 호전되었으며, 보통 변으로 2회 보게 되었다. 수면도 좋아졌고, 야간뇨는 1회로 경감되었다. 1년간 투약 후에 치료종료를 하였다.

암과의 투쟁은 총력전이다. 진료 초기 단계에서 진단과 치료를 위해 서양의학이 매우 유용한 것은 당연하나, 장기적인 투병 생활에서 암과 싸우기 위한 무기를 서양의학으로 한정할 필요는 없다. 본 항에서 논한 것처럼 수천 년 전 중국에서 탄생하여 일본의 우수한 의사

들에 의해 수백 년에 걸쳐 버전업된 한방의학의 유용성은 근래 빠르게 밝혀지고 있다. 암과의 투쟁을 위해 일본의 국민적 재산인 한방의 지혜를 사용해야만 한다.

(호시노 에츠오/이노우에 미키/아미야 마리에/이쿠자네 토모아키/토쿠하라 신)

참고문헌

1) 星野惠津夫：癌研有明病院漢方サポート外来 (23) [症例57]. 漢方の臨床, 58(2)：279-288, 2011.
2) 星野惠津夫：癌研有明病院漢方サポート外来 (18) [症例42]. 漢方の臨床, 56(11)：1892-1899, 2009.
3) 星野惠津夫：癌研有明病院漢方サポート外来 (10) [症例20]. 漢方の臨床, 55(3)：427-436, 2008.
4) 星野惠津夫：癌研有明病院漢方サポート外来 (11) [症例21]. 漢方の臨床, 55(7)：1033-1041, 2008.
5) 星野惠津夫：癌研有明病院漢方サポート外来 (6) [症例12]. 漢方の臨床, 54(9)：1442-1448, 2007.
6) 星野惠津夫：癌研有明病院漢方サポート外来 (24) [症例61]. 漢方の臨床, 58(12)：2404-2414, 2011.
7) 星野惠津夫：癌研有明病院漢方サポート外来 (7) [症例13]. 漢方の臨床, 54(10)：1571-1576, 2007.
8) 星野惠津夫：癌研有明病院漢方サポート外来 (9) [症例17]. 漢方の臨床, 55(2)：271-277, 2008.

4 암 영역에서의 한방 처방 조합방법
–진찰의 기본부터 처방 코치까지–

한방의학은 지금까지 의대 졸업 전 교육에 포함되어 있지 않아 임상 현장에서 스스로 학습하는 것 이외에 습득할 수 있는 방법이 없었다. 또한, 사용되는 용어가 한방의학 특유의 귀에 익숙하지 않은 용어이며, 표현이 전통적이기 때문에 이해하는데 시간이 필요하다. 본 항은 암 영역 한방 의료를 시행할 때 필요한 한방의학적 발상과 사고회로를 이해할 수 있도록 정리하였다. 기존의 전통적 표현을 되도록 피하고, 실제 임상에서 사용하고 있는 용어를 사용하며 한방의학을 설명하다보니, 전통적 한방의학의 표현과 일치하지 않는 부분도 있다는 것을 이해해주길 바란다. 또한, 탕약 활용방법은 한방을 전문으로 하는 의사들에게 위임하고, 여기에서는 한방엑기스 제제를 중심으로 정리하였다. 전문적인 한방의학 습득에 대해서는 기존 서적[1~4]을 참조하길 바란다.

1 왜, 한방의학 이론이 필요한가?

서양의학 중심의 임상 치료에 한방의학을 활용하기 위해서는 어느 정도의 지식은 필요하다. 바로 한방의학 진단에 관한 지식이다. 진단을 잘해야 치료결과도 기대할 수 있다. 그래야 만약 치료결과가 생각 같지 않더라도, 2nd line, 3rd line을 선택할 수 있다. 한방약의 과학적 증명이 진행되고 있는 이 시점에, 오히려 한방의학 이론을 해설하는 것은, 앞으로 임상현장에서 일어날 수 있는 부작용 발생빈도를 가능한 억누르기 위해서이다. C형 간염 및 간경변 증례에 소시호탕을 병명 진단만으로 투여한 결과, 사망례 증가를 경험했던 일본 의학계에서 다시는 같은 잘못이 일어나서는 안 될 것이기 때문이다. 따라서 약리학적 사용과 동시에 예전부터 실제 경험을 통해 누적되어 온 한방약의 안전한 사용방법을 이해해야만 한다. 그 때문에 최소한의 한방의학에 대한 지식이 필요하다. 「한방요법의 risk management」(p.183)도 참조하길 바란다.

2 한방 진찰

한방 진찰은 혈액검사, 소변검사 등의 임상검사법, 흉복부 X-ray 촬영, CT 등 방사선 검사법 등 과학적 진단법이 없던 시대에 확립되었다. 이 때문에 현대의학에서 시행하고 있는 대부분의 진단법을 사용하지 않고, 진찰이 진행된다. 서양의학에서 초기 환자에게 시행하는 문진항목, 진찰소견에는 한방의 진찰항목도 많이 포함되어 있으므로, 여기에서는 암 영역에서 중요한 소견만을 정리한다.

환자의 ADL을 「허실(虛實)」로 표현한다

한방의학에서 사용하는 「허실(虛實)」이라는 개념을 암 환자의 전신상태를 가리키는 용어로 생각할 경우, 현대의학에서 사용하는 ADL에 해당한다고 생각하면 이해가 쉽다. 일반적으로 ADL은 barthel index, functional independence measure(FIM), MOS short form 36-item health survey(SF-36), performance status(PS)와 같은 지표를 통해 평가되는데, 이 중 암 진료에서는 PS가 가장 간편하며, 알기 쉽다(표 4-1).

● Performance status(PS)를 사용하여 「허실(虛實)」을 이해해보자

- Eastern cooperative oncology group(ECCOG)이 작성한 PS는 암 화학요법 효과판정 기준으로 활용되고 있다. National cancer institute-common toxicity criteria(NCI-CTC version 2.0)의 기능상태 척도로 Performance Status Criteria, Karnofsky, Lansky가 사용되고 있다(http://www.jcog.jp/)
- 암 치료 시에는 암 진행상태를 객관적으로 진단한 후, 가이드라인에 근거하여 각각의 상태에 맞는 치료방법을 진행한다. 그 과정에서 반드시 치료받는 암 환자의 전신상태를 고려할 필요가 있으며, 가이드라인 기준에서 수술 적응이라고 판단되어도, 환자의 상태나 합병증 때문에 PS가 3~4인 경우에는 치료방법을 변경하여, 화학요법이나 완화의료

표 4-1 활동상태(performance status, PS) – 고형암 화학요법 직접효과 판정기준 –

PS 0	무증상이며 사회활동이 가능하고, 제한이 없으며, 발병 전과 비슷하게 행동함
PS 1	경도의 증상이 있으며, 육체적 노동은 제한을 받으나, 보행, 경노동이나 앉아서 시행하는 작업은 가능하다. 예를 들어 가벼운 가사, 사무 등
PS 2	보행이나 몸 움직임 등은 가능하나, 때때로 약간의 보조를 받아야 하는 경우도 있다. 경노동은 불가능하나, 하루 중 50% 이상은 기거한다.
PS 3	몸 움직임은 어느 정도 가능하나, 자주 간호를 받아야 하며, 하루 중 50% 이상은 누워있다.
PS 4	몸 움직임은 불가능하며, 항상 간호를 받아야 하고, 종일 누워있어야 할 필요가 있다.

전신상태를 종합적으로 평가하는데 있어 간편하고 유용한 지표로서 자주 사용된다.
(eastern cooperative oncology group 활동상태 스코어)

를 선택하는 경우도 있다. 이러한 면에서 환자의 전신상태 파악을 위해 PS를 사용하면 쉽게 환자의 전신상태를 알 수 있으며, 시간에 따른 변화도 평가할 수 있다는 장점이 있다.

- 한방의학의「허실(虛實)」은 개념부터 어려워 이해하기 힘들다. 현재 가장 널리 받아들여지고 있는 것은 ① 기본적인 체력 또는 체격, ② 질병에 대한 반응, 2가지를 지표로 한 분류이다. 기본적인 체력 · 체격이 있는 사람(實)은 질병에 의해 체력이 소실되어도 회복할 수 있으나, 기본적 체력 · 체격이 없는 사람(虛)은 질병에 의해 체력이 손실되면 회복하는 것이 불가능하다.
- 암 치료를 시행해가면서 PS 0 → 1, PS 2 → 3과 같이 PS가 저하되는 상태를 한방의학에서는「허(虛)」라고 생각한다. 결국, 치료에 의해 PS가 저하된 경우에는「기본적인 체력 · 체격이 없는」 방향으로 진행하고 있는 것이다. 이 상태를「허(虛)」로 진단하며,「허증(虛證)」이라고 한다.
- 「허증(虛證)」에는「기허(氣虛)」,「혈허(血虛)」,「수독(水毒)」이 있다.
- 단기적(급성) 변화로 PS가 저하된 경우에는 판단하기 쉬운데, 장기적(만성)으로 PS가 변화해가는 것은 시간에 따른 또는 노화에 의한 변화이므로 이것 역시「허증(虛證)」으로 이행하고 있다고 생각하면 된다. 화학요법 등에 의해 일시적으로 PS가 저하되었으나, 부작용이 사라지고, 회복된 경우에는 PS가 다시 0이 된다.

■ 환자의 병태를「기혈수(氣血水)」로 파악한다

소화기계 장애나 순환기계 장애를 다양한 임상소견을 통해 파악한다. 식욕이나 변통(便通)상태, 정신상태, 수면, 여성은 월경에 관한 것 등, 일상생활에서의 몸 상태나 살갗의 건조함, 부종, 손톱이나 피부상태 등, 많은 정보를 통해 환자의 병태를 파악한다. 이 과정은 서양의학과 한방의학 모두 비슷하다. 여기에서는 지금까지 장기별, 생리기능별로 분류하여 파악해 오던 병태를 한방의학 진단기준인「기혈수(氣血水)」를 사용하여 정리해보겠다.

● 문진(問診)

암 치료에 의해 환자에게는 뭔가 변화가 일어난다. 하지만 짧은 외래 진료 시간 내에 그것을 다 듣는 것은 곤란하다. 이미 시행하고 있는 일상진료 현장에서 얻을 수 있는 정보를 통해 어떻게 한방적 진단이 이루어지는지 짚어본다(표 4-2).

- 병상(病狀), 병력, 기왕력, 가족력 등을 청취해 가는 과정은 서양의학과 비슷하다. 이때 환자의 목소리에서도 정보를 얻을 수 있다. 목소리가 작거나 얇음, 힘이 없는 것 등은「허(虛)」한 상태이다. 목소리가 크고, 굵고, 힘이 있는 것 등은「실(實)」한 상태이다. 암 진료에서 중요한 내용을 전할 때, 의료종사자는 환자와의 소통을 궁리해야 하는데, 환자의 말하는 방식, 대화내용, 대화를 진행해가는 스피드 등도 많은 정보를 수집할 수 있는 대목이므로 신경 쓸 필요가 있다.

	치료 후	증(證)
음양	신진대사 저하상태	음(陰)
허실	치료에 따른 부담 발생	허(虛)
표리	심부 장기(소화기)	리(裏)
한열	식욕 저하, 몸이 나른하다	한(寒)

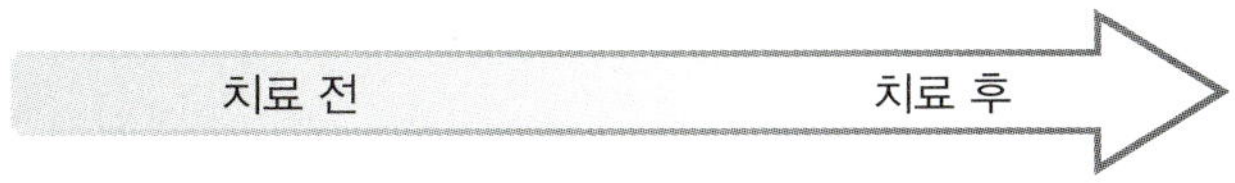

그림 4-1 치료에 따른「증(證)」의 변화

표 4-2 문진항목의 한방의학적 정리

증상	한방의학적 소견
영양상태	氣
소화관 증상	氣
정신적 증상	氣
수면에 관한 증상	氣
관혈적(觀血的) 치료	血
빈혈, 골수억제 등	血
여성 호르몬에 관련한 증상	血
3rd space에 저류된 부종	水
수양성 콧물, 구토, 수양성 설사, 어지러움, 멀미 등	水

- 「기(氣)」에 대해서

① 식사섭취상태나 변통(便通)이상 등은 반드시 알아두어야 할 정보이다. 영양상태나 위장상태를 한방의학에서는「기(氣)」의 상태로 파악한다.

② 기분이 나쁘고, 기력이 나지 않는 등의 정신적 상태, 수면에 대해서 한방의학에서는「기」의 상태로 파악한다.

- 「혈(血)」에 대해서

① 외과수술, 내시경 치료 등 관혈적(觀血的) 치료 후에는 적잖이 혈종이 생긴다. 화학요법, 방사선치료에 의해 빈혈이나 골수억제가 생긴다. 이러한 상태를 한방의학에서는「血」의 상태로 파악한다.

② 월경, 임신, 출산, 폐경기 등의 여성 호르몬에 관련된 증상은 한방의학에서는「혈」의 상태로 파악한다.

- 「수(水)」에 대해서
  ① 흉수저류, 복수저류, 하지부종 등 3rd space에 수분이 저류되어 있는 상태를 한방의학에서는「수」의 상태로 파악한다.
  ② 수양성 콧물, 구토, 수양성 설사 등이나 어지러움, 멀미 등은 한방의학에서는「수」의 상태로 파악한다.

● 시진

신체소견에서 얻은 정보 중 한방의학에서 활용할 수 있는 것이 있다. 암 진료는 입원진료뿐 아니라, 외래진료, 재택의료까지 넓은 범위에 걸쳐있기 때문에 청진기 등 의료기기를 사용하지 않고 진단하는 이러한 방법은 매우 유용하다.

- 외래진료에서는 진료실에 들어오는 환자의 모습을 통해, 많은 것을 알 수 있다. 얼굴 표정이나 행동, 문진에 대한 태도 등에서 환자의 정신적 상태나 육체적 상태에 관한 정보를 얻을 수 있다. 문진에서 설명한「허실(虛實)」을 판단할 때에 가장 필요한 정보이다. 다만 정량화하는 것은 곤란하기 때문에 ADL을 사용하여 평가하고 정량화한다.
- 혀 소견 : 설질(舌質)과 설태(舌苔)를 진찰한다. 혀 가장자리에 치압흔(齒壓痕)이 있는 경우「허(虛)」상태를 고려한다. 혀에 태(苔)가 있는 경우에는 태의 색과 후미(厚味)를 관찰한다. 혀에 생기는 태는 구강 내 타액의 pH, 타액 분비량, 미생물총, 사상유두의 상태에 따라서도 다르다. 색은 백 → 황색이 되면서 점점 두꺼워지는 경향이 있다. 태가 있을 경우에는 소화기능의 저하(氣虛)를 고려한다.

● 촉진(觸診)

한방의학에서는 급성기 상태를 파악하기 위해 맥(脈) 소견, 만성기 상태를 파악하기 위해 복부소견으로 정보를 얻는다. 실제 소견을 얻는 방법은 상세한 지도가 필요하므로 기존 서적을 참조하길 바란다.

- 맥(脈) 소견(맥진, 표 4-3) : 서양의학에서도 맥박수와 리듬을 진찰하나, 그 이상의 정보를 얻는 경우는 적다. 한방의학에서는 세밀하게 맥진(脈診)을 시행하는 방법을 설명하고 있는데, 암 진료 시 한방의학적 맥진을 시행하면, 말기 예후를 탐색하는데 도움을 받을 수 있다. 한번이라도 환자의 마지막 순간을 간호한 경험이 있는 의료종사자라면 누구라도 알고 있는 사실이겠으나, 수액보충 등을 시행해도, 순환계를 보조하는 약제를 투여하지 않는 상태에서는 맥박수가 서서히 감약되며, 리듬이 혼란스러워지면서 최후를 맞이하게 된다. 이 경우에는 맥을 촉지하는 것 자체가 힘들다(맥이 沈, 小, 遲, 虛). 이보다 수 시간 전 상태에서는 맥은 촉지하기 어려우며, 탐색해도 좀처럼 찾기 어렵다(脈이 沈, 小, 虛). 반일 또는 수일 전에는 맥은 촉지할 수 있으나, 조금 강하게 누르면 바로 무너져 버린다(脈이 浮 또는 沈, 大 또는 小, 虛). 이런 시간에 따른 변화를 의식하며 맥은 진찰하면, 환자상태를 파악할 수 있다. 다만 서양의학에서는 이러한 과정을 표현하는 용어가 없기 때문에 진료기록으로 기재하기가 어렵다.

표 4-3 맥 소견

脈	소견	脈의 특징
浮脈	피부에서 혈관까지의 거리가 가까운 느낌의 맥	피하에 혈관이 떠있는 듯하며, 손가락을 가볍게 대는 것만으로 바로 확실히 잡히는 맥
沈脈	피부에서 혈관까지의 거리가 깊은 느낌의 맥	손가락을 가볍게 대는 것만으로는 박동을 느낄 수 없고, 깊게 압박해야 처음으로 느껴지는 맥
大脈	혈관의 직경이 두꺼운 맥	크고 폭넓은 맥
小脈	혈관의 직경이 가는 맥	폭이 좁은 맥
實脈	확실하게 혈관의 윤곽을 알 수 있는 맥으로 혈관벽이 두꺼운 느낌의 맥, 탄력이 있음	힘이 있는 맥. 누르고 있는 손가락 힘을 강하게 누르면 반대로 오는 맥이 있고, 강하게 눌러도 소실되지 않음
虛脈	혈관의 존재가 확실하지 않은 맥으로 혈관벽이 얇은 느낌의 맥, 탄력이 없음. 정맥 정도의 경도로 만져짐	힘이 없는 맥, 안압하고 있는 손가락을 누르면 힘이 약한 맥이 있으며, 강하게 누르면 소실됨
緊脈	박동의 강약이 확실함. 혈압이 높은 경향이 있음	긴장이 있는 맥. 핑하고 긴장된 활시위를 당기는 듯한 맥관의 성상이 긴장되어 있는 것
緩脈	박동의 강약이 확실하지 않음. 완만한 맥파의 곡선이 그려지며, 혈압은 낮은 경향을 보임	넉넉한 맥. 맥관의 긴장이 그 정도로 강하지 않고, 숨어있는 것
滑脈	수축기압과 확장기압의 경차가 확실한 맥	미끈한 맥. 맥파의 전파가 구슬이 움직이는 듯 부드러운 것
澁脈	수축기압과 확장기압의 경차가 확실치 않은 맥	삽체되어 있는 맥, 맥파의 전달이 느리고, 질척질척거리게 흐르는 맥
數脈	–	빠른 맥. 의사의 1호흡 간 환자의 맥이 6회 이상인 경우, 및 1분에 90회 이상
遲脈	–	늦은 맥. 의사의 1호흡 간 환자의 맥이 4회 이상인 경우, 및 1분에 60회 이상
結滯	부정맥	

(문헌 4)에서 작성

- **복부소견** : 서양의학에서 시행하는 복진(腹診)은 간장의 종대나 종류 촉지, 급성 질환에서의 복막자극증상과 같이 장기를 촉지하여 복막반사를 확인하며 진찰한다. 일본에서 발달한 전통 한방의학의 큰 특징은 중국에서 발전한 중의학, 한국에서 발전한 한의학과는 다르게, 복부소견에서 많은 정보를 수집하는 것이다. 그 진찰 스타일은 독특한데, 가장 다른 것이 진찰할 때의 체위이다. 일반적으로 환자의 양 하지를 신전시킨 채 앙와위로 누워 진찰을 시행한다. 특징적인 소견은 심하비경(心下痞硬), 흉협고만(胸脇苦滿)[심와부(心窩部)에서 계늑부(季肋部)에 걸쳐진 고만감(苦滿感) 및 저항, 압통], 복직근연급(腹直筋攣急), 복부동계(腹部動悸), 어혈(瘀血), 소복불인(小腹不仁) 등이다.

3 한방 진단

한방 진단은 「증(證)」「허실(虛實)」「표리(表裏)」「한열(寒熱)」「육병위(六病位)」「기혈수(氣血水)」라는 이론에 맞춰 시행한다. 하지만 어찌해도 이해하기 어렵고 혼란스럽다면, 암에 대한 한방치료[4]에서는 「허실(虛實)」「기혈수(氣血水)」 이론만 사용하면, 이해하기가 쉽다(표 4-4, 4-5). 그 외 한방의학 이론에 관해서는 기존 서적을 참조하길 바란다.

■ 기허(氣虛)

- 암 악액질에 의한 식욕부진, 화학요법의 부작용에 의한 식욕저하, 장기치료에 의한 전신권태감(기분 나쁨, 식후 졸림, 몸이 무거움, 쉬이 피로함)이나 정신적 부담(원기가 없음, 아무것도 하고 싶지 않음)에 의한 경구섭취 감소 같은 상태를 「기허(氣虛)」라고 부른다.
- 기허란 기 그 자체가 약해져 다양한 기능이 저하된 것이다. 이른바 원기가 없는 상태이다. 「기」=「소화기」라고 여기며, 구강, 식도, 위, 소장, 대장, 간장, 담낭, 비장, 췌장 등의 장기장애에 의한 증상을 모두 포함한다. 여기에는 암 진단으로 인한 정신적 부담에 의해 유발되는 식욕저하, 수술 후 전신쇠약에 의한 식사섭취량 감소, 보조요법의 부작용에 의한 경구섭취불량 등의 병태도 포함되어 있기 때문에 「기」=「고차뇌기능」이라는 개념을 여기에 추가한다.
- 기허로 진단되었을 경우, 그 정도를 평가하게 된다. 이 경우에는 ADL 평가방법이나 NCI-CTCAE, NCCN 종양학 임상실천 가이드라인 「암에 동반한 권태감」에 대한 스크리닝이나 활동상태(PS)를 참고하여 평가하면 좋다.

■ 기울(氣鬱)

- 완화케어에서 멘탈케어는 중요한 요소 중 하나이다. 암으로 진단된 후, 받는 스트레스는 암 환자뿐 아니라 가족에게도 큰 영향을 미친다. 이 정신적 스트레스에 의한 변화 속에서 일어나는 기분의 가라앉음, 무기력함, 수면장애 등의 증상을 「기울(氣鬱)」이라고 부른다.
- 기울이란 기의 흐름이 정체된 것이다. 기울이란 정신적 변동을 의미하기 때문에 암에 의한 정신상태의 변화는 모두 기울로서 다룰 수 있다.

■ 기역(氣逆)

- 서양의학으로 설명하기 어려운 증상 중 하나이다. 상기(上氣)라는 증상으로 나타난다.
- 기역이란 기가 흐르는 방향이 순방향이 아닌 것이다. 기가 머리 방향을 향하기 때문에 두통, 두중감, 상기, 동계 등이 일어난다.

표 4-4 허실

	실	허
체형	근육질	마른형, 군살이 많음, 허약체질
영양상태	양호	불량
활동성 (performance status)	0	1, 2, 3, 4
성격	활동적, 밝음, 충실함	소극적, 어두움, 부족함
피부	윤기가 있음, 팽팽함	건조함, 칙칙함
식욕	왕성, 육식계	소식, 초식계
변통	변비경향	설사경향
계절에의 대응	순응	여름 탐, 추위에 약함, 감기에 잘 걸림
목소리	큼, 힘 있음	작음, 약함
침습	수술 전, 화학요법 전, 방사선치료 전	수술 후, 화학요법 후, 방사선치료 후

표 4-5 기혈수

기	혈	수
● 생명활동 에너지 ● 몸을 순환하며 눈에 보이지 않는 것	● 생명활동을 시행하는 에너지로 적색액체 ● 몸을 순환하며 눈에 보이는 것(적색액체)	● 생명활동을 시행하는 에너지로 무색액체 ● 몸을 순환하며 눈에 보이는 것(투명액체)
氣虛	**血虛**	**水毒**
● 「氣」의 절대량 부족 ● 「氣」의 생산 저하 ● 「氣」의 소비항진 ● 육체적(원기) 스트레스(부담)가 있는 상태 ● 정신적(기분) 스트레스(부담)가 있는 상태 ● 소화기능(소화관, 간장, 담낭, 췌장, 신장)이 저하된 상태	● 「血」(적색액체)의 절대량 부족 ● 「血」(적색액체)의 생산저하 ● 「血」(적색액체)의 소비항진	● 「水」(투명액체)의 절대량 부족 ● 「水」(투명액체)의 생산저하 ● 「水」(투명액체)의 소비항진 ● 「水」(투명액체)가 몸을 순환하는 방향이 역행성, 또는 순환하지 않고 울체되어 있는 상태
氣鬱	**瘀血**	
● 「氣」가 몸을 순환하지 않고, 울체된 상태 예 : 몸에 뭔가(= 「氣」)가 걸린듯한 느낌으로 인두 위화감, 연하장애 등의 상태	● 「血」(적색액체)이 몸을 순환하지 않고, 울체된 상태(순환장애) 예 : 명확한 출혈을 동반하지 않은 타박이나 치질, 하지 정맥류 등의 상태	–
氣逆		
● 「氣」가 몸을 순환하지 않고, 역방향으로 흐르는 상태 예 : Hot flush, 상기 등 증기가 아래에서 위로 올라가는 듯 「氣」가 머리에서 오르고, 얼굴이 붉어져 달아오르며, 어지러움이나 동계 등을 동반하나, 하반신은 냉한 상태	–	–

■ 혈허(血虛)

- 소모성질환에 의한 빈혈, 주술기 출혈에 동반하는 빈혈이나 화학요법, 방사선요법의 부작용에 동반되는 골수억제나 영양불량에 동반된 빈혈 등 안색이 나쁜 상태나 기립성 어지러움, 쉬이 피로함 등의 증상을 「혈허(血虛)」라고 한다. 혈허란 혈액이 부족해진 것, 결국 빈혈 및 저영양을 의미한다. 화학요법에 의한 탈모나 피부에 윤기가 없어진 것, 사지말단의 피부장애, 손톱장애도 포함한다.
- 일반적 빈혈증상인 「쉬이 피로함, 어지러움, 이명, 두통, 두근거림, 숨참, 안면 창백 등」은 모두 「혈허」인가? 「쉬이 피로함」은 기허로 다뤄지는 경우도 있다. 「어지러움, 이명, 두통, 숨참」은 수독증상, 「두근거림」을 기역으로 생각하면 유일하게 「안면창백」만이 혈허에 해당한다. 이러한 점에서 서양의학적 진단을 그대로 한방의학에 의한 진단으로 치환하는 것은 불가능하다는 것을 알 수 있다.

■ 어혈(瘀血)

- 수술 후 혈종형성, 타박에 의한 내출혈, 하지정맥류, 모세혈관확장 등의 혈류이상을 「어혈(瘀血)」이라고 한다. 혈액의 흐름에 장애가 생기면 혈액으로서의 역할을 충분히 담당할 수 없게 되고, 국소의 염증을 일으키는 등 유해사고의 원인이 된다.
- 임상적으로 가장 어혈(瘀血)이 나타나는 대표적인 경우가 「혈도증(血道症)」이다. 「혈도증」이란 「월경, 임신, 출산, 산후, 갱년기 등 여성 호르몬의 변동에 동반하여 나타나는 정신불안이나 초조함 등의 정신신경증상 및 신체증상」이다[5].
- 어혈 진단에 사용하는 진단기준[6]이 있으므로 참조하길 바란다.

■ 수독(水毒)

- 사지 · 체간의 부종이나 흉수, 복수 등 3rd space에 수분이 저류되어 있는 경우 「수독(水毒)」이라고 한다. 수독이란 「혈액 이외의 체액이 원래 있어야 할 곳에 과잉으로 존재하거나, 본래 없어야 하는 장소에 존재하는 병태」를 말한다.
- 이 외에도 수독에 관련된 증상으로 배뇨장애, 타액 · 누액 · 콧물 · 발한 등이 있으며, 자각증상으로는 부유감, 두중감, 목 마름, 강직, 설사, 동계, 이명, 복명(腹鳴), 몸이 무거움 등이 있다.

4 한방 처방

한방 처방은 몇 가지 생약을 정해진 비율로 조합한 것이다. 여기에서는 「기혈수(氣血水)」

로 나누어 설명을 진행하고, 중요한 생약인 인삼, 시호, 황련, 지황, 천궁, 복령에 대하여 약리학적 설명을 시행한다.

■ 기허(氣虛)

기허(氣虛)로 진단된 경우, 보기제(補氣劑)로 분류되는 한방약을 사용한다(표 4-1). 보기제란 말 그대로「기」를 보하는 처방이다. 보기제에 배합되어 있는 생약의 대표가 인삼이다.

인삼은 어종인삼('오타네인삼')의 뿌리를 사용한다. 주성분으로 ginsenoside Rg 0.10% 이상 및 ginsenoside Rb1 0.20% 이상을 함유하고 있어야 한다[7]. 건위소화제, 지사정장제, 진통진경제, 혈압저하, 호흡촉진, 실험적 고혈당 개선, 인슐린 증강작용, 적혈구수 및 헤모글로빈양 증가, 뇌파 초기유발전위 출현을 촉진, 소화관 운동항진, 스트레스에 대한 부신피질기능강화 등의 작용을 보인다[7].

대표적인 보기제로 사군자탕, 육군자탕, 보중익기탕이 있다(p.130 참조).

사군자탕은 별명인 보기탕으로도 불린다. 인삼 · 감초 · 생강 · 백출 · 복령 · 대추라는 생약으로 구성된다. 생강과 대추는 과거, 항상 가정에서 식용으로 쓰던 것이기 때문에 이 2생약을 뺀 4생약을 가리켜 사군자탕으로 불러왔다. 사용목표는 위장이 허약하며 체력 · 기력이 쇠약한 것, 전신권태감, 식욕부진, 마르고 안색이 나쁜 것, 마음 불쾌감, 오심 · 구토, 복명(腹鳴), 설사 등이다.

육군자탕은 사군자탕에 반하, 진피를 가한 것이다. 사용목표는 식욕부진, 식후 위 불편감, 위부 불쾌감, 위장허약으로 냉증, 전신권태감, 트림, 구토 등이다.

보중익기탕은 의약(醫藥)의 왕(王)이라는 의미에서 의왕탕(醫王湯)이라는 별명이 있다. 사용목표는 기력, 체력이 쇠약하며, 권태감이 강하고, 쉬이 피로한 사람이다. 식후 졸림, 도한 등을 동반하는 경우도 있다.

■ 기울(氣鬱)

기울(氣鬱)이라고 진단된 경우, 기를 순환시키는 지실, 향부자, 시호, 목향 등의 생약을 배합한 한방약을 사용한다[7].

시호는 정신신경용약, 소염배농약, 치질용약으로 보이는 처방 및 그 외 처방에 배합되어 있다. 주성분은 사포닌(saikosaponin a~f 등), phytosterol류, adonitol 등이다[6]. 중추억제작용, 항염증작용, 항궤양작용, 간장애 개선작용, 지질대사 개선작용, 항신염작용, 항종양작용 등이 있다.

시호를 포함한 한방약으로 소시호탕, 시호계지탕, 시호계지건강탕, 시호가용골모려탕, 억간산 등이 있다.

또한 시호제(柴胡劑)라는 분류가 있는데, 시호와 황금을 함유한 한방약을 말한다. 시호제 중에서 소시호탕은 다른 한방약과 합방(2종류의 한방약을 합친 것)하면, 시령탕 = 소시호탕 + 오령산, 시박탕 = 소시호탕 + 반하후박탕, 시호계지탕 = 소시호탕 + 계지탕, 시호가용골모려탕 = 소시호탕 + 계지가용골모려탕, 시함탕 = 소시호탕 + 소함흉탕 등이 된다.

■ 기역(氣逆)

기역(氣逆)으로 진단된 경우, 정신적 흥분이나 염증상태를 억누르는 한방약을 사용한다. 상기되면 얼굴이 붉어지는 것을 단서로, 황련이라는 생약이 배합된 한방약을 선택한다.

황련의 주성분은 알칼로이드인 베르베린(berberine)이며, 소량의 palmatine, 그리고 미량의 jateorrhizine, coptisine, woreninen, magnoflorine 등을 포함하고 있다. 항궤양작용, 위점막 보호작용, 간기능장애 개선작용, 항염증작용, 항균작용, 음압 · 혈관이완작용, 중추억제작용 등이 있다[6].

황련이 배합된 것으로는 황련해독탕, 반하사심탕, 황련탕, 삼황사심탕, 온청음, 형개연교탕, 시호청간탕, 시함탕, 청상방풍탕, 죽여온담탕, 여신산 등이 있다. CPT-11에 의한 지연성 설사에 대처할 수 있는 바이칼린(baicalin)을 함유한 생약은 황금이기 때문에 황련, 황금, 황백, 대황이라는「황(黃)」이라는 문자를 포함한 생약은 혼동하지 않도록 주의해야 한다.

황련해독탕은 기역에 사용하는 대표적인 처방이다. 황련해독탕의 사용목표는 출혈 중 비교적 빈혈을 보이지 않는 토혈, 하혈, 뇌출혈, 고혈압, 심계항진, 노이로제, 피부소양증, 위염이다. 진통제에 의한 소화관 궤양에 대한 예방[마우스 인도메타신(indomethacin) 유도 소장 궤양에 대한 궤양억제작용]에 사용되기 때문에 구내염에 대해서도 효과가 있다. 또한, 숙취 예방에 사용되는 관련 처방으로 온청음 = 황련해독탕 + 사물탕이 있다.

■ 혈허(血虛)

혈허(血虛)로 진단된 경우, 사물탕 관련 한방약을 사용한다. 임상적으로는 사물탕을 단독으로 사용하는 경우는 적고, 사물탕에 사군자탕과 황기, 계피를 가한 십전대보탕이나 인삼양영탕을 사용하는 경우가 많다. 이러한 한방약에 포함되는 생약으로는 지황이 있다.

생지황에는 카탈폴(catalpol), 이리도이드(iridoid) 배당체가 존재하나, 건지황, 숙지황에는 이러한 성분의 함유량이 현저히 낮다. 대신, 세레브로시드(cerebroside), acetoside가 생성되어 있으며, 단당 · 올리고당의 증가, 신규 이리도이드(iridoid) 배당체가 존재한다. 약리작용으로는 혈당강하작용, 항혈관내 응고작용, 악하선 트립신양 프로테아제 활성상승작용, 지연성 완화 사하작용 및 이뇨작용, 면역억제작용, 적출 몰모트 심방기능억제, 피부혈류증가 등이 있다[6].

암 치료에 사용되는 처방 중, 지황을 함유한 십전대보탕과 인삼양영탕에 대해 정리해 보자.

십전대보탕은 기허와 혈허 양쪽이 모두 존재하는 기혈허(氣血虛)가 있는 경우에 선택한다. 사용목표는 체중감소, 피부건조 등 육체적 쇠약을 동반하는 것이며, 암 화학요법 중인 환자에서 자주 나타나는 병상(病狀)과 일치한다. 설사 경향이 있을 경우에는 십전대보탕 투여에 주의가 필요하다.

인삼양영탕도 기허와 혈허가 있을 경우에 선택한다. 사용목표는 건망, 잠이 얕음, 동계 등의 증상이나 숨참, 기침, 객담 등의 호흡기 증상에 한기, 사지냉증 등이 동반된 경우이다.

■ 어혈(瘀血)

어혈이라고 진단된 경우, 구어혈제(驅瘀血劑)를 사용한다. 수술 후 혈종이나 타박에는 치타박일방, 계지복령환을 사용한다. 복부소견에서 어혈로 진단되는 변비증상에는 도핵승기탕, 대황목단피탕, 통도산을 사용한다. 혈도증에는 당귀작약산, 가미소요산, 계지복령환, 온경탕, 궁귀교애탕 등을 사용한다.

어혈에 사용하는 생약으로 천궁이 있다. 천궁과 당귀는 모두 미나리과로 화학적으로도 유사하다. 천궁은 허혈성 말초순환장애를 개선하는 것에 비해, 당귀는 빈혈상태의 개선, 영양상태의 개선 목적으로 각각 어혈과 혈허와 관계가 있다. 천궁의 주성분은 크니딜라이드(cnidilide), 네오크니딜라이드(neocnidilide), 리구스틸라이드(ligustilide), 센큐노라이드(senkyunolide), 부틸프탈라이드(butylphthalide), 부틸리덴프탈라이드(butylidenephthalide), 센큐노라이드(senkyunolide) B~J 등 프탈라이드(phtalide)류, 프레그네놀론(pregnenolone), 바닐린(vanillin), 코니페릴(coniferyl), 페룰산(ferulic acid) 등을 함유한다[6]. 중추억제작용, 신경세포 보호작용, 말초혈관확장작용, 진경작용, 항염증작용, 면역부활작용, 자궁운동 조절작용, 방사선 장애 방어효과 등이 있다.

천궁을 함유한 한방약은 당귀작약산, 십전대보탕, 방풍통성산, 오적산 등이다.

어혈에 사용하는 한방약으로는 당귀작약산, 가미소요산, 계지복령환이 있다.

■ 수독(水毒)

수독(水毒)이라고 진단된 경우, 보제(사군자탕, 육군자탕, 보중익기탕, 십전대보탕, 인삼양영탕)나 오령산 등의 한방약을 사용한다. 여기에는 복령, 택사, 저령 등 이수제(利水劑)로 불리는 생약이 함유되어 있다. 이수(利水)란 단순한 이뇨가 아니라, 수분 밸런스를 조절하는 것을 의미한다.

복령은 적송이나 흑송의 나무를 벌채하여 3~5년 경과한 절주 부근에서 지하 깊이 15~30cm 뿌리에 부착된 말굽버섯과 송정의 균주이다. 성분은 다당(pachyman), 사환성트리텔펜산(eburicoic acid, pachymic acid, dehydropachymic acid 등), 그 외 에르고스테롤(ergosterol), 무기염류, 배양균체 중에 글루칸(glucan)을 함유하고 있다. 이뇨작용, 위궤양 발생예방, 요단백 배설억제, 난소조직 중 프로게스테론량(progesterone) 증가, 접촉성 피부염 억제, 혈당상승 후 하강작용, 항종양효과, 위부 미주신경활성 항진, 카라기닌(carrageenin) 유발 부종 억제 등의 작용을 가지고 있다.

이뇨제, 요로질환용약, 정신신경용약, 진훈제, 진통제, 건위소화제, 지사정장제, 진토제, 보건강장제에 해당하는 처방 및 그 외 처방에 고빈도로 배합된다.

오령산을 암 진료에 사용할 경우에는 부종이나 흉복수에 대한 이뇨제 투여 대신에 투여하거나, 병용사용도 가능하다. 작용기전으로는 오령산이 세포막 물 투과성을 조절하는 아쿠아포린(aquaporin, AQP)에 작용하여 부종을 조절하는 것으로 알려져 있다. 오령산에 함유되어 있는 창출이 AQP4에 작용하여 세포막 물 투과성을 억제하고, 조직에 부종이 일어나는 것을 억제한다. 이 AQP4는 뇌, 폐, 소화관, 골격근에 존재하기 때문에 임상적으로는 뇌부종, 두개내 혈종 치료에도 응용된다.

한방전문의가 가까이 있는 환경에서 암 치료를 시행할 수 있는 의료종사자는 적다. 또한, 한방의학 전문용어를 이해할 수 있는 의료종사자도 적다. 얼마나 효율성 있게 한방의학을 암 치료에 활용한 것인가를 염두해 두고, 가능한 암 치료 현장에서 꼭 필요한 것만을 정리했다. 앞으로 한방의학을 전문적으로 공부할 것을 희망하는 의료종사자는 부디 기존 서적을 참고해 주길 바란다.

(이마즈 요시히로)

참고문헌

1) 日本東洋医学会学術教育委員会 編集：入門漢方医学．南江堂，東京，2002.
2) 日本東洋医学会学術教育委員会：専門医のための漢方医学テキスト．南江堂，東京，2010.
3) 山田和男，ほか：実践 漢方医学．星和書店，東京，1997.
4) 日本東洋医学会学術教育委員会 編集：学生のための漢方医学テキスト．南江堂，東京，2007.
5) 厚生労働省医薬食品局審査管理課長：一般用漢方製剤承認基準（薬食審査発0930001号）．平成20年9月30日.
6) 寺沢捷年，ほか：瘀血の診断基準．日本東洋医学会雑誌．34: 1-17，1983.
7) 第十六回改正日本薬局方

5 서양약 × 한방약. 암 약물요법의 약리적 관리

암 치료팀이나 완화케어팀 등에 참여하는 암 전문약사 · 완화약물요법 인정약사는 일상에서 복약지도 시행을 기본으로, 최신 약물치료에 대한 근거 제공, 약물상호작용을 고려한 구체적 처방설계, 적용된 약물요법의 효과 및 부작용 관리, 말기 quality of life(QOL) 향상을 위한 약물요법 치료 지원 등, 약물요법의 한 축을 담당하며 광범위한 지원을 하게 된다. 본 항에서는 특히 약사의 담당 분야인 암 치료 전반에 빈번하게 처방되는 한방약에 대한 복약지도, 처방 감독 시의 유의사항에 대해 해설한다.

1 한방약 엑기스제의 응용

한방엑기스 제제는 다성분계 약제이며, 대개 여러 가지 증상에 대응할 수 있다는 이점이 있다. 하지만 상호작용을 예측 또는 조기발견하기 어렵기 때문에 수많은 역학적 연구 · 과학적 연구에 기반한 근거 확립이 요구되고 있다. 한편, 차차 개발될 암 치료에 사용될 신약은 그 자체의 약리작용이나 작용기전을 충분히 파악함과 동시에, 한방엑기스 제제와의 상호작용이나 부작용 발현 빈도에 대해서도 검토할 필요가 있다. 의료용 한방제제가 보험 수록된 1976년 이후, 임상에서의 유용성은 세월을 거듭하며 확인되고 있고, 많은 의료기관에서 사용되고 있다. 표 5-1에서 볼 수 있듯이 몇 가지 한방약은 암 환자의 증상완화, 치료지원 약물요법으로서 이미 많은 시설에서 임상 응용되고 있다. 한방약은 보완대체의료(CAM)와 함께, 면역기능이 파괴 또는 혼란해진 암 환자가 원래로 돌아가려는 항상성을 회복시킬 수 있는 치료법으로 생각되고 있다.

2 한방약과 서양약의 병용

근래의 암 치료는 암에 동반된 다양한 증상을 동시에 감안하여 치료에 임하는 것을 당연시한다. 이러한 것에 적극적으로 대처하는 것은 암 치료 그 자체의 계속성에 큰 영향을 주

표 5-1 암 치료에 잘 사용되는 한방약

증상	한방 처방	비고
전신권태감	십전대보탕	면역력 강화, QOL 개선
	보중익기탕	식욕부진, 수술 후 체력개선이 필요한 경우
구역 · 구토	육군자탕	암 수술 후 소화기 증상(소화관 운동조절)
변비 · 장폐색	대건중탕	암 수술 후 소화기 증상(소화관 운동조절)
재발 · 전이	십전대보탕	재발 · 전이의 억제(예후개선)
식욕부진	육군자탕	화학요법 중 구역 · 구토 개선
골수억제	십전대보탕	화학요법 · 방사선치료 부작용 경감
신독성 경감	십전대보탕	화학요법 시 신독성 경감(cisplatin)
밀초신경장애	우차신기환	화학요법 시 신경병증성 동통(paclitaxel 등)
설사	반하사심탕	화학요법 중 설사(주로 irinotecan)
딸꾹질	오수유탕	화학요법 중 딸꾹질

표 5-2 한방약과 서양약의 상호작용 사례

한방약	서양약	상호작용
소시호탕	인터페론(interferon) 제제	간질성 폐렴
	디곡신(digoxin)	디곡신 흡수 촉진
감초함유 한방약	글리시리진(glycyrrhizin) 제제	가성 알도스테론혈증 발생
소청룡탕	아스트피린(asthphyllin)	꽃가루 알레르기 환자의 기침이 멈추지 않음
대건중탕	아카르보스(acarbose)	장폐색 유사증상 야기
사역산	니카르디핀(nicardipine)	약물대사 효소 억제
대시호탕	니페디핀(nifedipin)	약물대사 효소 억제
안중산	뉴키놀론(new quinolone)계 항생제	흡수저해
시박탕	테오필린(theophylline)	혈중농도증가

기 때문에 약물요법 시 동서양을 구별해서는 안 된다. 본래, 한방약은 의사가 처방할 때, 「증(證)」을 찾는, 이른바 수증치료(隨證治療)에 기초하여 처방함으로써 「오치(誤治)」를 피하여, 환자가 불이익에 노출되지 않도록 배려해야 하나, 엑기스제가 보급된 지금, 예를 들어 모르핀을 사용하던 중 발생한 「변비」에 대건중탕, 탁신(taxine)계 항암제 사용 시의 「저림」에 우차신기환처럼, 서양의학적 발상으로 처방하는 케이스가 많아진 것이 현실이다. 따라서 한방약과 서양약 양쪽의 장 · 단점을 충분히 파악한 후에 치료를 해야만 한다. 하지만 한방약과 서양약 병용요법에 대한, 특히 상호작용에 관한 정보는 아직 적고, 미지의 부분이 많은 것도 현실이다. 이하에 현재까지 보고되어 있는 약물상호작용의 일부를 적어보았다(표 5-2).

약물상호작용이란 복수의 약물을 투여한 결과 일어나는, 단독 투여에서는 관찰되지 않는 약리작용의 증강, 감약이라고 할 수 있다. 한방약, 서양약에 관계없이 약물상호작용은 약력학적 상호작용과 약물동태론적 상호작용으로 분류되나, 최근에는 약물동태론적 상호작용, 특히 약물대사효소에 관한 연구가 성행하고 있다. 이러한 정보는 앞으로 다양한 요인과의 상호관계가 밝혀져 보다 증가할 것으로 예상되는데, 약사는 이러한 정보를 숙지하고 적절히 평가하여 환자 및 의료팀에 제공해줘야 한다.

3 복약지도와 adherence

필자는 병동 담당 약사로서 병동에서 복약지도를 담당하고 있는데, 환자로부터「이 약을 얼마나 복용하면 좋아집니까?」와 같은 질문을 자주 받는다. 한방약은 서양약의 보조요법으로, 또는 단독으로 임상에서 응용되고 있으나, 항상 몇 주 또는 몇 개월간 복용하지 않으면 효과를 볼 수 없다고 생각하는 환자가 많은 것 같다. 하지만 질환, 발병 시기 및 개인차 등에 따라 효과 발현방법에는 차이가 있기 때문에, 약효를 평가하여 일정기간으로 한정짓는 것은 어렵다. 예를 들어, 두통의 경우, 복용하면 바로 효과가 나타나는 경우도 있으나, 만성 난치성 질환에서는 장기적 복용 이후에야 효과가 나타나기도 한다. 임상현장에서는 이러한 것을 근거로 복약지도에 임해야 한다. 그렇다고 해서 막연하게 장기적으로 처방하는 것은 넌센스이며, 복용해도 일단 효과나 개선이 없다면, 서양약처럼 처방량이나 처방 그 자체를 의사와 공동으로 재검토할 필요가 있다.

또한 복약상황을 확인할 때, 환자가「식전 지시 한방약을 복용하는 것을 깜박 잊었는데, 식후에 복용하면 안되나요?」라고 질문하는 경우가 있다. 이 질문에 대한 대답은 매우 어렵다. 왜냐하면 의사는 한방약을 식간이나 식전으로 지시하여 처방하는 경우가 많은데, 여기에는 명확한 근거가 있기 때문이다. 본래 한방약은 흡수율이나 식사의 영향을 고려한다면 고서에「공복에 복용」하는 것으로 적혀있는 것처럼, 공복 시 또는 식전에 복용하는 것이 바람직하다. 한방약의 구성성분을 통해 생각해보면, 한방약 중 주요 생약성분 중 하나로 배당체라는 것이 있다. 배당체는 유효성분인 아글리콘(aglycone)과 거기에 부착된 당부분으로 구성되나, 이 배당체는 수용성이다 보니, 지질막을 투과하는 장관에서의 흡수는 매우 적다. 결국, 그 자체로는 흡수되기 어려운 prodrug이다. 경구 투여된 배당체는 하부소화관에 도달한 후, 장내세균에 의해 가수분해되고, 소화관에서 흡수가 쉬운 아글리콘으로 변환된다. 따라서 장내세균총에 변동을 주는 항균제를 복용 중인 환자나 하부소화관 질환 수술 등을 받은 환자에서는 이 아글리콘으로의 전환이 저해되어, 효과를 그다지 기대할 수 없게 된다는 것도 생각해야만 한다. 또한, 알칼로이드류의 효과를 주요 효과로 사용하는 한방약의 경우, 소화관 내 pH가 효과발현에 크게 영향을 주는 것으로 생각된다. 특히 마황제나 부자제

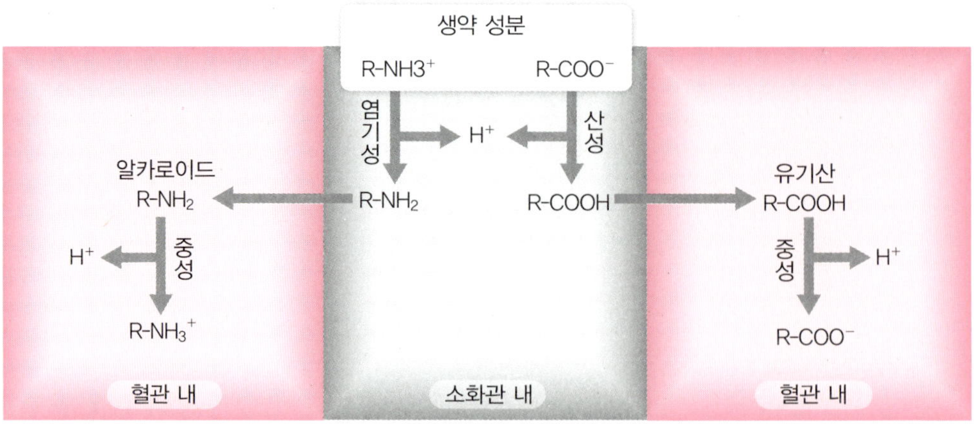

그림 5-1 소화관 내 pH와 흡수에의 영향

알칼로이드 등의 흡수는 소화관 내 pH에 의존적이다. 염기성분은 pH가 낮으면 이온화되어 흡수되기 어렵다. pH가 높은 경우에는 지용성이 높아져 흡수가 용이해진다. (문헌 1)에서 일부 개정)

의 경우, 제산제(H2 수용체 길항제나 프로톤 펌프 저해제 등)와의 병용은 반드시 체크해야만 한다(그림 5-1). 임상에서는 상기한 사항에 주의하며 모니터를 시행하고, 복약지도에 임하는 한편, 식전에 구애받아 환자에게 필요한 한방약의 은혜를 받지 못하게 하는 것 보다는 오히려 환자의 스타일에 맞춰 복약시간을 식후로 하거나, 소량 분복, 얼음 등으로 얼리거나(p. 155), 끓는 물에 용해시킨 후에 복용시키는 등, 복약 compliance 향상을 도모하는 것이 중요하다고 생각한다[1].

4 효과적인 한방약 사용

한방엑기스제는 다성분계 약제이며, 각 유효성분의 함량이 많고 적음과는 상관없이 그 성분들이 상호 작용하여 약효가 드러나며, 생체의 미묘한 상황을 조정하여 그 효과가 발현되는 것이라고 생각된다. 하지만 한방엑기스제도 그 구성요소를 더듬어보면 화학물질의 복합체이며, 흡수, 분포, 대사의 배설 과정을 거치고, 이 과정 중에서 약효를 발휘할 뿐 아니라 상호작용이나 부작용도 일어난다. 이것을 정확하게 평가해 한방엑기스 제제의 적정 사용을 추진하는 것이 임상 약사의 사명이다. 그 때문에 한방엑기스제에 관한 부작용이나 상호작용을 예측하는 약제역학 등을 필두로 하는 방법론이나 사고방식을 조속히 확립할 필요가 있다. 한편, 동시에 이미 서술된 근거를 기본으로 환자에게 복약지도, 복약 카운슬링을 시행하고, adherence 확보와 부작용 등을 환자에게 이해시켜, 유효성과 안전성 확보에 전력을 다해야 한다[2].

5 암 치료 및 암에 의한 통증 대책(표 5-3)

암 환자의 대부분은 암 자체에 의한 통증 외, oxaliplatin, vinca alkaloid 등에 의한 말초 신경장애에 동반하는 저림으로 대표되는 암 치료에 의한 동통에도 들볶임을 당하고 있다. 오피오이드 이외의 약제로, 암성 동통 또는 암 치료에 동반되는 동통에 효과적인 한방엑기스제로는 부자를 함유한 우차신기환(그림 5-2), 진무탕, 팔미지황환, 가공 부자말 등이 있다. 또한, 복수 · 흉수의 저류, 전신 부종 등에 의해 전해질 밸런스가 무너진 환자에게 쉽게 일어나는 비복근 경련(하지근육통)이나 경도 동통의 개선에 작약감초탕을 사용하여 주효한 증례 및 복부 산통에 돈용(頓用)하여 산통이 경감된 자험례도 있으므로 응용하면 좋을

표 5-3 통증에 대한 한방약

증상	처방명
신경통	갈근탕, 계지가출부탕, 소경활혈탕, 오적산, 마행감석탕
하지동통	우차신기환, 소경활혈탕, 오적산, 마행쌍감탕(麻杏雙甘湯), 가공 부자
근육통	의이인탕, 소경활혈탕, 마행감석탕
경련성 동통	작약감초탕
복통 · 위통	육군자탕, 계지가작약탕, 대건중탕 등
두통	오적산, 오수유탕, 반하백출천마탕, 당귀사역가오수유생강탕, 조등산 등
구어혈제	당귀작약산, 가미소요산, 온경탕

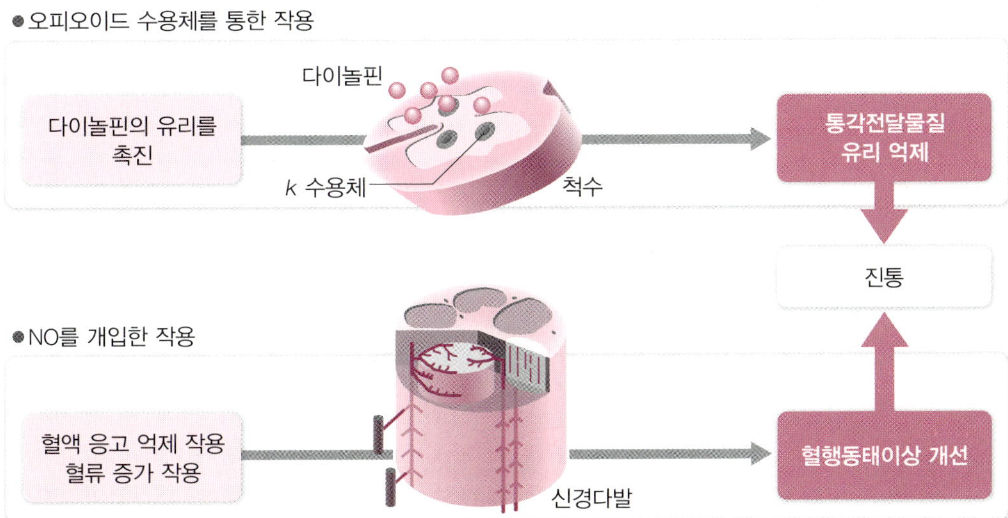

그림 5-2 우차신기환의 "저림" 및 "진통개선" 작용기전 (문헌 3)에서 발췌

것 같다. 또한 파클리탁셀(paclitaxel) 같이 말초신경병증을 일으키는 화학요법제에 의한 손발 저림에는 종종 동일부위에 냉감이 동반되는 경우가 많고, 먼저 서술한 부자말을 함유한 우차신기환, 진무탕 등이 응용된다[4].

암성 동통을 다룰 때, 경도의 암성 동통이라고 생각하여, 막연하게 동통경감이 되지 않는데도 한방약을 계속 사용하는 것은 피해야 한다.

6 배변 · 설사대책(표 5-4)

화학요법 시행 중인 환자에서도, 암 동통 치료환자에서도 종종 볼 수 있는 것이 배변장애

표 5-4 일반적 변비 대책 약제 프로파일

목적	분류	일반명	주요 상품명	용법 · 용량
경도 조절	염류 하제	산화 마그네슘	Kama Maglax®	1~3g(2~3회) 2~6정(2~3회)
		수산화 마그네슘	Milmag®	3~6정(2~3회)
	팽창성 하제	카르메로스 나트륨 (carmellose sodium)	Bulkose®	1.5~6g(2~3회)
	당류 하제	락툴로오스(lactulose)	Monilac® Caloryl® jelly	10~60mL(2~3회)
대장 연동자극	대장자극성 하제	센나 엑기스	Alosenn®	1~3g(2~3회)
		세노사이드	Pursennid®	1~4정 (수면 전/기상 시와 수면 전)
		대황末	대황末	0.3~0.5g/회
		피코황산나트륨 (sodium picosulfate hydrate)	Laxoberon® Picoben (5방울 = 1정)	5~30방울/2~6정 (1일 2~3회)
배변자극	대장자극성 하제	비사코딜(bisacodyl)	Teleminsoft®	1일 1~2회(頓用)
	복합제	탄산수소 나트륨 · 무수인산이수소나트륨	new Lecicar-bon®	1일 1~2회(頓用)
소화관 전체 연동자극	세로토닌 수용체 자극	모사프라이드(mosapride)	Gasmotin®	3~6정(1일 2~4회)
	PGE1 유도체	미소프로스톨(misoprostol)	Cytotec®	4정(1일 4회)
어떻게 해도 나오지 않을 경우	염류 하제	구연산 마그네슘	Magcorol®	50g(頓用)
	소장자극성 하제	피마자유	피마자유	1회 15~60mL(頓用)

한방약 하제를 사용할 경우, 대황탕으로 대표되는 대황을 함유한 처방을 많이 사용하게 되므로, 자극계 하제와의 병용에는 주의가 필요하다.

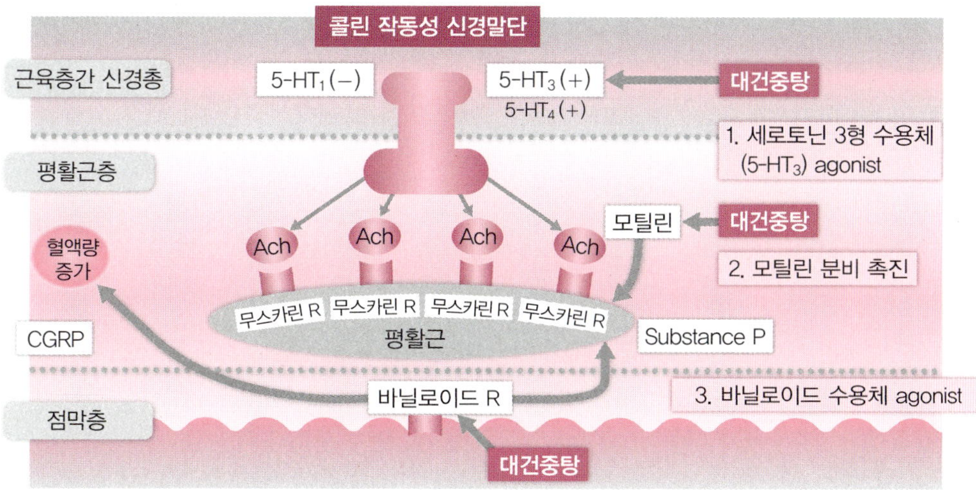

그림 5-3 대건중탕 소화관 운동항진 작용의 메커니즘

콜린 작용성 신경말단에서 $5\text{-}HT_3$ 항진, 평활근층에서의 모틸린 분비촉진 작용을 일으켜 평활근 수축촉진, 또는 바닐로이드 수용체에 길항작용을 일으켜 장관연동을 촉진한다. (문헌 5~7)에서 작성

또는 설사증상이다. 화학요법, 오피오이드계 진통제에 의한 장관연동운동억제에 의한 변비는 종종 그 대책을 마련하느라 고심하는 경우가 있다. 일반적으로는 산화 마그네슘이나 소듐피코설페이트(sodium picosulfate)가 이용되나, 콜린 작동성 신경말단에서의 $5\text{-}HT_3$ 항진, 평활근에서의 모틸린(motilin) 분비촉진작용에 의한 평활근 수축촉진, 또한 바닐로이드 수용체(vanilloid receptor)에 길항작용을 보여 장관연동 항진을 도모하는 작용을 가지는 대건중탕(그림 5-3)이 유착성 · 단순성 · 마비성 장폐색, 변비 등에 많은 시설에서 이용되고 있다. 한편, 화학요법제 이리노테칸(irinotecan)에 의한 설사증상에 대해서 반하사심탕을 루틴으로 투여하는 시설도 있다. 이리노테칸에 의한 설사 개선은 처방에 함유되어 있는 우고닌(wogonin), 바이칼린(baicalin), 글리시리진 등이 장관 내의 β-글루쿠로니다아제(beta-glucuronidase)를 억제하여 이리노테칸 대사체 SN-38 글루쿠로나이드(glucuronide)를 재분해하여 장간순환을 억제하는 것에 의하나, 허증일 경우에는 그다지 효과를 기대할 수 없기도 하다. 이런 경우에는 인삼탕이 좋다고 생각한다.

■ 구역 · 구토 · 식욕부진 · 전신권태감

암 치료 도중 발생하는 증상 중 가장 환자를 힘들게 하는 증상은 구역 · 구토라는 것은 이미 알려진 사실이나, 근래 NK_1 수용체 길항제, $5\text{-}HT_3$ 수용체의 long acitive 약제가 개발되었고, 효과가 좋은 편이다. 하지만 위장기능이 만성적으로 약화되어 있을 경우에는 흉협고만(胸脇苦滿) 외에 종격 근방에 막힌 것 같은 느낌을 받는 경우가 많고, 이런 경우에는 육군자탕이 좋다. 육군자탕은 위내압을 내리며, 위 기저부를 확장시키나, 위 전정부에는 작용하지 않기 때문에 위내용물의 역류를 억누르는 작용이 있다. 한편, 타케다 등[8]은 육군자탕이 5-HT_2 수용체 길항작용을 통해 아실 그렐린(acyl ghrelin) 분비를 증가시켜, cisplatin에 의한 식욕부진을 개선한다고 보고하고 있다. 따라서 단순한 식욕부진 외에도 화학요법에 의한 식욕부진에도 응용할 수 있다고 생각된다.

또한 그 외, 복령음, 반하후박탕, 이진탕, 사군자탕 등을 사용하는 경우도 있다.

식욕부진에 대해서는 기허를 목표로 보중익기탕을 사용하는 경우가 많다. 암에 의한 전신권태감에도 응용할 수 있다.

■ 구갈 · 구내염

방사선요법에 의한 구내염이나 오피오이드 진통제, 말초신경병증 등에 사용되는 삼환계 항우울제 등에 의한 목마름 등은 대책 마련이 어려운 증상이다. 구내염에 대한 대책으로는 반하사심탕, 황련해독탕이나 인진오령산 등을 치약처럼 도포하는 방법 또는 가글하는 방법이 응용되고 있으나, 격심한 동통인 경우에는 비스테로이드성 항염증약(NSAIDs)이나 리도카인(키시로카인) 함유 가글제(원내제제 등)를 병용해야만 한다. 방사선요법이나 화학요법에 의한 증상은 기허 · 혈허(화학요법 후의 구역 · 구토는 먼저 서술한 것과 같이 기허이며, 백혈구 감소, 적혈구 감소, 혈소판 감소 등 골수억제는 혈허로 생각된다)에 빠지는 케이스가 많기 때문에 십전대보탕(사전 투여)이 유효한 경우도 많다. 한편, 구강건조에 동반한 목마름에는 백호가인삼탕이 많이 처방된다. 목마름은 대화장애를 일으키는 것 외, 구내염의 정상화에 방해가 되며, 식욕부진, 미각장애, 설염, 구강 내 칸디다 발생 등의 계기가 되기 때문에 조기 대책이 필요한 증상이다.

■ 딸꾹질

화학요법 중이거나 동통 치료를 할 때, 자주 나타나는 번거로운 증상이나, 일반 민간요법, OTC 등으로는 시체탕이 응용되고 있다. 시체탕 유사 처방도 응용되는데, 한방엑기스제 중에서 오수유탕을 사용하여, 끓는 물에 녹여 복용시키기도 한다. 첫날은 9포/일(1포 = 2.5g)로 약간 많이 쓰며, 그렇기 때문에 맛이 심하게 쓰다. 이 외 작약감초탕을 돈용(頓用)으로 복용시키는 경우도 있다. 모두 다 근육의 긴장을 완화하여 딸꾹질의 연속성을 끊는 처방이며, 유용성이 높다. 스테로이드 대량 투여, 도세탁셀(docetaxcel) 투여 시 등에 준비해 두는 것이 좋다.

■ 불면 · 섬망

대부분의 암 환자가 우울 경향 또는 우울증상을 나타내는 경우가 있어, psycho-oncologist가 개입하게 된다. 한방엑기스제를 사용할 때는 산조인탕, 반하후박탕, 억간산 등이 응용된다.

지금까지 서술한 것처럼 한방약을 사용할 때는 환자의 치료상황을 충분히 파악하는 것 외에 충분한 신체상황 파악이 필요하다. 약사는 약학 전문성을 살려 ① 질 높은 의약품 정보 수집과 제공, ② 증상완화에 대해 원내 특수제제로의 기안대응, ③ 진통제 투여계획 기안과 약학적 견지에서의 진통평가나 복약지도, 약물치료 모니터링, ④ 환자정보의 약학적 견지에서의 피드백, ⑤ 의약품 적정사용 준수를 위한 교육 등을 담당해야 한다[9]. 이것은 팀 의료를 실천함에 있어, 암 치료에 참가하는 약사 개개인에게 요구되는 지식 및 기술이다. 복잡한 치료 regimen에 기초한 화학요법을 시행하면서, 동통완화 의료측면에서 모르핀, 옥시코돈, 펜타닐 같은 의료용 마약을 사용한 병용 약물요법을 시행할 경우, 적정 용량 사용만을 사용하고 있다 하더라도, 충분한 리스크 매니지먼트(risk management)가 필요하다. 하지만 개개인에 따라 다른 환자 자신의 매우 주관적 고통을 제거하기 위해, 각각 단제인 서양의약품만으로 대응하다보면, poly-pharmacy가 초래된다. 이런 점에서도 한방엑기스제는, 근래 더욱 더 그 필요성이 대두되는 약학적 견지에서의 개별화 의료 실천 측면에서 보다 꼼꼼하게 살펴 접근할 필요가 있다고 생각되는 중요한 약제이다.

한편, 본고에서는 그다지 다루지 않았으나, 후생노동성의 「일본 내 암 대체요법에 관한 연구 」[9]에서는 암 환자의 CAM 이용률을 45%로 산정하고 있으며, 암 치유를 기대하면서, 균사체 등의 건강기능식품을 섭취하고 있다고 보고하였다. 이미 언급하였듯이 인터넷의 보급이나 통신판매망의 확립 등에 의해, 이러한 CAM 입수가 용이해진 것뿐 아니라, 교묘한 광고 등에 의해 유해작용이 있는 것까지 판매가 되고 있는 상황이다. 문제가 되는 점은 의약품과의 상호작용이나, 암 치료에 대한 유해사고인데, 사실 필자 등이 속해있는 그룹이 실시한 건강기능식품에 관한 앙케이트 조사에서도 유해사고 발생 위험이 있는 건강식품과 의약품 병용사례가 여러 사례 발견되었던[10] 것을 통해 생각해 볼 때, 역시 건강기능식품을 포함시킨 충분한 모니터링이 필요할 것으로 생각한다.

한방약을 사용할 때는, 환자에 대한 physical assessment를 충분히 실시하고, 의약품 효과평가 외, 약물간 상호작용 평가, 부작용 평가를 고려하여, 의사와 공동으로 처방을 만들어가는 것이 중요하다. 이것을 약학진단이라고 필자는 칭하고 있는데, 충분한 처방추천근거를 내기 위한 평가이므로, 처방행위와는 다르다. 의사와는 달리 약학적 관점에서 환자의 상황을 시간에 따른 연속성을 가지고 관찰하며, 상황에 맞는 약물요법을 제안하는 것은 약사가 담당해야만 할 일이다.

(이토 토시마사)

참고문헌

1) 田代眞一：漢方薬の服用時期と食事との関係. 薬局, 52 : 1138-1144, 2001.
2) 安達　勇：漢方薬の取り入れ方のコツ. JOHNS, 26 : 627-631, 2010.
3) 河盛隆造, ほか：糖尿病性神経障害にみる知覚過敏の成因と治療 注目されてきたκオピオイドレセプターおよびNOの関与と牛車腎気丸. Mebio, 18 : 106-115, 2001.
4) 岡野義朗, ほか：漢方薬の服薬説明ガイド, 55 (sippl) : 52-56, 2004.
5) Shibata, C, et al. : The herbal medicine Dai-Kenchu Tou stimulates upper gut motility through cholin ergic and 5-hydroxy tryptamine 3 receptors in conscious dogs. Surgery, 126 : 918-924, 1999.
6) Nagano T, et al. : Effect of Dai-kenchu-to on levels of 3 brain-gut peptides (motilin, gastrin and soma tostatin) in human plasma. Biol Pharm Bull, 22 : 1131-1133, 1999.
7) Medical Tribune, 2003. 5. 29.
8) 武田浩司, ほか：漢方薬から考える栄養不良へのアプローチと創薬への期待消化器心身医学, 17 : 6-14, 2010.
9) Hyodo I, et al. : Nationwide survey on complementary and alternative medicine in cancer patients in Japan. J Clin Oncol, 23 : 2645-2654, 2005.
10) 伊東俊稚, ほか：いわゆる健康食品の使用状況調査をふまえた医薬品相互作用の一考察～神奈川薬物相互作用研究会～第15同日本医療薬学会年会講演要旨集, 2005.

제2장

암 치료를 서포트하는 한방약과 그 사용방법

1 수술 전 투여를 통한 수술 침습의 완화

본 항에서는 한방약을 이용해 수술 침습을 완화시키려는 시도에 대해 소개한다. 우선, 일반적인 침습(수술 침습도 포함)과 그에 대한 생체 반응에 대하여 간단하게 해설한다.

1 침습과 염증

「침습」이란 생체의 항상성(homeostasis)을 교란시키는 자극이다. 항상성이란 생체가 내부 환경을 일정하게 유지하기 위한 것으로, 내분비 · 신경 · 면역 각 시스템이 중요한 역할을 담당하고 있다[1]. 침습에는 수술, 마취, 수혈, 외상, 화상, 출혈 외 감염 등이 있다. 또한 종양 그 자체도 침습에 해당한다.

이 침습에 대해서 생체는 항상성을 유지하기 위해 일련의 반응을 일으킨다. 그런 생체반응 중 대표적인 것이 「염증」이다. 염증은 병리학에서 「상해/자극에 대한 조직과 미소순환의 반응」이라고 정의하고 있으나[2], 임상적으로는 침습에 대한 생체 반응의 일종으로 볼 수 있다. 물론 침습에 대한 생체 반응에는 내분비계나 신경계를 매개로 하는 것도 있으나, 주로 면역계에 의한 반응을 염증으로 생각하면 좋을 것 같다.

2 SIRS라는 개념

최근 침습에 대한 생체 염증반응을 총괄하는 SIRS(systematic inflammatory response syndrome, 전신성 염증성 반응증후군)라는 개념이 주목받고 있다[3].

SIRS는 당초, 패혈증에 대해 미국 흉부외과학회와 critical care 의학회가 패혈증에 대한 임상시험을 시행하기 위한 entry criteria, 곧 패혈증을 정의하기 위한 조작개념으로 제창하기 시작한 개념이다. 따라서 SIRS의 진단기준은 명확하고 심플하다(표 1-1)[4]. SIRS 중에

표 1-1 SIRS의 진단기준(미국 흉부질환학회, critical care 의학회, 1992)

① 체온	< 36℃, > 38℃
② 맥박	90회/분 이상
③ 호흡수	20회/분 이상, $PaCO_2$ < 32torr
④ WBC	12,000/mm^3 이상이나 4,000/mm^3 이하 또는 10% 이상의 immature cell

* 두 개 이상을 충족시키면, SIRS로 진단한다. WBC : 백혈구수 (문헌4)에서 인용

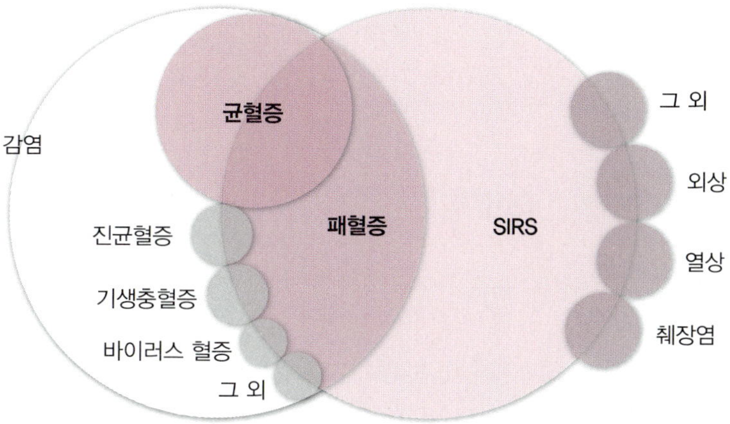

그림 1-1 SIRS 개념(SIRS, 패혈증 감염의 관계) (문헌 4)에서 인용

서 감염에 관련된 것을 패혈증으로 정의하고 있으나, 감염과 관련되지 않아도 비슷한 양상의 임상증상을 보이는 것으로는 외상, 화상, 췌장염 등이 있다(그림 1-1). SIRS의 진단기준에 들어가 있는 징후, 곧 발열, 빈맥, 호흡궁박(呼吸窮迫), 백혈구수 증가는 모두 cytokine에 의해 일어난다. 저체온, 백혈구수 감소도 있다. 실제로 SIRS 환자와 비SIRS 환자를 비교해 보면, 전자에서 혈중 IL-6 농도가 높기 때문에, SIRS는「고cytokine혈증」이라고 바꿔 말할 수 있다[5]. 이렇게 SIRS라는 개념은 하나의 병태라는 것이 서서히 밝혀져 가고 있다. 예를 들어 급성췌장염은 단순한 췌장의 염증에 머무르지 않고, 다장기부전을 일으키는 중대한 질환이지만, 이것도 췌장 국소에서 생산된 염증성 사이토카인(cytokine)이 전신에 퍼지는 것으로, 생체에 있어서는 불이익 반응이 과잉으로 생기는 SIRS라는 병태에 포함되는 것으로 볼 수 있다.

3 수술 침습에 의한 SIRS

수술 침습에 의해 조직이 파괴되면, 국소에 TNF-α, IL-1, IFN-γ와 같은 염증성 사이토카인(cytokine)이 생성된다. 이것이 혈류를 타고 전신에 운반되어 SIRS가 야기된다. 수술 후 발열이나 호흡궁박, 빈맥, 백혈구수 증가는 이러한 사이토카인의 작용으로 설명할 수 있다. 수술 후 SIRS는 지금까지 회복과정을 만드는, 어떤 의미에서 합목적적인 생체방어반응이라고 생각되어 왔다. 하지만 전신성 염증반응이 과잉되면, 중요장기 부전증상이 발생한다. 예를 들어 수술 후 생기는 ARDS(adult respiratory distress syndrome : 성인 호흡궁박증후군)라는 병태[6]는 SIRS의 일환으로서 폐에 유도된 호중구가 주요인이다. 현재, 거기에 대한 치료약(호중구 엘라스타제 억제제)이 임상적으로 도입되고 있다.

4 SIRS제어와 스테로이드

SIRS라는 과도한 염증을 억제하는데에는 항염증작용이 강한 스테로이드가 유효할 것으로 생각된다. 외과 수술 중, 특히 침습이 큰 식도암 수술 시, 스테로이드를 수술 전 투여하면, 수술 후 SIRS상태가 경감된다는 보고[7]가 있었다. 또한 프로테아제 저해제(protease inhibitor)인 FUT-175 주술기 투여를 통해 SIRS 혈중 표지자 증가가 억제된다는 보고[8]가 있다.

5 CARS라는 개념과 SIRS/CARS의 밸런스

한편, 생체 그 자체에도 항염증성 사이토카인(cytokine)이나 항염증성 사이토카인 길항제(cytokine antagonist) 등과 같은 과잉된 염증반응을 보상하도록 하는 메커니즘이 구비되어 있다. 다만, 이러한 항염증반응도 과잉되면 역시 숙주에 악영향을 미친다. 과유불급이다. 요약하자면 밸런스가 중요한 것이다.

Bone은 이러한 항염증 · 면역억제작용이 과잉되어 숙주가 이(易)감염성 상태가 된 상태를 SIRS에 대한 반작용 생체반응으로 여겨 CARS(compensatory anti-inflammatory response syndrome, 대상성 항염증 반응 증후군)라고 이름 붙였다[9]. 이 CARS 개념의 도입으로 쇼크, 세포사, 장기부전, 면역억제와 같은 여러 병태를 SIRS와 CARS의 밸런스라는 관점에서 쉽게 설명할 수 있게 되었다(그림 1-2)[9]. 약간 과하게 단순화된 경향이 있지만, 침습에 대한 생체의 반응을 포괄적으로 이해하기 쉽게 해주는 역할을 하는 개념이라 할 수 있다.

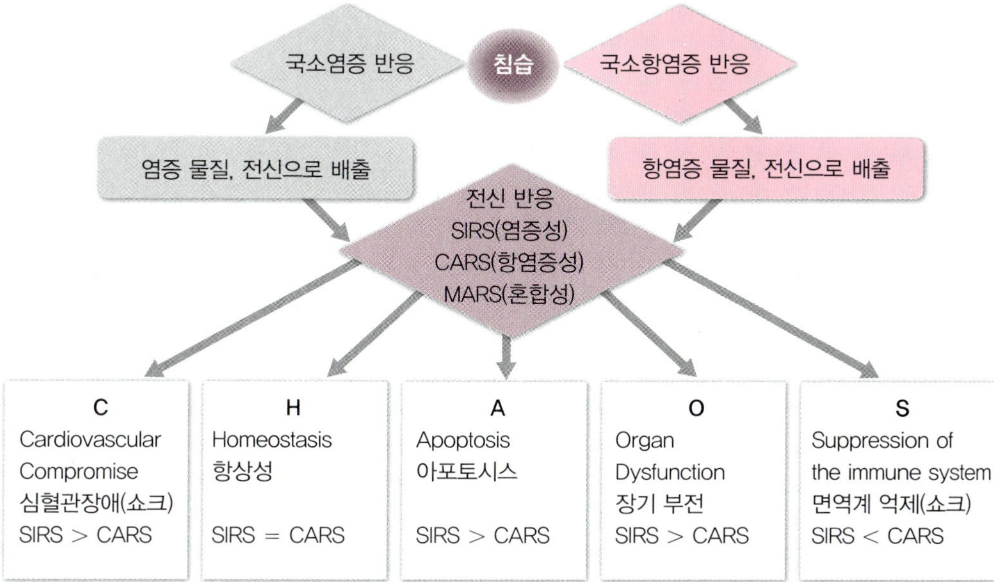

그림 1-2 침습 후 mediator 유도와 각종 병태(SIRS/CARS의 관점에서)

위와 같은 사고방식을 바탕으로 SIRS가 지속되는 것을 CARS를 담당하는 분자가 절대적으로 부족하기 때문이라고 간단하게 생각하여, 가용성 TNF receptor(sTNF-R)나 IL-1 receptor antagonist(IL-1ra)를 패혈증성 SIRS에 투여하는 시도를 하게 되었다[10]. 하지만 그 임상적 유용성은 증명되지 못했고 오히려 예후가 악화된 증례도 있었다[11]. 이런 것을 통해 면역계의 signal · target을 조정하는 것만으로는 복잡한 cytokine · cascade 및 면역 · 내분비 · 신경계를 통한 정교한 항상성 유지 조합에 대해 효과를 내기 어렵다는 것을 알 수 있었다.

6 수술 후 경과와 SIRS/CARS

수술 후 경과를 SIRS와 CARS 밸런스로 설명하면[12](그림 1-3), ①과 같이 염증이 항염증을 상회하면 SIRS를 거쳐 원래 상태로 돌아오게 된다. 이것이 보통의 경과이다. 수술 후 발열이나 백혈구수 증가가 있는 것, 4일쯤 지나면, 그것이 개선되는 것은 외과의로서 자주 겪는 일이다. 한편, ②와 같이 SIRS가 지연되면 수술 후 장기부전이 야기된다. 이것에 비해 ③과 같이 CARS가 우월하면 보통 면역기능도 억제되어 이(易)감염성 상태가 되고, 수술 후 합병증으로 이어지게 된다. ④는 SIRS가 우월하거나, CARS가 우월하거나 하면서 원래 상태로 돌아가는 MARS(mixed anti-inflammptory response syndrome)라는 병태가 된다.

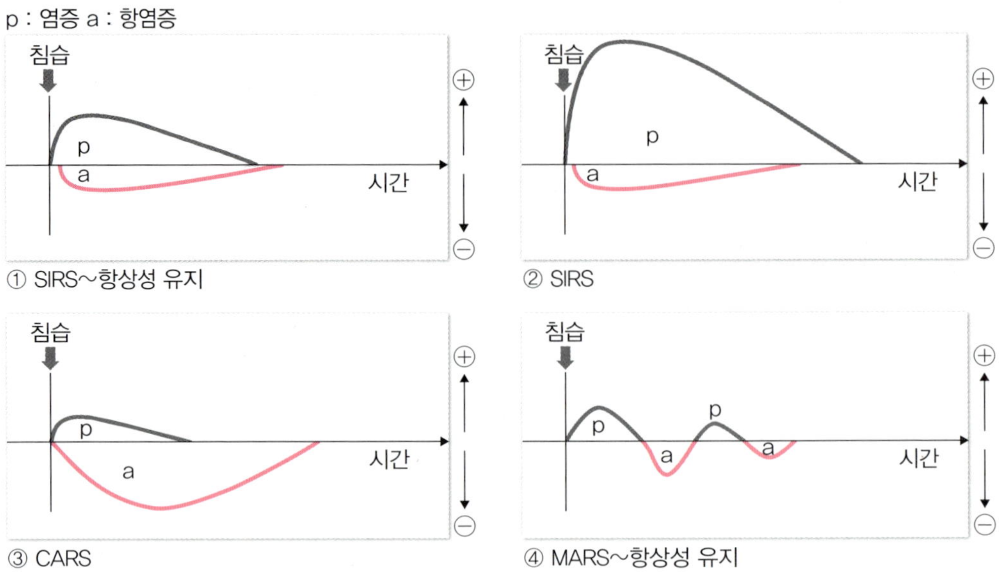

그림 1-3 침습 후 면역능 · 염증반응의 변동과 SIRS, CARS, MARS

7 SIRS/CARS의 억제와 한방약

SIRS나 CARS라는 극단의 생체반응이 수술 침습에 의한 합병증의 원인이며, SIRS/CARS 양자 모두 그 magnitude(상하의 진폭)를 완화시킬 수 있는 접근법이 있다면 수술 후 합병증을 감소시킬 가능성이 있지 않을까? 중요한 것은 생체 반응이 극단으로 흔들리지 않도록 이것을 억제할 수 있는 방법이 있다는 것이다.

스테로이드로 SIRS를 어느 정도 억제하는 것은 가능하더라도 스테로이드로 인해 일어나는 CARS와 같은 병태로 인해 수술 후 감염증이 지속될 수 있다는 것도 유념해야 한다. 곧, 스테로이드에서 중용(中庸)의 효과를 기대하는 것은 어렵다. 그래서 우리는 원래부터 체내 항상성의 조절 · 유지에 우월한 효과를 보이는 한방약의 약효에 주목하게 되었다.

8 수술과 한방약

외과 영역에서 보중익기탕은 지금까지 주로 수술 후 체력회복 목적으로 사용되어왔다[13, 14]. 또한 보중익기탕에는 바이러스 감염에 대한 감염 방어능이 있다는 것도 알려져 있다[15]. 이것은 직접적인 항바이러스 작용이라기보다, 보중익기탕이 숙주의 면역능에 작용한 결과라고 생각된다. 한편, 보중익기탕에는 식물 스테로이드인 사포닌(saponin)이 풍부하게 포함되어 있어 단순한 면역능 부활에 머무르지 않고 복합적 작용도 가지고 있다고 추측된다.

이 보중익기탕을 미리 생체에 투여하는 것을 통해, 수술 후 SIRS/CARS 제어가 가능하지 않을까하는 가설에 기초하여 먼저 in vitro로 기초실험을 진행했다[16].

사람 말초혈 단핵구에 IFN-γ 유도인자인 IL-18(interferon-γ inducing factor, IGIF)을 첨가 또는 비첨가한 상태에서 보중익기탕을 가하여 24시간 배양 후 염증성 cytokine인 TNF-α와 세포성 면역부활의 대표적인 인자인 IFN-γ를 각기 ELISA법으로 측정했다.

IL-18 비존재하에서는 보중익기탕에 의한 TNF-α, INF-γ 생산의 증강효과가 보이지 않았지만, IL-18 존재하에서는 TNF-α, INF-γ 모두 보중익기탕 투여에 의해 용량의존적 증강효과를 보였다(그림 1-4). 이렇게 보중익기탕의 작용이 주위 cytokine 환경에 따라 다르다는 것을 통해, 동전의 앞뒷면과 같은 SIRS/CARS 제어에 보중익기탕이 유용할 가능성이 있다는 것이 시사되었다.

또한, 보중익기탕은 동일한 IL-18 존재하에서 세포 접착 분자인 ICAM-1 및 B7.2의 표출도 용량의존적으로 증가시켰다. IL-18 존재하에서 INF-γ 생산은 항ICAM-1항체에 의해 저해되기 때문에 염증반응에는 이 경로가 중요하다. 이러한 결과에 의해 보중익기탕에는 ICAM-1/LFA-1을 매개로 하는 co-stimulatory signal에 의한 T세포 활성화 증강작용이 있다는 것이 시사되었다(그림 1-5). 암환자는 수술 이외에도, 발암상태라는 침습에 의해 수술 전 이미 면역억제상태가 되는데, 여기에 대해서 보중익기탕은 유용한 작용을 가지고 있을 것으로 예측할 수 있다. 그리고 수술 후 면역 억제에 의한 감염방어능 저하를 예방하는 효과도 기대할 수 있을 것이다.

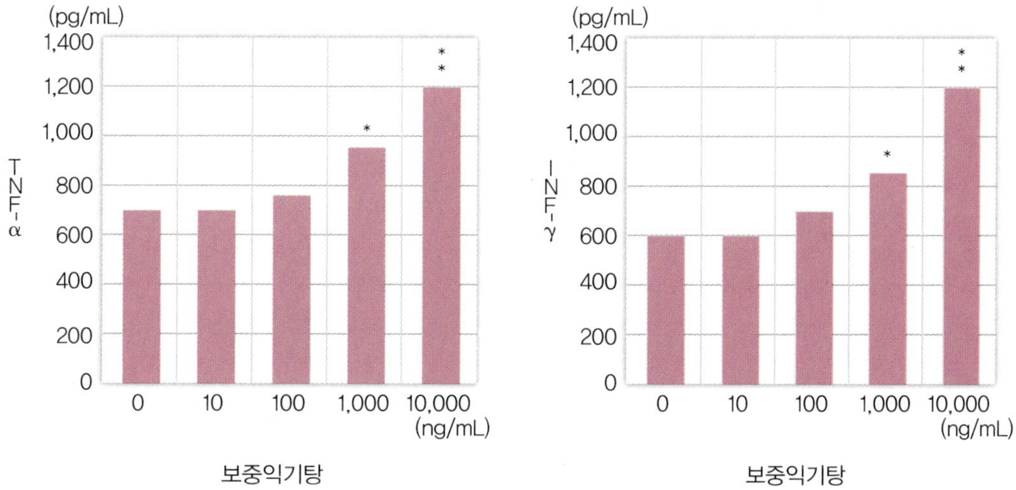

그림 1-4 말초혈 단핵구 in vitro에서의 IFN-γ, TNF-α 생산에 대한 보중익기탕의 효과

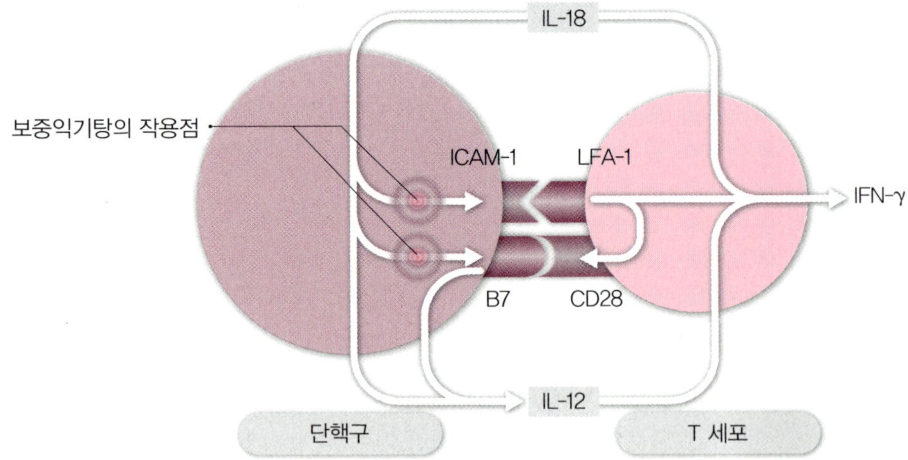

그림 1-5 단핵구-T 세포 상호작용과 IFN-γ

9 암 환자의 수술 전 처치로서 보중익기탕의 투여

지금까지 장기간에 걸쳐 축적된 보중익기탕의 효능 · 효과에 추가로 이러한 기초실험 결과를 기초로 다음 임상연구가 시행되었다.

대장암 수술 예정 환자에게 보중익기탕을 수술 전 1주간 투여하고 SIRS/CARS에 관련된 인자 [cortisol, IL-1 수용체 길항물질(IL-1ra), 가용성 TNF 수용체(sTNF-R1), 가용성 IL-2 수용체(sIL-2R)]를 수술 전후에 측정한 결과, cortisol은 수술 후에 저하된 반면, 그 외 3인자는 증가하였다. 하지만, 그 변화의 정도는 모두 대조군에 비해 경미한 것으로 밝혀졌다[17].

그래서 보다 높은 레벨의 증거를 얻을 목적으로 위암 및 대장암 환자에게 비교 대조 시험으로 보중익기탕을 수술 전 투여하여 수술 침습에 대한 생체반응에 대해서 비교 검토를 시행했다[18]. 대상을 보중익기탕 투여군(n = 22)과 비투여군(n = 26)으로 무작위로 나누었다(표 1-2). 그 결과, 양 군 간의 배경에 유의한 차이는 없었다. 투여군에서는 수술 전 1주일간, 보중익기탕을 1일 3포 복용했다. 플라시보는 사용하지 않았다.

수술 전과 수술 후 1일째에, SIRS/CARS에 관여한다고 생각되는 cortisol, 가용성 TNF 수용체(sTNF-R1), 가용성 IL-2수용체(sIL-2R)를 측정하였다. 또한 수술 후 14일까지 각종 활력징후(체온, 맥박 등)를 측정하였다.

우선, 수술 침습에 대한 내분비 반응을 본 결과, 비투여군에 비해 보중익기탕군에서 cortisol 분비가 수술 후 1일째에 유의하게 억제되었다(그림 1-6). 여기에는 TNF-α 등 염증성 cytokine 생성이 보중익기탕에 의해 억제되었고, 그로 인해 HPA-axis(hypothalamus-pituitary-adrenal axis, 시상하부–뇌하수체–부신피질계)의 활성화가 억제되는 메커니즘이

표 1-2 환자배경

		투여군	비투여군	*p* 값
대상 증례수		22	26	
성(남 / 여)		14/8	17/9	1.00
연령		64.0 ± 2.7	67.8 ± 1.8	0.24
암 종류 · 임상 병기	위암 (stage II / III)	4/22 (2/2)	6/26 (3/3)	1.00
	대장암 (듀크스 B · C/D)	18/22 (16/2)	20/26 (20/0)	0.22
적혈구수($\times 10^4/\mu L$)		410.5 ± 14.3	403.5 ± 11.8	0.71
혈청 albumin(g/dL)		3.8 ± 0.1	3.9 ± 0.1	0.62

평균±표준오차

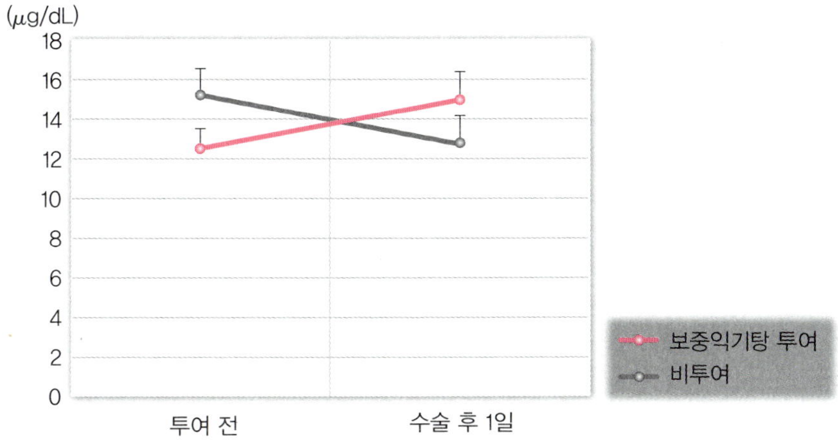

그림 1-6 혈중 cortisol 수치의 수술 전후 비교

관여한 것으로 생각된다(그림 1-8). 또한 cortisol 생성 증가가 억제되어 생체가 수술 후 CARS(면역억제상태)로 향하게 되는 것을 제어할 수 있었을 것으로도 생각된다.

한편 CARS에 관여하는 인자라고 예측되는 sIL-2R(soluble IL-2receptor, 가용성 IL-2 수용체) 수치는 수술 전후에 유의한 차이를 보이지 않았다. sIL-2R은 암의 진행도에 따라 증가하여 암 악액질 환자에서는 높은 수치를 보인다는 보고가 있다[19]. T세포의 증식인자인 IL-2 그 자체도 sIL-2R에 결합하기 때문에 sIL-2R은 IL-2와 막상의 IL-2수용체(membrane-bound IL-2R, mIL-2R)와의 결합을 길항적으로 저해하고 있다. 그 결과, sIL-2R은 T세포의 증식억제에 작용한다고 여겨지며, 이것이 암악액질 환자에게서 나타나는 면역억제의 메커니즘 중 하나로 여겨진다. 이번 연구 결과에서는 수술 직전의 sIL-2R 수치가 투여군 · 비투여군 모두 건강인 수치보다 높았으나, 이것은 대상환자의 발암상태를 반영하고

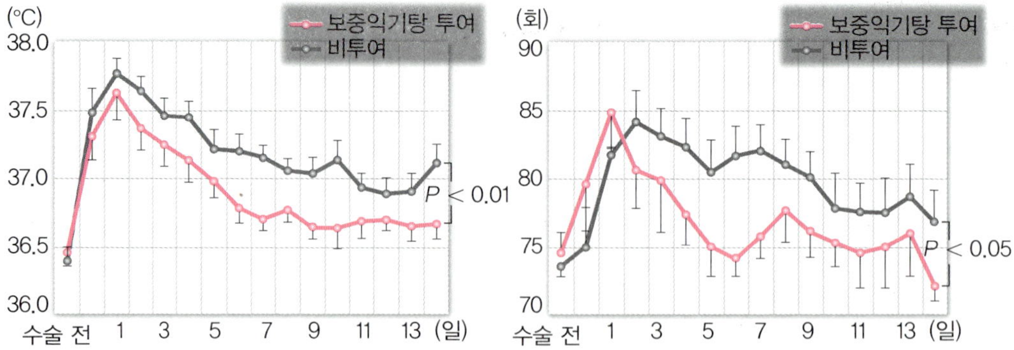

그림 1-7 수술 후 체온과 맥박의 추이

있었을 가능성이 있다. 또한, 보중익기탕 투여군에서는 비투여군에 비해 sIL-2R의 수술 전 수치가 낮은 수치 경향을 보였는데, 이것은 보중익기탕 수술 전 투여로 발암상태로 인한 면역억제가 일부 시정된 것이라고 생각할 수도 있다.

다음으로 수술 후 임상증상을 관찰한 결과, 체온, 맥박이 보중익기탕군에서 낮은 추이를 보였으며, 수술 후 일수에 따라 유의한 차이를 보였다(그림 1-7). 수술 전 SIRS의 진단기준에 해당하는 증상내역[9]은 양 군 간 유의한 차이를 보이지 않았으므로, 보중익기탕 투여 전후, 보중익기탕 투여에 의해 SIRS 경향의 생체반응이 완화되었을 가능성이 있다.

또한, 수술 후 입원기간을 비교해본 결과, 보중익기탕 투여군 : 25.6 ± 3.8일, 비투여군 : 27.0 ± 3.7일로 양 군 간에 유의한 차이는 볼 수 없었으나, 수술 후 감염 예방을 위해 예방투여한 항균제 이외의 항균제 사용, 곧 2nd line 항균제 사용례를 비교한 결과, 보중익기탕 투여군은 22례 중 3례(13.7%), 비투여군은 26례 중 11례(42.3%)로 보중익기탕 투여군에서 사용례가 적었다($P < 0.05$)(표 1-3). 이것은 보중익기탕 투여에 의해, 수술 후 감염이 감소한 것의 간접적인 증명이다.

10 보중익기탕의 약리작용과 SIRS/CARS 제어

보중익기탕은 한방보제로서 본래, 병후, 수술 후 체력회복을 목적으로 「체력저하가 중등도이며, 피로감이 심하고, 동계, 숨참, 기력이 없는[20]」 경우에 사용되어 왔다. 또한, 약리학적으로 본래부터 그 세포성 면역부활작용이 지적되어 왔다[21]. 보중익기탕이 NK활성을 증강하는 것을 통해 암의 증식억제작용을 보인다는 보고[22]나, 림프절 및 비장에서 림프구수의 감소 및 cytokine 생산능에 대한 수복작용이 있다는 보고[23]도 있다. 외과 영역에서 보중익기탕은 면역부활제로서의 측면이 강조되어 다뤄지고 있다.

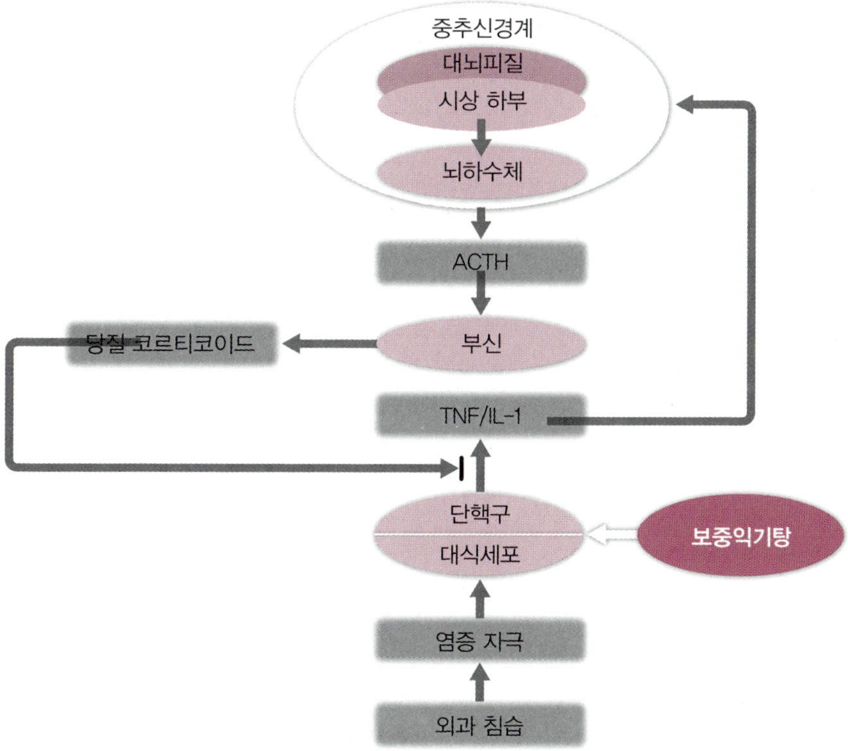

그림 1-8 외과침습에 의한 염증반응을 매개하는 HPA(시상하부–뇌하수체–부신)계의 활성화와 보중익기탕

표 1-3 수술 후 입원일수와 수술 후 감염병발에 영향을 미치는 보중익기탕의 효과

	보중익기탕 투여	비투여	*P*치
수술 후 입원기간(일)	25.6 ± 3.8	27.0 ± 3.7	NS
수술 후 감염병발(2nd line 항균제의 사용예 수)	3/22	11/26	$P < 0.05$

한편, 보중익기탕의 주요 구성 약물인 감초의 주성분 글리시리진(glycyrrhizin)에는 cortisol을 corticosterone으로 변환시키는 작용을 저해하는 작용이 있다[24]. 또한, 주요 구성 약물인 시호의 성분인 사이코사포닌(saikosaponin)에는 CRF(corticotropoinin-releasing factor) 분비 증강작용이 있다[25]. 이러한 구성약물의 내분비계에 대한 작용이 수술 후 SIRS에 대하여 항염증적 작용을 하도록 했을 가능성이 있다.

보중익기탕에는 이 이외에도 MRSA 제균효과[25, 26]나 보균예방효과[27], 인플루엔자 바이러스에 대한 항바이러스 효과[14] 등, 항균 · 항바이러스 작용에 대한 보고도 있으나, 이것은 수술 후 생체반응을 CARS측으로 기울지 않게 하는 것에 대한 역할을 담당하고 있는 것으로 생각된다.

한방보제인 보중익기탕을 암 수술 예정환자에게 수술 전 투여하는 것을 통해 수술 침습에 대한 생체 SIRS(과잉된 염증반응)/CARS(지연된 면역억제반응)를 제어하고 수술 후 합병증의 발생을 감소시킬 가능성이 시사되었다.

SIRS/CARS의 밸런스를 통해, 수술 후 합병증의 발생을 설명하는 것은 매력적인 가설이지만, 약간 단순화가 지나친 면도 있다. 우리가 측정한 것도 SIRS/CARS에 관여하고 있는 것으로 여겨지는 인자 중 극히 일부이며, 그 전체상을 아우르지는 못하고 있음이 확실하다. 하지만 한방약에 의해, 각각의 방향으로 과도하게 흔들린 것을 완화시킬 수 있을 가능성이 임상연구를 통해 시사되었다는 것은 중요한 점이라고 생각한다. 효과발현의 메커니즘은 아직까지 미해결된 부분이 많지만, 암 치료를 지지하는 한방약 사용례 중 하나로서 보중익기탕의 수술 전 투여는 시도해볼 가치가 있는 방법이라고 생각한다.

(사이토 신야/이와가키 히로미)

참고문헌

1) 小川道雄：侵襲に対する生体反応と臓器障害. メジカルセンス, 東京, 2004.
2) エマニュエル・ルービン：ルービン病理学—臨床医学への基盤. 西村書店, 新潟, 2007.
3) Levy MM, et al. : International Sepsis Definitions Conference. 2001 SCCM/ESICM/ACCP/ATS/SIS International Sepsis Definitions Conference. Intensive Care Med, 29 (4) : 530-538, 2003.
4) Bone RC, et al. : Definitions for sepsis and organ failure and guidelines for the use of innovative therapies in sepsis. The ACCP/SCCM Consensus Conference Committee. American College of Chest Physicians/Society of Critical Care Medicine. Chest, 101 : 1644-1655, 1992.
5) 小川道雄：SIRSの概念と新しい臓器不全の病期分類の提唱. Surg Fronti, 1 : 7-11, 1994.
6) 山口佳之, ほか：外科侵襲. 日本外科学会雑誌, 106 : 444-448, 2005.
7) 佐藤信博, ほか：食道癌手術侵襲に対するメチルプレドニゾロン術前投与の効果に関する検討. 日本消化器外科学会雑誌, 30 : 1831-1838, 東京, 1997.
8) Iwagaki H, et al. : Modulatory Effect of a Serine Protease Inhibitor on Surgical Stress : Its Clinical Implications. Acta Med Okayama, 53 : 239-244, 1999.
9) Bone RC : Sir Isaac Newton, sepsis, SIRS, and CARS. Crit Care Med, 24 : 1125-1128, 1996.
10) Shubin NJ, et al. : Anti-inflammatory mechanisms of sepsis. Contrib Microbiol, 17 : 108-24, 2011.
11) 広田昌彦, ほか：外科的侵襲に対する生体反応：最新治験　8. 生体反応の制御とその功罪. 日本外科学会雑誌, 104 : 847-851, 2003.
12) 小川道雄：侵襲とサイトカイン—サイトカインによる情報伝達と臨床—. メジカルセンス, 東京, p.1-91, 1997.
13) 伊藤　良, ほか：中医処方解説. 医歯薬出版, 東京, p14-17, 1982.
14) 鍋谷欣市：術後回復における漢方治療. 松田邦夫ほか編, 漢方治療のABC, 日本医師会, 東京, p.81-85, 1992.
15) Mori K, Kido T et al. : Effect of Hochu-ekki-to (TJ-41), a Japanese herbal medicine, on the survival of mice infected with influenza virus. Antiviral Research, 44 : 103-111, 1999.

16) Tamura R, et al. : Enhanced effects of combined bu-zhong-yi-qi-tang (TJ-41) and interleukin-18 on the production of tumour necrosis factor-alpha and interferon- gamma in human peripheral blood mononuclear cells. J Int Med Res, 32 : 25-32, 2004.
17) 斎藤信也, ほか：漢方補剤の大腸がん手術侵襲に対する効果. 日臨外会誌, 64 (増刊号) : 527, 2003.
18) 斎藤信也, ほか：胃癌·大腸癌の手術侵襲に対する漢方補剤TJ-41の効果について. 日臨外会誌, 67 (3) : 568-574, 2006.
19) Shibata M, et al. : Increased serum concentration of circulating soluble receptor for interleukin-1 and its effect as a prognostic indicator in cachectic patients with gastric and colorectal cancer. Oncology, 56 : 54-58, 1999.
20) 川喜多卓也：漢方薬の免疫薬理作用　慢性疾患の改善作用の主要機序として. 日本薬理学雑誌, 132 (5) : 276-279, 2008.
21) 佐藤昇志, ほか：NK活性と漢方. 新薬と臨牀, 45 : 1261-1265, 1996.
22) 野本亀久雄：ツムラ補中益気湯の免疫賦活作用―担癌マウスでのストレスによる抗腫瘍反応に対するツムラ補中益気湯の修復効果―. 日経メディカル, 2000年5月号 : 64-65, 2000.
23) Mackenzie, et al. : The Influence of Glucyrrhetinic Acid on Plasma Cortisol and Cortisone in Healthy Young Volunteers. J Clin Endocrinol, 70 : 1637-1643, 1990.
24) Dobashi I, et al. : Central administration of saikosaponin-d increases corticotropin-releasing factor mRNA levels in the rat hypothalamus. Neuroscience Letters, 197 : 235-238, 1995.
25) Nishida S : Effect of Hochi-ekki-to on asymptomatic MRSA bacteriuria. J Infect Chemother, 9 : 58-61, 2003.
26) 炭山嘉伸, ほか：MRSA保菌モデルに対する補中益気湯の基礎的効果. JAMA 〈日本語版〉 17 (2), 別冊付録 : 14-15, 1996.
27) 北原正和, ほか：意識障害遷延例における補中益気湯のMRSA保菌予防効果. Biotherapy, 16 : 261-263, 2002.

2 수술 후 장폐색 예방

1 소화기 외과 수술 후에 발생하는 합병증

일본 최대 사인은 암으로, 최신 통계[1)]에 따르면 매년 68만 명이 새로 암으로 진단받고 있다. 이 중에서 위암과 대장암이 상위를 점하고 있다. 이러한 소화기 암 치료의 원칙은 절제술이다. 또한, 명확한 진행암의 경우에도 완화치료를 위해서 개복수술을 선택하는 경우가 있다. 이러한 소화기 외과 수술 후 발생하는 합병증은 여러 가지가 있으나, 수술 후 장폐색은 가장 우울한 증상 중 하나이다.

근래, 한방약에 대한 서양의학적 해석이 진행되어, 대건중탕을 이용한 수술 후 장폐색에 대한 치료효과 역시 증명되고 있다.

2 대건중탕의 효과와 작용 메커니즘

대건중탕은 그 작용기전이 서양의학적으로 가장 잘 증명된 처방 중 하나이다. 장관운동 촉진 작용기전으로 세로토닌(serotonin) 3, 4형 수용체를 통한 아세틸콜린(acetylcholine) 유리촉진[2, 3)], 장관운동항진 호르몬인 모틸린(motilin) 분비촉진[4)], 장관점막층에서의 바닐로이드 수용체(vanilloid receptor)를 통한 직접작용[5)]이 보고되어 있다. 또한, 칼시토닌 유전자 관련 펩티드(calcitonin gene-related peptide, CGRP)를 통한 장관미소혈관 혈류증가 작용[6)]도 보고되어 있다.

우리는 동물실험을 통해 대건중탕의 유착성 장폐색 예방효과를 증명하였다[7)]. 마우스 유착 장폐색 모델을 사용하여, 대건중탕 치료군(A군), cisapride(B군), 생리식염수군(C군) 3군을 비교하였다. 개복 수술 후 1주간의 체중변화를 그림 2-1에 표시하였다. 수술 다음 날부터 각 군 모두 10g 이상의 체중감소를 보였고, 2일째에 최대 감소를 나타냈다. 그 후, 각 군 모두 체중은 회복하였으나, A군이 가장 양호했고, 전 수치에 비해 유의하게 증가되었다. C군에서도 체중증가를 보였으나, 강도의 장폐색에 의해 다량의 장액이 저류된 결과였다.

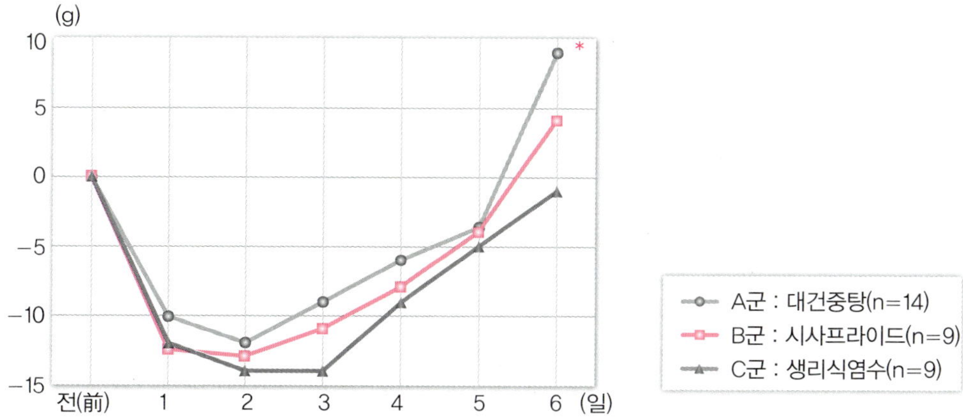

그림 2-1 치료법별 수술 후 체중 변화

* P < 0.05 vs 전 수치

(문헌 7)에서 인용

위내에 인디고카민(indigo carmine)을 주입하고, 1시간 후에 개복하여 색소 통과거리를 측정하였다(그림 2-2). 그 결과, 통과 거리는 A군에서 가장 길었고, C군에 비하여 거의 2배의 통과거리를 보였으며, 통계적으로도 유의한 차이를 보였다($P < 0.01$). 개복소견상 유착에 의한 장폐색 발생은 A군 14례 중 11례(79%)에서 전혀 보이지 않았고, 남은 3례도 경도의 변화였다(그림 2-3). C군에서 장폐색을 보이지 않았던 것은 33%뿐이었다. B군은 장관운동 촉진제로서 실험 당시 표준제인 시사프라이드(cisapride)를 사용한 치료대조군이었다. 모든 평가항목에서도 생리식염수군보다는 좋았으나, 대건중탕군에 비해서는 열등한 수치를 보였다. 대건중탕을 수술 다음 날부터 경구 투여하는 것을 통해 장관운동이 촉진되었고, 그 결과 유착성 장폐색의 발생을 억제한 것을 알 수 있었다.

게다가 일본에서는 임상례 보고도 이어지고 있다. 최근 대장암 수술 분야에서 일반적 수기가 된 복강경하 대장절제술 증례에 대건중탕을 사용하면 수술 후 CRP치를 유의하게 억제시킨다는 것이 보고되었다. 대건중탕 복용으로 수술 후 염증을 억제할 수 있었고, 그 결과 수술 후 가스 배출도 빨라졌다고 고찰했다[8]. 또한 장폐색관이 필요했던 장폐색 증례에

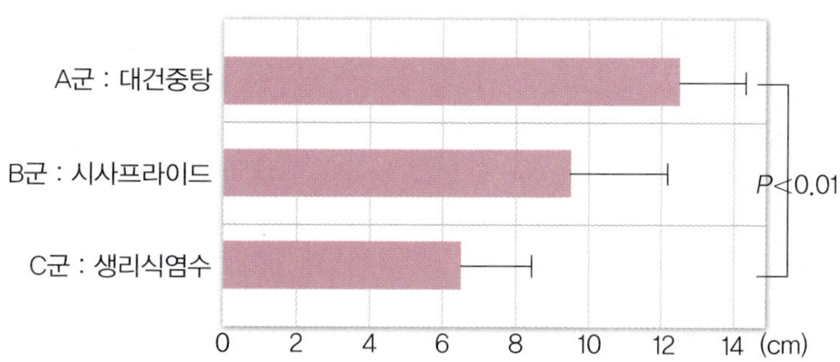

그림 2-2 위내에 투여한 색소의 장관통과거리

(문헌 7)에서 인용

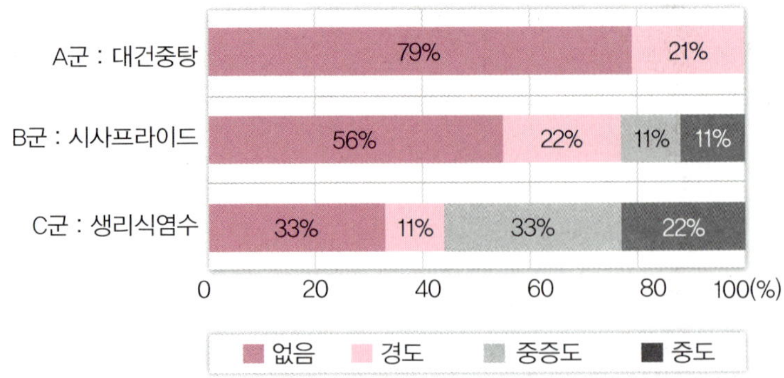

그림 2-3 개복소견으로 확인한 유착성 장폐색 발생 비율 (문헌 7)에서 인용

대건중탕을 사용하면 장폐색관 유치기간이 짧아졌다는 보고도 있었다. 동시에, 유의하게 입원기간의 단축과 의료비의 경감을 보였다[9]. 그리고 미국에서는 건강인을 대상으로 장관 운동촉진작용에 대한 이중맹검 시험을 실시하였는데, 유용성이 있다고 보고했다[10]. 대건중탕의 임상연구는 세계적으로 이루어지고 있다.

3 대건중탕 사용방법

원칙적으로 증(證)을 고려하지 않고 모든 소화관 수술 후 장폐색 예방을 목적으로 사용하는 것이 가능하다. 또한, 장폐색이 발생했다고 생각되는 모든 증례에 시도해 볼 가치가 있다.

과거에는 소화관 수술 후 수분을 함유한 경구섭취 개시 시기를 소화관 문합부 안전을 확인하고 난 후로 정하는 경우가 많았다. 하지만 최근에는 수술 다음 날부터 수분 섭취하는 것이 가능하다고 여기는 시설이 많아지고 있다. 우리는 대장암 수술 후 증례를 대상으로 대건중탕 복용 유무와 복용 시작일 차이에 따른 수술 후 장폐색 발생을 조사하였다[11]. 대건중탕을 복용하지 않은 증례의 수술 후 장폐색 발생은 73례 중 7례(10%)이었다(표 2-1). 대건중탕 복용례에서는 수술 후 장폐색 발생은 적었고, 복용 시작일이 수술 후 3일 이내로 빠른 경우에서 유의한 차이는 없었으나 4%로 적은 경향을 보였다. 이미 언급한 동물실험에서는 수술 다음 날부터 대건중탕을 시작한 경우가 대조군과 비교하여 유의하게 유착성 장폐색 발생이 적었다. 이러한 결과를 통해 소화기 암 수술 후 유착성 장폐색을 예방하기 위해서는 가능한 한 조기부터 대건중탕을 시작해야 한다는 것을 추천할 수 있게 되었다.

또한, 암 집학적 치료연구재단이 시행한 대건중탕의 대장암 수술 후에 대한 전국 규모 무작위 이중맹검 시험(JFMC39)의 집적이 종료되었다. 본 연구는 대장암 수술 후 2일째부터

표 2-1 대장암 수술 후 대건중탕 사용과 복용 시작 시기에 따른 장폐색 발생

대건중탕 시작일	증례수	장폐색 발생수	빈도
~3일	28	1	4%
6일~	61	4	7%
없음	73	7	10%

(문헌 11)에서 인용

대건중탕을 이용한 치료를 시작하여, 장폐색 발생과 장관 내 수송시간에 대한 효과를 검토하였으므로, 그 결과가 기대된다.

4 증례

소화기 수술 후, 경구섭취를 시작하는 일자가 이전에 비해 빨라졌다. 하지만 수술 후 2일째에 대건중탕을 시작한다고 한다면, 아직 식사를 시작하지 않은 경우가 많다. 한방약은 식전이나 식간에 복용하나, 수술 후 조기에는 식사를 하지 않기 때문에 한방약 복용시간에 구애받을 필요는 없다. 몸 상태에 맞추어 복용하면 된다. 이하에 증례를 제시하겠다.

■ 증례 1

68세, 여성. 직장암으로 저위전방직장절제술(lower anterior rectal resection)을 시행하였다. 진행도 IIIb였기 때문에 전신 항암제 치료를 6개월간 시행. 재발 소견은 없었고, 경과가 양호했다. 수술 후 2년이 경과한 후, 저녁 식사 이후 복통 · 구토가 발생했다. 영상검사에서 소장 폐색으로 판정되어 긴급 입원하였고, 경비적 장폐색관을 삽입하였다. 삽입 다음 날부터 장폐색관을 통해 대건중탕 15g/일을 1일 3회로 나누어 수돗물에 섞어 주입하였다. 주입 후 1시간 동안 클램프 하였다. 장폐색관 삽입 후 3일째에는 대장 내 장액 이동이 양호한 양상을 보여, 소장 확장이 호전되었다. 장폐색관에서의 장액도 감소하여, 4일째에는 200mL 이하가 되어 종일 클램프하였다. 증상이 악화되지 않는 것을 확인한 후, 2일 후에 장폐색관을 제거하였다. 식사 시작 후에도 대건중탕을 계속 복용했고, 1개월 후에는 1일 복용량을 7.5g으로 감량하였다.

■ 증례 2

66세, 여성. 간 전이(H1)를 동반한 진행성 직장암. 원발소 주위 림프절 종대도 2군까지 다수 보였다. 이 때문에 개복 수술로 3군 림프절 곽청을 동반한 저위전방직장절제술을 시행하였다. 간절제술은 원발소 절제 후, 수술 전 전신화학요법을 시행한 후에 2기로 나누

어 시행하기로 했다. 이 때문에 원발소 수술 후 장폐색 등, 전신화학요법의 시작을 늦추지 않고 치료하는 것이 중요했다. 이 때문에 저위전방직장절제술 후 2일째 아침부터 대건중탕 15g을 복용시키기 시작했다. 동시에 반소화능 영양제(RACOL®)도 시작하였다. 순차적으로 식사를 시작하였고, 수술 후 장관마비를 포함한 장폐색 증상을 전혀 보이지 않았다. 전신상태 회복을 확인하여 3주째부터 간 전이에 대한 수술 전 전신화학요법(FOLFOX + bevacizumab)을 시작하였다. 화학요법에 의한 유해사고도 없었고, 4회의 화학요법 후, 간 절제술을 안전하게 종료하였다.

대건중탕은 서양의학적 해석이 가장 많이 진행된 한방약 중 하나이다. 대건중탕은 복부외과 수술 후 수소(愁訴)를 경감시켜줄 수 있는 약제이다.

(사사키 아키라/오노 케이스케)

참고문헌

1) 国立がん研究センターがん対策情報センターがん情報　情報サービス「がんの統計」編集委員会：がんの統計10Available from : 〈http://ganjoho.jp/public/statistics/backnumber/2010jp.html〉 updated Jan 19, 2011.
2) Shibata C, et al. : The herbal medicine Dai-Kenchu Tou stimulates upper gut motility through cholinergic and 5-hydroxytryptamine 3 receptors in conscious dogs. Surgery, 126 : 918-924, 1999.
3) Satoh K, et al. : Mechanisms for contractile effect of Dai-kenchu-to in isolated guinea pig ileum. DigDis Sci, 46 : 250-256, 2001.
4) Nagano T, et al. : Effect of Dai-kenchu-to on levels of 3brain-gut peptides (motilin, gastrin and somatostatin) in human plasma. Biol Pharm Bull, 22 : 1131-1133, 1999.
5) Satoh K, et al. : Mechanism of atropine-resistant con traction induced by Dai-kenchu-to in guinea pig ileum. Jpn J Pharmacol, 86: 32-37, 2001.
6) Kono T, et al. : Colonic vascular conductance increased by Daikenchuto via calcitonin gene-related peptide and receptor-activity modifying protein 1. J Surg Res, 150 : 78-84, 2008.
7) 佐々木一晃，ほか：術後イレウスに対する大建中湯（TJ-100）の有用性―臨床的および実験的検討―. Prg Med, 18 : 900-902, 1998.
8) Yoshikawa K, et al. : The effects of the Kampo medicine (Japanese herbal medicine) "Daikenchuto" on the surgical inflammatory response following laparoscopic colorectal resection. Surg Today. 2011 Dec 28. [Epub ahead of print]
9) Yasunaga H, et al. : Effect of the Japanese herbal kampo medicine dai-kenchu-to on postoperative adhesive small bowel obstruction requiring long-tube decompression : a propensity score analysis. Evid Based Complement Alternat Med. 2011; 2011 : 264289. [Epub 2011 Mar 31.]
10) Manabe N, et al. : Effect of daikenchuto (TU-100) on gastrointestinal and colonic transit in humans. Am J Physiol Gastrointest Liver Physiol, 298 : G970-G975, 2010.
11) 佐々木一晃，ほか：漢方薬による大腸癌術後早期合併症としてのイレウス予防に対する大建中湯の検討. 日本大腸肛門病会誌，61：728, 2009.

3 수술 후 유해사고 경감

일본 최대 사인은 암으로, 최신 통계[1])를 보면 매년 68만 명이 새롭게 암으로 진단받고, 34만 명 이상이 사망하고 있다. 그 수는 매년 증가하여 최근 25년간 약 2배가 되었다. 부위별 사망자수를 보면, 가장 많은 것은 폐암이며, 다음으로 위암, 대장암, 간암으로 이어진다. 신규 발생례나 사망자 수의 반수 이상을 위나 대장 등 소화기암이 차지하고 있다.

이러한 소화기 암 치료의 원칙은 외과 절제이다. 수술 외에 화학요법이나 방사선치료를 필요로 하는 경우도 있다. 이러한 치료법의 진보는 현저하여, 수술법의 진보와 새로운 항암제의 개발 등에 의해 치료효과는 개선되고 있다. 하지만, 수술요법이나 항암제 치료 등은 모두 생체에 유해사고를 발생시킬 가능성이 있으며, 면역억제상태를 초래하게 된다.

이러한 암 치료에 있어서 유해사고나 생체 내 환경 개선에, 한방약의 유효성이 경험적으로 보고되고 있다. 근래, 한방약에 대한 서양의학적 해석이 진행되고, 암 기초연구 분야에서도 새로운 근거가 많이 나오고 있다. 본 항에서는 십전대보탕, 소시호탕, 보중익기탕 등에 의한 수술 후 효과에 대해서 보고하겠다.

1 보제(補劑)의 소화기 암 수술 후 유해사고 경감과 면역계에 대한 효과

■ 십전대보탕, 보중익기탕, 소시호탕 등의 효과와 작용 메커니즘

우리는 십전대보탕, 보중익기탕, 소시호탕 등의 한방약을, 소화기암 수술 후나 화학요법 중인 대부분의 증례에 사용하고 있다. 암에 대한 수술 후 유해사고 예방의 궁극적인 목표는 암 치료를 순조롭게 시행하여, 생존기간을 연장하고 치료율을 개선하는 것이다. 그 기본이 되는 검토를 이하에 서술하겠다.

진행성 대장암 치유 절제술 후, 수술 후 보조 화학요법과 함께 생체반응조절물질(biological response modifier, BPM)인 크레스틴(krestin)(PSK)과 소시호탕 병용의 효과를 검토했다[2]). 각각 수술 후 조기부터 3개월간 경구 투여하여 면역계 인자를 검토하였다. 소시호탕을 복용한 쪽에서 수술 후 조기부터 비특이적 세포성 면역능의 부활을 보였다. 또한, NK

세포의 증가도 보였다. 수술 후 유해사고 발생도 없었고, 치료는 순조롭게 시행되었다. 진행 대장암 수술 후 증례에서 소시호탕은 수술 후 조기부터 세포성 면역능을 부활시키며 암 수술 후 증례의 생체 내 환경을 양호하게 만들어 암 재발 예방효과를 보일 가능성이 시사되었다.

다시 한 번 새로운 근거가 나왔다. 암 호발연령인 고령자에서는 액성 면역계인 Th2가 우위가 되며, Th1에 의한 세포성 면역계 기능이 저하되어 있다. 십전대보탕을 노령 마우스에게 경구 투여하면 인터페론(INF)-γ 생산이 증가하며, 이 자극으로 Th1 타입 세포성 면역능이 부활되었다[3]. 비슷하게 노령 마우스에게 흑색종(melanoma)세포를 사용한 간 전이 모델에서 십전대보탕은 T세포나 NK세포수를 유의하게 증가시켜 간 전이를 억제하였다[4]. 노령 마우스와 젊은 마우스를 사용한 검토에서 보중익기탕 투여에 의해 고령 마우스에서 NK세포의 증가를, 십전대보탕 투여 연구에서와 비슷하게 T세포의 유의한 증가를 보였다. 이러한 변화는 젊은 마우스에서는 보이지 않았다[5]. 암 환자의 대부분은 고령자이며, Th1/Th2 밸런스가 무너진다. 한방약은 Th1/Th2 밸런스를 개선시켜 암 환자의 생체 내 환경을 개선하고, 그 결과 양호한 효과를 보였다.

이러한 보고를 근거로 삿포로 의과대학 제1외과 및 그 관련시설에서 2001년 7월~2005년 3월 사이에 치유 절제를 시행하고 화학요법을 병용한 stage II, III 대장암 증례에 대한 십전대보탕의 유용성에 대한 전향적 비교임상시험을 시행하였다. 이 연구들에 의하면 stage II 대장암에서 십전대보탕에 의해 재발이 억제되는 경향을 보였다[6]. 우리도 단일 시설에서 시행한 대장암 치유 절제 후 한방약 병용 증례의 재발률과 생존기간 검토를 하였는데[7], 한방약은 십전대보탕, 보중익기탕, 소시호탕을 사용하였다. 대상 증례는 한방약 병용례가 63례(한방약군), 보조화학요법만 시행한 148례(대조군)였다. 재발률은 stage II 증례에서 한방약군은 5%로 대조군의 15%에 비해 낮은 수치를 보였다($P = 0.13$). Stage II의 생존곡선을 그림 3-1에 표시하였다. 5년 생존율은 한방약군에서 97%, 대조군에서 89%로 한방약군에서 전 경과 모두 양호하였다. 재발 위험인자가 낮은 증례에서 한방약이 수술 후 보조화학요법에 대해 상승효과를 줄 수 있음이 시사된 것이다.

사이토 등은 수술 전 보중익기탕을 투여하여 주술기에 양호한 효과를 보였음을 보고하였다[8]. 위암과 대장암 증례에 대한 임상연구 결과, 침습에 의해 과잉된 SIRS/CARS를 보중익기탕이 제어하여, 수술 후 빠른 회복에 도움을 줄 수 있다는 가능성을 볼 수 있었다. 평균 재원 일수에는 영향을 주지 않았으나, 수술 침습을 완화하는 것을 통해 수술 후 감염이 예방될 수 있다는 것을 보고하였다.

■ 한방약 선택 포인트와 사용방법

한방약은 악성 종양의 치료에 있어 QOL 향상의 한 수단으로서, 또한 서양의학적 치료의 치명적 유해사고의 방지, 또한 경감의 보조수단으로서 유용하다고 일본동양의학회 EBM

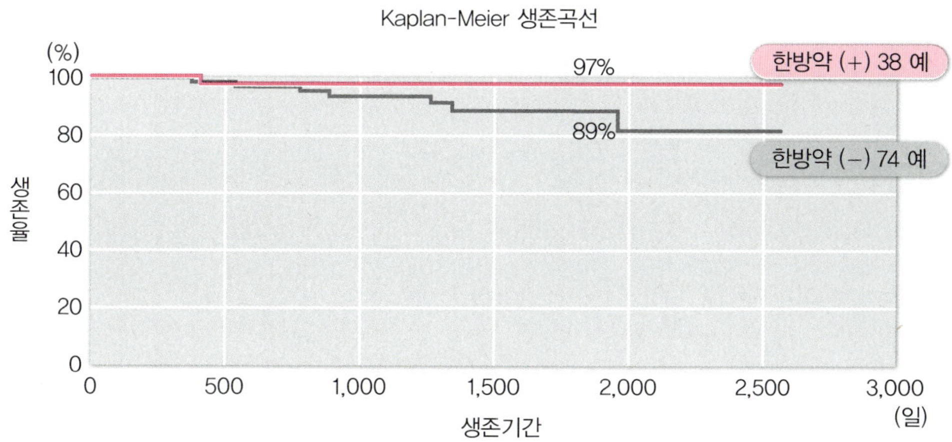

그림 3-1 Stage II 대장암에서 한방약 병용의 유무별 생존곡선 (문헌 7)에서 인용

리포트에서 보고[9]하고 있다. 한방약은 암 수술 후 주술기의 체력저하, 쉬이 피로감, 빈혈 등을 조기에 개선시킬 수 있다.

십전대보탕은 소화기 암 수술 후 조기부터 항암제 치료 중까지 폭넓게 여러 증례에 사용 가능하다. 한편, 보중익기탕, 인삼양영탕 등도 수술 후 조기부터 항암제 치료 중까지 사용 가능하나, 대상은 고령자나 허증(虛證) 증례에 해당한다.

2 한방약 사용 저효례

■ 증례 1

80세, 남성, 원래 건강, 복통, 구토, 설사를 주소로 내원하였다. 상행결장에 전주성 대장암을 보였고, 장폐색 직전 상태에서 수술하게 되었다. 개복해보니 대망을 중심으로 최대 1.5cm의 작은 파종이 복강내 전체에서 확인되었다. 병리조직결과에서 상행결장암, 2형, tub 1.5 × 7cm, pSE, pN1, H0, P3, M0, stage IV였다.

본 증례 치료를 시작할 당시에는 FOLFOX(fluorouracil/levofoliate/oxaliplatin)가 인가되어 있지 않았다. 80세 초고령자에게 항암제 치료를 시행할 것인지 말지는 판단이 어렵다. 우리는 이리노테칸(irinotecan; CPT-11)/티에스원®(TS-1)에 십전대보탕이나 보중익기탕을 병용함으로써 고령자에게도 큰 유해사고 없이 매우 양호한 효과를 얻을 수 있다는 것을 보고해왔다[10]. 본 증례 치료시기의 50% 생존기간은 20개월 미만이었다. 충분한 설명 후, 수술 후 조기부터 십전대보탕을 시작하면서 전신화학요법 CPT-11/TS-1을 병용하였다. 화학요법은 CPT-11을 80mg/m^{2}로 2주씩 전신 투여했으며, TS-1은 100mg을 주 5일

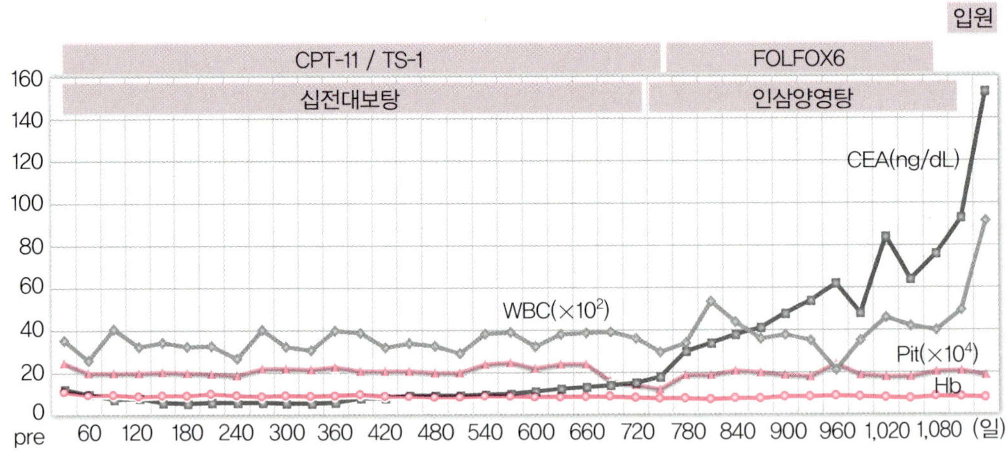

그림 3-2 증례 제시

80세, 남성, 복막 파종(P3) 증례. 우결장 절제술 후, 전신 화학요법을 개시. 1st line치료로 2년간 CEA 상승을 억제하였다. 한방약은 십전대보탕을 사용하였고, 혈소판 감소와 2nd line 변경 시에 인삼양영탕으로 변경하였다. 종말기였던 2개월 이외는 외래치료로 시행했고, 화학요법 시작 후 36.9개월 생존하였다.
CEA : 암 태아 항원, WBC : 백혈구수, Pit : 혈소판수, Hb : 헤모글로빈 (문헌 10)에서 인용

씩 복용한 후 2일 휴약하도록 했다. 경과를 그림 3-2에 표시하였다. 화학요법 전 CEA수치는 12.5ng/dL였으나, 화학요법에 의해 20개월간 전 수치를 상회하지는 않았다. 1st line 화학요법 시행 중, 혈액독성 등으로 치료를 연기한 횟수는 8회로, 1~2주 휴약한 후 다음 치료를 할 수 있었다. 치료 시작 후 23개월째에 CT에서 간 전이를 확인하였다. 또한, 혈소판 감소 경향을 보였기 때문에 한방약을 인삼양영탕으로, 2nd line 화학요법으로 modified FOLFOX6(mFOLFOX6)로 변경하였다. 본 치료 9개월간 혈액독성으로 5회의 치료연기가 필요했으나, 전신상태는 양호했다. 하지만 사망 4개월 정도 전부터 복수의 저류, 그로 인한 식욕부진, 요통이 나타나 화학요법을 종료하였다. 자택에서 생활했으나 마지막 2개월간은 입원 치료를 하였다. 본 증례는 80세 이상의 초고령 대장암 증례로 36.9개월 생존을 이루어냈다. 특필할만한 효과가 한방약 병용으로 얻어졌을 가능성이 있다고 생각한다.

원격 전이가 있는 대장암에 대한 원발병소 절제 후 전신화학요법과 십전대보탕, 보중익기탕, 소시호탕 병용치료에 대한 보고를 2009년 미국 임상종양학회(ASCO)에서 했다[11]. 그 후 증례를 추가하여 134례를 보고했다[12](그림 3-3). 한방약 병용 증례는 47례(한방약군), 비병용증례 87례(대조군)였다. 한방약은 십전대보탕, 보중익기탕, 소시호탕을 사용했다. 한방약 사용에 대해서는 항암제 치료 설명과 동시에 설명했고, 병용의 유무는 환자가 선택하였다. 한방약군의 1, 2, 3년 생존율은 각각 75, 44, 36%로, 대조군의 62, 4.0%에 비해 유의하게 양호했다($P < 0.05$).

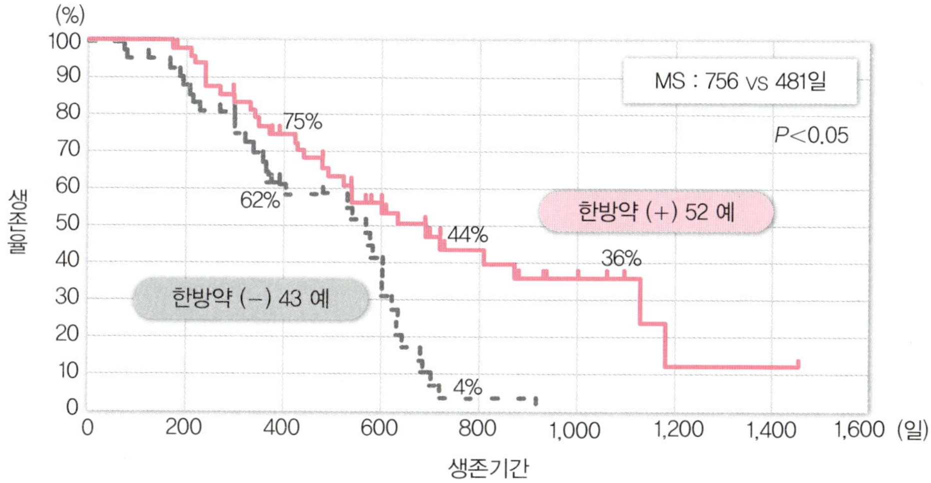

그림 3-3 절제불능 대장암에 대한 한방약 병용의 유무에 따른 생존곡선

한방약 병용을 통한 생존기간의 연장을 확인하였다. (문헌 12)에서 인용

한방약은 기초적 연구에서 밝혀져 있듯이 세포 레벨에서 유용한 직접작용이나 간접작용을 가지고 있다. 이러한 작용을 통해, 암 환자에서 수술 후 유해사고를 경감시키거나, 생체환경을 개선할 수 있으며, 이것을 통해 암 환자의 생존기간 등에 대한 치료 효과를 얻을 수 있었다. 이렇게 한방치료는 앞으로의 암 치료에서 중요한 역할을 담당할 가능성을 가진 흥미로운 분야 중 하나라고 생각한다.

(사사키 아키라/오노 케이스케/시바타 임인)

참고문헌

1) 国立がん研究センターがん対策情報センターがん情報　情報サービス「がんの統計」編集委員会：がんの統計10Available from :〈http://ganjoho.jp/public/statistics/backnumber/2010jp.html〉updated Jan 19, 2011.

2) 佐々木一晃, ほか：漢方薬による大腸癌術後免疫能賦活化と肝転移抑制効果について. Prog Med, 12 : 1652-1655, 1992.

3) Iijima K, et al. : Juzentaiho-to, a Japanese herbal medicine, modulates type 1 and type 2 T cell responses in old BALB/c mice. AmJ Chin Med, 27 : 191-203, 1999.

4) Ohnishi Y, et al. : Oral administration of a Kampo (Japanese herbal) medicine Juzen-taiho-to inhibits liver metastasis of colon 26- L5 carcinoma cells. Jpn J Cancer Res, 89 : 206-203, 1998.

5) Utsuyama M, et al. : Immunological restoration andanti-tumor effect by Japanese herbal medicine in aged mice. Mech Ageing Dev, 122 : 341-352, Elsevier, 2001.

6) 西舘敏彦, ほか：大腸癌術後化補助療法における十全大補湯の有効性の検討（中間報告). 日本癌治療学会抄録集, 東京, 2007.

7) 佐々木一晃，ほか：癌化学療法と漢方診療．外科治療，97 : 504-510, 2007.
8) 斎藤信也，ほか：胃癌・大腸癌の手術侵襲に対する漢方補剤TJ-41の効果について．日臨外会誌，67：568-574，2006.
9) 日本東洋医学会EBM特別委員会 編：漢方治療におけるエビデンスレポート．日東医誌，56別冊．2005.
10) 佐々木一晃，ほか：漢方薬による転移性肝癌の抑制．癌の臨床，48 : 171-176, 2002.
11) Sasaki K, et al. : Can Kampo medicine prolong the life of metastatic colorectal cancer (MCRC) patients with chemotherapy? J Clin Oncol 27 : (suppl ; abstre18120), ASCO, 2009.
12) 佐々木一晃，ほか：癌化学療法や放射線療法に併用する漢方薬治療．外科治療，103 : 584-589, 2010.

4 Fluorouacil 계약의 부작용 대책

1 암 약물치료 시 한방치료의 기본적 사고방식

부작용 진단은 서양의학적으로 시행하며, 유효한 약물요법이 존재할 경우에는 그것을 우선시하나, 근본적인 치료법이 없거나 효과가 적다고 여겨질 경우에 한방치료를 선택한다. 한방의학적 약물치료를 요하는 진행암은 「음허증(陰虛證)」의 상태라고 생각한다. 그래서 체력저하를 보하는 인삼, 황기, 건강, 부자 등의 「보제(補劑)」를 통해 체력이나 면역력을 높이며, 대사를 촉진시키는 「온열약(溫熱藥)」을 사용하게 된다.

보제 구성약물 중 핵심은 인삼과 황기이며, 인삼은 「비폐(脾肺)」 곧 소화흡수기능 및 전신 기 흐름을 촉진한다. 황기는 기(氣)를 전신에 공급하는 작용을 가진다. 보제는 소화흡수기능을 개선하며, 전신의 영양상태를 개선하여 면역기능을 높이고, 생체방어기구의 회복과 치유촉진을 돕는다.

약물 치료 부작용 경감을 목적으로 한 한방치료도 이상의 점에 유의하여 시행한다.

2 Fluorouacil계 약제

대사길항제는 예로부터 암 약물치료에 사용되어 왔다. DNA 및 RNA 합성에 필요한 효소의 저해가 기본적 작용 기전이다. 암 세포 자신뿐 아니라, 증식세포에 강한 활성을 보이며, G1-S기 세포주기 특이적으로 작용하므로 골수나 소화관 점막에 독성을 보인다.

피리미딘(pyrimidine) 길항제의 대표가 fluorouacil(5-FU)이며, 현재도 대부분 암의 기본적 약제로 사용된다. 경구 fluorinated pyramidine제로서 5-FU의 prodrug인 tegafur/uracil(UFT®), tegafur/gimeracil/oteracil(TS-1®)이나 capecitabine(Xeloda®)이 개발되었고, 여러 암에 널리 사용되고 있다.

주요 독성 발현부위는 골수와 소화관 점막이며, 백혈구 감소 등의 골수독성, 식욕부진,

설사, 전신권태감, 오심 · 구토, 구내염 등 소화기 증상, 색소침착이나 탈모, 수족증후군 등의 부작용도 있다.

3 암 약물치료 부작용 경감을 목표로 사용하는 대표적 처방

Flourouacil계 약제 부작용 경감에 사용되는 처방에 대하여 서술하겠다.

■ 십전대보탕

원래 병후나 수술 후, 만성 질환 등에서 체력이나 기력이 쇠약해진 증례에 사용되어왔다. 피로권태감이 현저하며, 빈혈이나 안색불량, 피부건조, 도한(盜汗), 구강 내 위화감, 미열 등의 증상을 호소하는 증례에 응용되었다. 상복부에 대동맥의 박동(臍上悸)이 느껴지며, 맥은 약한 경우가 많다.

보중익기탕, 인삼양영탕과 나란히 3대 보제에 해당한다. 기허(氣虛)에 사용하는 사군자탕과 혈허(血虛)에 사용하는 사물탕의 합방에 황기와 계피를 가한 처방이다. 따라서 현저한 기허와 혈허를 보이는 경우에 사용된다. 구성 약물의 약리작용으로는 계피, 천궁, 당귀에 TNF(tumor necrosis factor) 활성증강작용이, 당귀와 복령에 면역부활작용이, 황기에 면역 조정작용이 있다는 것이 알려져 있다.

Flourouacil계 약제를 함유한 regimen에 십전대보탕을 병용한 임상시험을 소개한다. 곤노 등은 위암 수술 후 stage I~III의 치유 절제 후 보조화학요법으로서 UFT®를 복용한 환자 23명을 대상으로 십전대보탕 병용 유무에 따른 랜덤화 비교 시험(RCT)을 시행했다. 병용군에서는 비병용군에 비해 suppressor T세포의 비율이 3개월간 저하되었고, 세포장애성 T세포가 1개월 후에 증가했으며, 식욕부진, 전신권태감 등의 자각증상이 개선되어, 십전대보탕의 유용성이 증명되었다고 보고하였다[1].

야마다는 암 수술 후 환자 94명을 대상으로 5-FU 경구 보조 화학요법제 투여에 십전대보탕 병용 유무 RCT를 시행하였다. 전 증례 및 stage I과 II 증례의 5년 생존율이 비병용군(n = 9) 22%와 0%로 병용군(n = 8) 87%와 25%에 비해 유의하게 높았다. 이 결과는 소수 증례였지만, 십전대보탕이 생존기간에 영향을 준다는 의미에서 매우 큰 임팩트를 가진 임상시험이다. 다만, 화학요법 부작용 경감 그 자체에 대한 평가는 없었다[2].

도다 등은 대장암 환자 수술 전 · 수술 후에 테가푸르(tegafur) 서방정을 투여한 44명을 대상으로 십전대보탕 병용 유무 RCT를 시행했다. 병용군에서는 암종조직 내 5-FU 농도가 상승하였나, 정상조직 내에서는 저하되는 tegafur의 종양 선택성이 향상되었다. 십전대보탕의 약물 대사 효소 작용 수사(修辭)가 시사되는 흥미 깊은 연구 결과였다. 게다가 병용군에서는 간장애 억제효과가 있어, 부작용 발현시기 지연도 나타났다[3].

고사카 등은 UFR®을 이용한 화학요법을 시행하는 위암, 대장암, 유방암 수술 후 환자 284명을 대상으로 십전대보탕 병용 유무 RCT를 시행하여, 항암제 부작용의 발현, QOL(quality of life)을 문진으로 조사, 평가하였다. 대장암의 경우, 병용군에 부작용 발현율이 낮았고, 부작용에 의해 휴약하는 증례가 위암, 대장암 병용군에서 적었다. 통계학적으로 유의한 차는 없었으나, 십전대보탕에는 부작용 경감 효과, QOL 개선효과가 있다고 결론지었다[4].

구로카와 등은 fluorinated 피라미딘(pyramidine)계 경구 항암제를 복용하고, 식욕부진을 보인 위암, 대장암, 담낭암, 유방암 환자 총 88명, 위암 수술 후 환자 23명을 대상으로 증례집적연구형식을 이용해 면역학적 검토를 시행했다. 십전대보탕의 식욕부진 개선도는 83%였고, 식욕 이외의 변화로는 오심 · 구토의 감소, 권태감 · 위부불쾌감의 개선을 보였다. 환자 혈청 첨가 마우스 림프구 유약화 반응에서는 투여 후 상승 경향을 보였다. TNF 활성은 조기 암에서 투여 후 활성을 보였으나, 전체적으로는 하강 경향을 보였다. LAK(lymphokine activated killer) 활성은 일정 경향을 보이지 않았고, 2-5AS(oligoadenylate synthetase) 활성은 투여 후 유의하게 저하 양상을 보였다[5].

십전대보탕은 기본적으로 기허 + 혈허 병태에 사용하는 방제이며, 지황에 의한 식욕부진, 오심 · 구토 또는 설사 등의 부작용이 있으므로 주의할 필요가 있다. 감초에 의한 저칼륨혈증, 가성 알도스테론혈증, 근육병증에도 충분히 주의를 기울여야 한다.

■ 보중익기탕

허약체질이나 만성질환, 수술 후 체력이 저하된 상태에 사용되어 왔다. 복벽(腹壁)의 긴장이 약하며, 상복부에 대동맥 박동이 느껴지며 흉협고만(胸脇苦滿)이 있고, 진수음(振水音)을 보이는 증례에 좋다. 맥은 약하며, 전신권태감이 심하고, 기력저하와 같은 기허(氣虛)가 심한 경우에 사용된다. 일찍이 결핵 환자들에게 처방되었는데, 그 배경에 기도계 문제를 가지고 있는 경우에 적용되었다.

보중익기탕의 약리작용으로 병후나 수술 후 체력저하 시, 또는 감염 시 면역개선작용, 발암상태의 생체방어수복작용 등이 보고되어 있다.

나가오 등은 유방암 수술 후 테가푸르(tegafur) 투여 환자 26명을 대상으로 보중익기탕 복용 유무 RCT를 시행하였다. 테가푸르 복용에 의해 부작용이 있던 증례 중, 보중익기탕 복용군에서 면역부활작용(림프구 유약화 시험의 변화율)을 확인할 수 있었고, 비복용군 보다 장기간 테가푸르 복용이 가능했다고 결론지었다[6].

오오하라 등은 위암, 대장암, 유방암, 기타 암에서 테가푸르를 투여한 178명의 환자를 대상으로 보중익기탕 병용군, 뒤에 언급할 인삼양영탕 병용군, 테가푸르 단독군 3군으로 나누어 RCT를 진행했다. 자각증상, 타각증상 및 전신개선도 모두, 한방약 투여군은 대조군에 비해 유의한 개선을 보였다. 항암제 부작용은 한방약 투여군에서도 나타났으나 중대하지는 않았다. 보중익기탕군의 경우, 자각증상 추이에서 식욕부진 개선이 확인되었다[7].

아베는 수술 후 fluorinated pyramidine계 경구 항암제를 이용한 화학요법을 시행한 위암, 대장암, 췌장암, 유방암, 갑상선암 총 30명을 대상으로 한 증례집적연구에서 식욕부진 등의 부작용 전반개선도를 83.3%로 보고하였다. 또한, 보중익기탕 투여 후에 혈색소량과 헤마토크리트(hematocrit) 수치의 유의한 상승을 보였다[8].

보중익기탕은 피부건조나 빈혈 등 혈허(血虛)증상 없이, 말에 힘이 없고, 의욕이 없는 듯한 기허(氣虛)증상이 심한 경우, 식욕부진이 심한 경우에 사용하면 좋다. 감초에 의한 가성 알도스테론 혈증이나 근육병증에 유의해야 한다. 황기에 의한 발진 등 과민증상이 나타나는 경우도 있다. 또한, 간질성 폐렴에도 주의해야 한다.

■ 기타 처방

인삼양영탕은 체력저하, 심한 피로감, 식욕부진, 소모성 질환이나 허약체질의 수소(愁訴)에 사용된다. 복력(腹力)이 약한 증례에 맞다. 십전대보탕의 variation 중 하나이며, 호흡기 증상에 맞는 오미자와 중추작용을 가진 원지가 가해져 있어, 기침이나 불안, 불면을 호소하는 증례에 적용할 수 있다.

스기마치는 fluorinated pyramidine계 항암제를 보조화학요법으로 투여받은 stage I~IV의 위암환자 46명을 대상으로 인삼양영탕 병용 유무 RCT를 시행했다. 병용군은 대조군과 비교하여 백혈구수의 감소효과와 전신상태 개선효과를 보이지는 않았으나, 적혈구수와 혈소판수 감소억제효과를 보였다[9].

오오하라 등은 전술한 임상시험에서 테가푸르(tegafur) 투여 환자에서 인삼양영탕 병용군은 오심 · 구토, 便通不定, 의욕항진, 피로권태감의 개선을 보였다고 보고하였다[7]. 또한, 인삼양영탕 투여 시에도 가성 알도스테론혈증, 근육병증이나 간기능장애에 대한 주의가 필요하다.

반하사심탕이 이리노테칸(irinotecan)의 지연성 설사를 예방하는 것으로 알려져 있다. 히비 등은 전이성 위암 · 대장암 환자를 대상으로, TS-1®과 이리노테칸을 사용한 화학요법을 시행한 20례를 반하사심탕 투여 유무로 RCT를 시행했고, QOL 스코어 변화를 보았다. 병용군에서 QOL 스코어의 저하가 경감되어, 지지요법으로서 반하사심탕이 유용함을 확인할 수 있었다[10].

근래, 육군자탕의 그렐린(ghrelin) 분비촉진작용이 밝혀져, 식욕증진 메커니즘이 밝혀졌다. 세이케 등이 식도암 화학요법 도중 발생한 식욕부진, 오심 · 구토에 대한 육군자탕 효과를 보고하였다[11].

피부증상 부작용에 대해서는 사토 등이 카페시타빈(capecitabine)에 의한 수족증후군에 월비가출탕과 사물탕 투여로 확연하게 개선되었던 증례[12]를, 사이토가 fluorouacil에 의한 피부염에 가미소요산이 유효했다는 증례[13]를 보고하였다.

Flourouacil계 약제 부작용 경감에 사용되는 대표적 한방 처방에 대해 서술하였다. 다중 약물 병용요법이 널리 사용되고 있는 현실에서, 약물 치료 시 「증(證)」이 반드시 드러나지는 않는다. 그렇지만, 개개의 증례에 대해 가능한 한 한방적 진찰을 시행하여 수증치료(隨證治療)를 시행한다면 좋을 것이다. 거기에 수증치료 요소도 가미한 임상연구를 기획한다면 보다 높은 근거 구축에 도움이 될 것이다.

(오타 게이치로)

참고문헌

1) 今野弘之，ほか：胃癌術後補助化学療法における十全大補湯併用による免疫能改善効果. Biotherapy, 11：193-199, 1997.
2) 山田卓也：胃癌における5-FU経口剤と十全大補湯（TJ-48）の併用効果に関する無作為比較試験. Prog Med, 24：2746-2747, 2004.
3) 戸田智博，ほか：大腸癌に対するTegafur徐放性製剤（SF-SP）と十全大補湯（JTX）の術前および術後併用療法の検討—とくに組織内濃度とThlymidine Phosphorylase（TP）活性について—. 癌の臨床, 44：317-323, 1998.
4) 小坂昭夫，ほか：抗癌剤副作用軽減効果に対するツムラ十全大補湯（TJ-48）の有用性とQOLに及ぼす影響. Prog Med, 14：2259-2264, 1994.
5) 黒川胤臣，ほか：十全大補湯による抗癌剤副作用防止効果および臨床免疫学的検討. Biotherapy, 3：789-795, 1989.
6) 長尾和治，ほか：テガフールと補益剤併用療法の検討. 東方医学, 14：63-71, 1998.
7) 大原　毅，ほか：補中益気湯，人参養栄湯のテガフールとの併用療法に関する有用性の検討. 薬理と治療, 21：4423-4434, 1993.
8) 阿部憲司：癌術後化学療法時の副作用に対する補中益気湯の効果. Prg Med, 9：2916-2922, 1989.
9) 杉町圭蔵：胃癌術後補助化学療法における人参養栄湯の有用性に関する研究. 臨床と研究, 72：454-458, 1995.
10) 日比　聡，ほか：転移性胃癌・大腸癌患者に対するS-1/ Irinotecan療法における半夏瀉心湯の臨床効果. 癌と化学療法, 36：1485-1488, 2009.
11) 清家純一：食道癌と六君子湯　癌化学療法で発現した食欲不振，悪心・嘔吐に対する六君子湯の効果. 漢方医学, 34：12-13, 2010.
12) 佐藤泰昌，ほか：カペシタビンによる重度の手足症候群に対し漢方薬の著効により抗癌薬治療を完遂できた1例. 漢方医学, 34：376-378, 2010.
13) 斎藤和哉：フルオロウラシルによる皮膚炎に加味逍遙散が有効であった1例. 漢方医学, 26：135, 2002.

5 시스플라틴(cisplatin) · 카보플라틴(carboplatin) 부작용에 대한 대책

1 시스플라틴(cisplatin)과 카보플라틴(carboplatin) 부작용

현재, 암 화학요법의 주역은 백금착화물인 시스플라틴(cisplatin; CDDP)과 카보플라틴(carboplatin; CBDDCA)이다. 이 약제들은 항종양효과도 강하면서 부작용도 심해, 그 대처에 고심하는 경우가 많다.

시스플라틴 첨부 문서에는 중요한 기본적 주의사항으로 오심 · 구토, 식욕부진 등의 소화기 증상은 거의 전례에서 일어나며, 급성 신부전 등의 신장애, 골수억제 등의 중대한 부작용이 일어나는 경우가 있으므로 환자상태를 충분히 관찰하고, 부작용이 확인되는 경우에는 적절한 처치를 시행하도록 기재되어 있다. Dose limiting factor는 신장애(腎障碍)이다.

카보플라틴 첨부문서에는 중요한 기본적 주의사항으로 골수억제 등의 중대한 부작용이 일어나는 경우가 있으므로 적절히 임상검사를 시행하는 등, 환자상태를 충분히 관찰할 것이라고 기재되어 있다. Dose limiting factor는 혈소판 감소이다.

2 시스플라틴(cisplatin) 신장애에 대한 시령탕의 효과

시령탕은 체력 중등도이며 흉협고만(胸脇苦滿; 心窩部부터 季肋部에 걸쳐진 苦滿感 및 저항, 압통)이 있고, 구역, 식욕부진, 소변량 감소, 부종, 단백뇨 등을 동반하는 경우에 사용된다. 마치 시스플라틴 부작용 발생 시에 사용하기 위해 만들어진 느낌이 있다.

그래서 저자 등[1)]은 시스플라틴 투여 전일부터 시령탕 엑기스를 1일 9g으로 15일간 투여한 폐암 환자 10례를 시령탕군으로 하고, 시령탕 비투여 16례를 대조군으로 설정한 후, 시스플라틴 투여 후 신장애에 대하여 검토했다.

그 결과, 대조군에서는 시스플라틴 투여 3일째에 BUN이 평균 26.5mg/dL, 7일째에 평균 25.4mg/dL로 상승하였으나, 시령탕군에서는 3일째, 7일째 모두 정상치 기준 20mg/dL를 넘기지 않았다(그림 5-1).

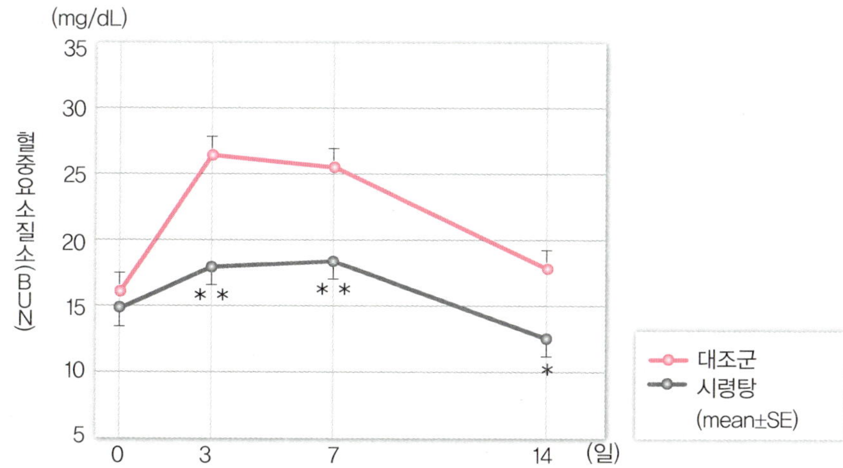

그림 5-1 시스플라틴(cisplatin) 신장애에 대한 시령탕의 효과
* $P < 0.05$; ** $P < 0.01$ vs 대조군 (문헌 1)에서 인용

또한 대조군에서는 시스플라틴 투여에 의해, Ccr(creatinine clearance)의 저하, NAG (N-acetyl-β-D-gluosaminidase) 상승이 일어났으나, 시령탕군에서는 그러한 변동이 유의하게 억제되었다.

이상의 결과를 통해, 시령탕은 시스플라틴 신장애를 경감킨다는 것을 확인할 수 있었다.

시령탕 이외의 한방약으로는 십전대보탕이 마우스 실험에서 시스플라틴에 의한 BUN 상승을 경감시켰다는 보고가 있다. 신독성을 경감시키는 성분은 sodium aurothiomalate이며, 이 성분은 당귀에 가장 많이 함유되어 있다고 보고되어 있다[2].

3 카보플라틴(carboplatin) 골수억제에 대한 십전대보탕의 효과

십전대보탕은 허증(虛證)으로 전신 쇠약이 심하고, 위장 움직임도 약해지며, 빈혈이고, 피부는 건조하여 열상(熱狀)이 없는 경우에 사용되며, 유명한 한방 빈혈치료약이다.

저자 등[3]은 폐암 환자 10례를 대상으로 1쿠르(kur)째에는 십전대보탕을 투여하지 않고, 2쿠르(kur)째에는 카보플라틴 투여 전일부터 십전대보탕 엑기스를 1일 7.5g으로 21일간 투여하고, 카보플라틴 골수억제에 대하여 검토를 시행했다.

그 결과, 헤모글로빈(Hb)의 카보플라틴 투여 전 수치와 투여 후 최저치의 차에서 1쿠르째에는 평균 3.1g/dL 감소하였으나, 2쿠르째에는 평균 1.4g/dL만 감소되어, 헤모글로빈 감소가 유의하게 억제되었다. 백혈구 및 호중구의 최저수치는 1쿠르째에는 평균 2,230/μL, 740/μL, 2쿠르째에는 평균 2,960/μL, 1,220/μL로 백혈구 및 호중구 감소가 유의하게 억제되었다. 혈소판 감소도 유의하게 억제되었다(표 5-1).

표 5-1 카보플라틴(carboplatin) 골수 억제에 대한 십전대보탕 효과

	1 kur*	2 kur**	*P* 수치
Hb(치료전수치 – 최저치)(g/dL)	−3.1 ± 0.3	−1.4 ± 0.2	< 0.05
백혈구(최저치)(/μL)	2,230 ± 210	2,960 ± 290	< 0.05
호중구(최저치)(/μL)	740 ± 100	1,220 ± 190	< 0.05
혈소판(최저치)(× 10^4/μL)	5.7 ± 0.1	9.0 ± 1.5	< 0.05

* 십전대보탕 병용 안함 ** 십전대보탕 병용함 (문헌 3)에서 인용

표 5-2 혈소판(Pt)의 혈중농도*(ng/mL)

증례	병용약 없음	십전대보탕
1	8,860	20,400
2	11,300	13,600
3	8,130	14,100

* : 2시간 점적 종료 시 (문헌 3)에서 인용

게다가 3례에서 혈소판(Pt) 혈중농도 측정을 한 결과, 병용약이 없던 1쿠르째 혈중농도는 각기 8,860ng/mL, 11,300ng/mL, 8,130ng/mL였다. 십전대보탕을 투여한 2쿠르째에는 혈중농도가 상승하여 20,400ng/mL, 13,600ng/mL, 14,100ng/mL로 나타났다(표 5-2).

이상의 결과로부터 십전대보탕은 카보플라틴 골수억제를 유의하게 경감시킨다는 것을 알 수 있었다. 동시에 카보플라틴 혈중 농도를 높여, 항암제 효과증강작용도 기대할 수 있다는 것 역시 알 수 있었다.

후지와라 등[4]도 부인과 악성종양에 대한 카보플라틴과 도시탁셀(docetaxel) 병용요법 시 십전대보탕을 투여하면, 골수억제를 경감시킬 수 있다고 보고하였다.

십전대보탕 이외의 한방약 중 인삼양영탕이 시스플라틴 유발성 혈소판 감소를 경감시킨다는 보고[5]가 있었다. 그 작용기전은 인삼양영탕이 직접적으로 골수간세포 레벨에 작용하는 것뿐 아니라, 골수미소환경을 매개로 간접적 영향을 주는 것으로 생각되고 있다.

4 시스플라틴(cisplatin)으로 인한 오심 · 구토, 식욕부진 등 소화기 증상에 대한 한방약의 효과

암 화학요법 시 전신권태감, 식욕부진, 기분불량에 보중익기탕이 유효하다는 보고가 있다(그림 5-2)[6, 7]. 그 외, 십전대보탕[8] 오령산[9], 육군자탕[10]도 시스플라틴에 의한 식욕부진, 오심 · 구토 경감에 유효하다고 보고되어있다.

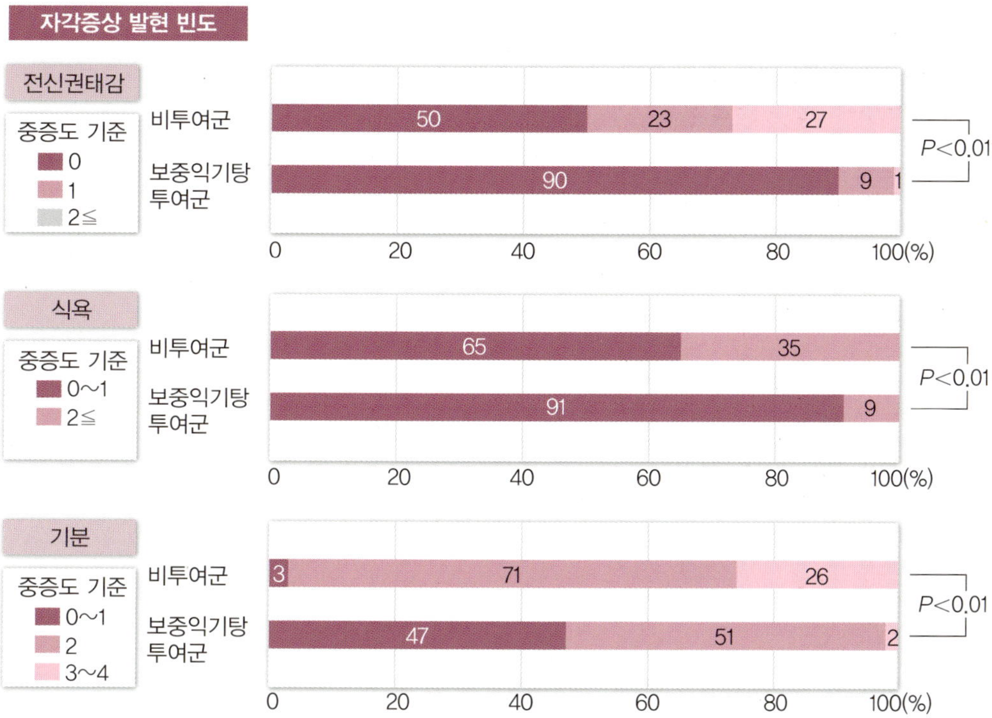

그림 5-2 보중익기탕의 폐암 화학요법 시 부작용 예방효과

검정방법 : U검정 및 x^2 검정

(문헌 6)에서 인용

5 항암제 부작용 경감을 목적으로 한 한방약의 복용시기

우리의 경험[1, 3]과 동물실험[11] 모두에서 항암제 투여와 동시 또는 그 전에 투여하는 경우에는 신장애나 골수억제 등의 부작용을 경감시켰으나, 항암제 투여 후에는 거의 독성을 경감시키지 못했다. 복약 지도 시에 늦어도 항암제 투여 전일부터 복용하도록 지도해야 한다.

특히, 오심 · 구토가 일어난 후에는 한방약 그 자체의 복용이 힘들어지기 때문에 항암제 투여 전부터 복용하도록 하는 것이 좋다.

6 항암제 부작용 경감을 목적으로 한 한방약 선택의 포인트

항암제 부작용 경감을 목적으로 한방약을 선택할 때, 시스플라틴(cisplatin) 신장애에 대해서는 시령탕 외에 보중익기탕, 십전대보탕, 인삼양영탕 등 보제를 선택하는 경우가 많다. 이 3제에 대한 비교시험은 아직 시행되지 않았다. 한방적으로는 우선 보중익기탕을 선택하고, 암의 진행과 동시에 기력이나 체력이 저하되는 경우에는 십전대보탕을 선택하며, 보다 전신상태가 악화되면 인삼양영탕을 선택하는 순서로 치료한다.

7 증례

■ 증례 1

68세, 남성, 폐암(腺癌), stage IV. 시스플라틴(cisplatin) 투여 전날부터 시령탕 엑기스제 1일 9g으로 15일간 투여하였다. 그 결과, 시스플라틴 투여 전 BUN은 15mg/dL, 3일째는 19mg/dL, 7일째에는 18mg/dL이었으며, 3일째, 7일째 모두 정상치인 20mg/dL를 넘기지 않아, 시령탕이 cisplatin 신장애를 예방한 것을 확인할 수 있었다. 또한, 오심 · 구토, 식욕부진 등의 소화기 증상도 거의 일어나지 않았다.

■ 증례 2

58세, 남성, 폐암(소세포암, extensive disease). 카보플라틴(carboplatin)과 에토포시드(etoposide) 병용요법을, 1쿠르(kur)째에는 십전대보탕을 투여하지 않고, 2쿠르째에는 카보플라틴 투여 전날부터 십전대보탕 엑기스를 1일 7.5g으로 21일간 투여하였다. 그 결과, 헤모글로빈(Hb)의 카보플라틴 투여 전 수치와 투여 후 수치 차가 1쿠르째에는 3.8g/dL 감소하였으나, 2쿠르째에는 1.2g/dL만 감소하여, 헤모글로빈 감소가 유의하게 억제되었다. 백혈구, 호중구, 혈소판 최저치는 1쿠르째에 2,030/μL, 700/μL, 4.8×10^4/μL이었으며 2쿠르째에는 2,800/μL, 1,100/μL, 9.2×10^4/μL로 백혈구, 호중구 및 혈소판 감소가 유의하게 억제되었다. 게다가 오심 · 구토, 식욕부진 등 소화기 증상도 대부분 일어나지 않았다.

(오키모토 지로)

참고문헌

1) Adelsberger H, et al. : The chemotherapeutic oxaliplatin alters voltage-gated Na (+) channel kinetics on rat sensory neurons. Eur J Pharmacol, 406 (1) : 25-32, 2000.
2) de Gramont A, et al. : Leucovorin and fluorouracil with or without oxaliplatin as first-line treatment in advanced colorectal cancer. J Clin Oncol, 18 (16) : 2938-2947, 2000.
3) Gamelin L, et al. : Prevention of oxaliplatin-related neurotoxicity by calcium and magnesium infusions : a retrospective study of 161 patients receiving oxaliplatin combined with 5-Fluorouracil and leucovorin for advanced colorectal cancer. Clin Cancer Res, 10 (12) : 4055-4061, 2004.
4) 進藤吉明, ほか : 牛車腎気丸によるOxaliplatin関連末梢神経障害の軽減効果についての検討. 癌と化学療法, 35 (5) : 863-865, 2008.

5) Yoshiaki Shindo, et al. : Care by Kampo medicine for toxicities of colorectal cancer chemotherapy : Effect of Goshajinkigan (TJ-107) and powdered processed aconite root (TJ-3023) on oxaliplatin-related neurotoxicity, and effect of Hangeshashinto (TJ-14) on CPT-11-related diarrhea. ASCO-GI : Abstract No : 601, ASCO, 2011.
6) Yoshiaki Shindo, et al. : Reduction of oxaliplatin-ralated neurotoxicity by Gosha-jinki-gan and powdered processed aconite root. ASCO-GI : Abstract No : 413, ASCO, 2010.
7) Yoshiaki Shindo, et al. : Japanese Traditional KAMPO Medicine Reduce Toxicities with Colorectal cancer Chemotherapy. [Reduction of Oxaliplatin-Related Neurotoxicity by Goshajinkigan, Powdered processed aconite root and Reduction of CPT-11-Related Diarrhea by Hangeshashinto]. GI-ESMO : Abstract No : 375, ESMO, 2011.
8) 後藤和宏：牛車腎気丸の抗侵害受容作用機序　ダイノルフィンと一酸化窒素の関与. ペインクリニック, 19(8) : 1179-1185, 1998.

6 옥살리플라틴(oxaliplatin) 부작용에 대한 대책

1 옥살리플라틴(oxaliplatin)과 말초신경장애

신규 항암제, 분자표적제에 의해 대장암 화학요법의 성적이 확실히 향상되었다. 옥살리플라틴(oxaliplatin)은 제3세대 platina(백금)제제로 시스플라틴(cisplatin) 등과는 다른 화학구조를 가지고 있다. 암에 대한 작용은 시스플라틴과 비슷하며, 2체 DNA쇄 사이에 들어가, DNA 합성을 저해한다. 옥살리플라틴은 이리노테칸(irinotecan) 및 5-FU와 함께, 대장암 치료의 「표준 3제」에 포함된다. 옥살리플라틴의 승인과 함께 FOLFOX요법도 일본에서 시행할 수 있게 된 것이 7년 경과했다. 옥살리플라틴은 알레르기반응과 말초신경장애 부작용이 지속적이며, 종종 대처에 고심하게 된다. 이번 회에서는 말초신경장애에 대한 대처법을 검토하겠다.

2 말초신경장애란

옥살리플라틴(oxaliplatin)의 말초신경장애는 급성기와 만성기 독성으로 나누어진다. 말초신경장애의 발생기전 중 하나가 다음 가설이다. 척수후근 신경절에는 혈관신경관문(blood-nerve barrier)이 결여되어 있어, 항암제 등의 유해물질이 말초신경에 쉽게 진입할 수 있다. 따라서 체내에 정주된 옥살리플라틴 그 자체나 해리된 옥살산(oxalic acid)이 척수후근신경절에 축적된다. 그것이 Na 채널의 특정 isoform에 작용하여 채널의 장기 개방에 의한 탈분극상태가 된다. 그리고 지속 감각신경세포의 흥분상태가 항진되어 말초신경장애 생긴다고 생각되나 상세한 기전은 밝혀지지 않았다[1]. 급성기에는 냉수를 마실 때 후두에 저림을 느끼거나, 찬 것에 닿았을 때, 손가락에 찌릿하는 저림을 느끼는 경우가 많다. 급성기 저림은 찬 것에 가능한 닿지 않게 하는 것으로 어느 정도 대응이 가능하다. 하지만 만성기 저림에 대해서는 현 시점에서 확립된 예방법이나 치료법은 없다. 옥살리플라틴은 체내 축적 정도에 따라 장애 정도가 현저해진다. 말초신경장애에 의한 기능장애는 누적 투여량 850mg/m²에서 약 10%, 1,020mg/m²에서 약 20%로 보고되어 있다[2]. 결국, 화학요법을 누적 시행할수록 말초신경장애 출현 가능성이 높아진다는 것이다. 따라서 장애가 시작되는 단계에서 조기에 상태를 파악하여 무리한 투여를 하지 않도록 하는 것이 제일 중요하다.

3 옥살리플라틴(oxaliplatin)에 의한 말초신경장애에 대한 대책

말초신경장애 대책으로서 글루콘산칼륨(potassium gluconate)과 마그네슘 투여[3], 옥시코돈(oxycodone), 프레가발린(pregabalin) 등이 유효하다는 보고도 있으나 확실한 것은 아니다. 옥살리플라틴(pxaliplatin)을 일정기간 투여한 후, 일정기간 투여를 중지하고, 그 후 다시 재개하는 이른바 stop and go도 OPTIMOX-1 study로 보고되어 있으나, 일본인에서는 유효성, 안정성이 아직 확립되어 있지 않다. 현재 platina제제의 중화제인 글루타치온(glutathione)이나 디메스나(dimesna)가 임상 개발 중이나, 주효율에 미치는 영향 등도 불명확하며, 현 단계에서는 아직 임상적으로 사용되지 않는다.

4 왜 우차신기환? 그 기전은?

우리는 옥살리플라틴(oxaliplatin)의 말초신경장애에 우차신기환이 유효하다고 보고해 왔다[4~7]. 의료경제학적으로, 1개월 복약 치료를 시행할 경우, 옥시코돈(oxycodone), 프레가발린(pregabalin) 등보다 우차신기환 쪽이 가격이 싸다. 우차신기환은 지황 5.0g, 우슬 3.0g, 산수유 3.0g, 산약 3.0g, 차전자 3.0g, 택사 3.0g, 복령 3.0g, 목단피 3.0g, 계피 1.0g, 부자 1.0g으로 구성된 한방약으로 그 적응증은 쉽게 피로해하며, 사지가 냉하고, 소변량 감소 또는 다뇨이며 때때로 목마름이 있는 다음 증상 : 하지통, 요통, 저림, 노인의 시야혼탁, 가려움, 배뇨곤란, 빈뇨, 부종 등이다. 주로 비뇨기과 영역에서 자주 사용해 온 한방약이나, 우리는 저림에 대한 적용에 주목하여, 이 한방약을 말초신경 부작용에 대한 대책으로 선택하였다. 우차신기환의 작용기전에 대해서는 서서히 해명되고 있으나, 저림이나 동통에 관해서는 척추 내 카파 오피오이드(κ opioid) 수용체 자극, 통각감지부위에서의 일산화질소(NO) 생산 촉진이라는 2가지 기전, 그리고 NO 생산 촉진에 의한 말초 혈류량 증가작용에 의한 것이라고 보고되어 있다[8]. 자험례에서 우차신기환 복용 전과 복용 후 2시간째의 피부온(thermography)이 손가락 끝에서 약 5.1°C, 발가락에서 약 2.4°C 상승한 것을 확인할 수 있었다(그림 6-1)[5~7].

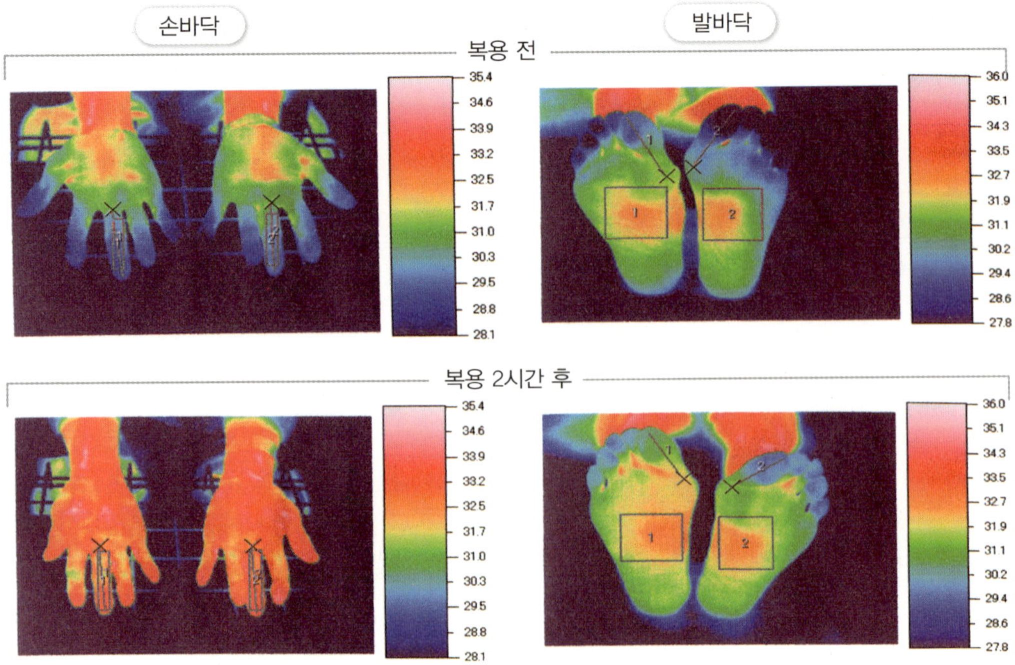

그림 6-1 우차신기환 복용 후 피부온의 변화(thermography)

5 증례

여기에서는 우리가 후향적으로 검토한 우차신기환의 말초신경장애에 대한 효과를 소개한다. 대상은 FOLFOX요법을 시행한 진행성 재발 대장암 환자 98례였다. 우차신기환 투여군(투여군) 48례, 우차신기환 비투여군(비투여군) 50례에 대해서 검토하였다. 평균 연령, 투여군 : 비투여군/66 : 68세, 시행 횟수, 투여군 : 비투여군/4~23 : 4~19사이클, 남녀비, 투여군 20/28례 : 비투여군 23/27례, PS(ECOG) 0/1, 투여군 43/5례 : 비투여군 45/5례, 베바시쭈맵(bevacizumab) 사용량을 상승시킨 증례는 투여군/비투여군 : 25/29례, oxaliplatin relative dose intensity(mg/m^2/week)는 투여군 : 비투여군/39.5 : 38.0, 우차신기환 복용 adherence는 89%, 주효율은 52.1%였으며 CR3, PR23, SD7, PD7, NE8례, 비투여군은 52.0%이며 CR1, PR25, SD8, PD9, NE7례였다(표 6-1). 말초신경장애를 검토해 본 결과, 비투여군에 비해 투여군에서 장애 발현이 유의하게 경감되어 있었다(그림 6-2).

옥살리플라틴(oxaliplatin)을 함유한 regimen을 투여할 경우, 말초신경장애 때문에 투여를 지속하기 어려워지는 증례가 있다. 옥살리플라틴 투여 중지를 통해 증상은 개선되는 것

표 6-1 환자배경

	우차신기환 투여군(n = 48)	우차신기환 비투여군(n = 50)
평균 연령(세)	66	68
남성 : 여성(예)	20 : 28	23 : 27
화학요법 시행 횟수(코스)	4～23	4～19
ECOG PS 0 : PS 1*(예)	43 : 5	45 : 5
Bevacizumab 병용증례(예)	25	29
Oxaliplatin 상대 용량강도 (mg/m²/week)	39.5	38.0
우차신기환 복약 adherence(%)	89	–
주효율(%)	52.0	52.1

* ECOG PS : eastern cooperative oncology group performance status
PS 0 : 무증상으로 사회적 활동이 가능하며, 제한을 받는 것 없이 발병 변과 비슷하게 행동한다.
PS 1 : 경도의 증상이 있으며, 육체노동은 제한을 받으나, 보행, 경노동이나 앉은 상태에서 하는 작업은 가능하다.

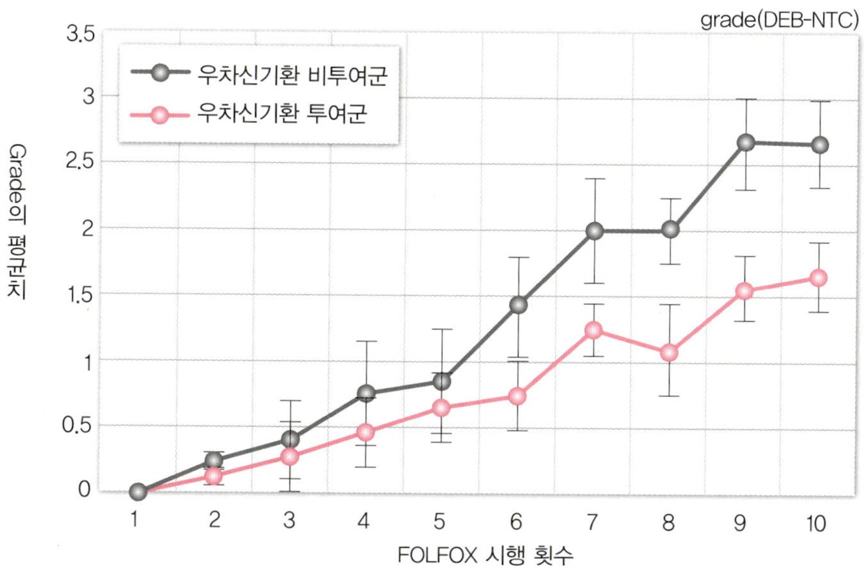

그림 6-2 우차신기환 복용 후 피부온의 변화(thermography)

으로 여기지나, 실제 임상 현장에서는 옥살리플라틴 투여 중지 후에도 장기적으로 말초신경장애를 겪는 환자를 자주 볼 수 있다. 따라서, 옥살리플라틴 투여 중지시기를 놓치지 않는 것이 중요하다.

우차신기환은 필자의 경험상, 말초신경장애가 시작된 후에 복용하는 것보다, 화학요법 시작 시부터 예방적으로 복용하는 편이 효과가 크다.

우리 증례에서는 나타나지 않으나, 한방약 그 자체로도 간기능장애나 신기능장애 등의 부작용을 보이는 경우가 있으므로 주의를 기울여야 한다. 근래, 우차신기환 이중맹검 무작위화 제2상 임상시험(Gone study)과, 이중맹검 제3상 시험(GENIUS)도 시행되어, 그 효과가 전국 다시설 이중맹검 시험을 통해 증명되고 있다. 필자는 우차신기환을 복용시켜도 증상 경감 효과를 보기 어려운 증례에는 우차신기환의 성분 중 하나인 부자(TJ-3023)를 추가함으로써 증상을 경감시켰던 증례를 경험하여, 보고하였는데[5~7], 앞으로 추가적인 검토가 필요할 것으로 생각한다.

(신도 요시아키)

참고문헌

1) Adelsberger H, et al. : The chemotherapeutic oxaliplatin alters voltage-gated Na (+) channel kinetics on rat sensory neurons. Eur J Pharmacol, 406 (1) : 25-32, 2000.
2) de Gramont A, et al. : Leucovorin and fluorouracil with or without oxaliplatin as first-line treatment in advanced colorectal cancer. J Clin Oncol, 18 (16) : 2938-2947, 2000.
3) Gamelin L, et al. : Prevention of oxaliplatin-related neurotoxicity by calcium and magnesium infusions : a retrospective study of 161 patients receiving oxaliplatin combined with 5-Fluorouracil and leucovorin for advanced colorectal cancer. Clin Cancer Res, 10 (12) : 4055-4061, 2004.
4) 進藤吉明, ほか : 牛車腎気丸によるOxaliplatin関連末梢神経障害の軽減効果についての検討. 癌と化学療法, 35 (5) : 863-865, 2008.
5) Yoshiaki Shindo, et al. : Care by Kampo medicine for toxicities of colorectal cancer chemotherapy : Effect of Goshajinkigan (TJ-107) and powdered processed aconite root (TJ-3023) on oxaliplatin-related neurotoxicity, and effect of Hangeshashinto (TJ-14) on CPT-11-related diarrhea. ASCO-GI : Abstract No : 601, ASCO, 2011.
6) Yoshiaki Shindo, et al. : Reduction of oxaliplatin-ralated neurotoxicity by Gosha-jinki-gan and powdered processed aconite root. ASCO-GI : Abstract No : 413, ASCO, 2010.
7) Yoshiaki Shindo, et al. : Japanese Traditional KAMPO Medicine Reduce Toxicities with Colorectal cancer Chemotherapy. [Reduction of Oxaliplatin-Related Neurotoxicity by Goshajinkigan, Powdered processed aconite root and Reduction of CPT-11-Related Diarrhea by Hangeshashinto]. GI-ESMO : Abstract No : 375, ESMO, 2011.
8) 後藤和宏 : 牛車腎気丸の抗侵害受容作用機序　ダイノルフィンと一酸化窒素の関与. ペインクリニック, 19 (8) : 1179-1185, 1998.

7 이리노테칸(irinotecan) 부작용에 대한 대책

1 이리노테칸(irinotecan)에 대하여

이리노테칸(irinotecan; CPT-11)은 캠토테신(camptothecin) 반합성 유도체이며 topoisimerase 1 저해를 통해 핵산 합성 저해작용을 보이는 항암제이다. CPT-11은 넓은 항종양 스펙트럼을 가지고 있어, 폐암, 유방암, 대장암, 악성 림프종 등에 항종양효과를 보이며, 현재, 다른 약제와의 병용요법을 많은 시설에서 시도하고 있다[1, 2].

암 화학요법에 동반되는 부작용은 다양하며, 그 중에서 혈액독성, 비혈액독성 소화기 증상(특히 오심 · 구토)에 대해서는 일본을 필두로 한 세계적 연구 그룹에서 부작용 대책 가이드라인을 속속 발표하고 있다.

CPT-11의 주요 부작용으로는 백혈구 감소, 설사와 전신권태감이 있으며, 이러한 부작용은 화학요법 지속을 중단 · 중지하게 되는 이유이다[3]. 백혈구 감소는 인간 과립구콜로니자극인자(granulocyte colony stimulating factor, G-CSF) 투여를 통해 개선시켜왔다. 설사와 전신권태감에 대한 예방 및 완화책은 아직 충분히 확립되어 있지 않다. 본 항에서는 항암제 CPT-11에 동반되는 설사와 전신권태감에 대한 대책인 반하사심탕과 보중익기탕 같은 한방치료의 역할에 대하여 서술하겠다.

2 이리노테칸(irinotecan) 치료에 동반되는 설사에 대하여

■ 이리노테칸(irinotecan)에 의한 설사에 대하여

암 화학요법에 동반되는 설사는 환자의 QOL 저하, 고도의 탈수, 전해질이상, 신부전, 순환부전 등을 일으키며 증상을 중대한 상태로 진전시키는 경우가 있다. 호중구 감소증이 있을 때에 설사가 병발하면 패혈증 등 중증 감염증을 일으키게 되며, 치명적 상황이 발생한다. 조기에 적절한 처리를 해야만 한다. 설사를 잘 일으키는 항암제로는 이리노테칸(irinotecan; CPT-11), 시스플라틴(cisplatin), 5-FU, 에토포시드(etoposide), 메토트렉세이트

(methotrexate), 분자표적약(gefitinib, erlotinib) 등이 알려져 있다. 단제 및 병용요법 보고에 따르면 CPT-11에 의한 설사 출현빈도는 47~49%이다[1~3].

■ 이리노테칸(irinotecan)에 의한 설사의 발생기전

CPT-11에 의한 설사에는 투여 조기에 출현하는 급성 설사와 나중에 발생하는 지연성 설사(CPT-11 투여 8시간 이후의 설사)가 있다(표 7-1). 급성 설사는 CPT-11이 가지고 있는 항콜린에스터라아제(anticholinesterase) 작용에 의한 것으로 생각되며, 일과성인 경우가 많고, 항콜린제를 통해 대처가 가능하다[4]. 지연성 설사는 때로 중증이 되며, 조절 곤란한 증례도 있어, CPT-11을 지속 투여할 수 없는 경우도 발생한다[6]. 설사에 대한 대책으로 몇몇 시설에서 항콜린제[4], 로페라미드(loperamide)[4, 5], 반하사심탕[6]을 임상적으로 응용하고 있다. CPT-11이 간에서 7-ethyl-10-hydroxy-camptothecin(SN-38)으로 변환되고, SN-38은 글루크론산(glucuronic acid) 포합을 받아, 불활성체인 SN-38 glucuronide로 변환된다. 그 후, 담즙으로 배설되어 장관 내 장내세균인 3-glucuronidase에 의해 탈포합을 받아, 다시 SN-38로 변환된다. 이 SN-38이 장관점막에 직접 상해를 입혀 지연성 설사를 일으킨다[7].

또한, 근래 UGT1A1 유전자 다형(검사는 보험적용)이 CPT-11의 중대한 부작용 발현에 관여한다는 것이 보고되어 있다[8, 9]. UGT1A1은 간장의 UDP 글루크론산(glucuronic acid) 전이효소(uridine diphosphate glucuronosyl transferase, UGT)의 분자종 중 하나이며, 항암제로서 세계적으로 널리 사용되고 있는 CPT-11의 대사효소이다. *UGT1A1*28*과 *UGT1A1*6*은 UGT1A1 유전자 다형이며, UGT1A1의 활성저하에 의해 CPT-11의 중대한 부작용 발현율이 높아지는 것이(특히 호중구 감소증) 보고되고 있다[8, 9]. 이 UGT 활성의 개체간 차이가 CPT-11의 부작용의 개체 간 차의 원인 중 하나라고 생각된다. 기타 원인으로 장관 감염증이나 균 교대현상이 존재할 가능성도 잊어서는 안 된다.

표 7-1 이리노테칸(irinotecan) 치료에 동반되는 설사의 종류와 발생기전 및 지지요법

설사의 종류	발생기전	지지요법
급성 설사	콜린 작동성 [항콜린에스터라아제(anticholinesterase) 작용, 위장관운동의 항진]	항콜린제 [아트로핀(atropine), 부틸스코폴라민브롬화물(scopolamine butylbromide) 외]
		지사제(loperamide)
지연성 설사	장관점막장애	반하사심탕

■ 반하사심탕의 작용 메커니즘

CPT-11에 의한 지연성 설사는 β-glucuronidase 저해작용을 가지고 있는 글루크론산(glucuronic acid) 포합체 투여를 통해 예방할 수 있을 것으로 생각된다[10].

반하사심탕은 이 글루크론산 포합체의 역할을 하는 바이카린(baicalin) 성분을 함유하고 있어, 실험용 쥐에서 CPT-11 지연성 설사를 예방하는 효과를 보였다.

■ 반하사심탕의 유용성

필자 등은 진행 비소세포 폐암에 시스플라틴(cisplatin) 및 CPT-11 병용요법을 시행하며, CPT-11에 동반되는 설사 출현을 예방할 목적으로 쯔무라 반하사심탕을 투여하고, 그 임상적 유용성에 대하여 무작위 비교시험으로 평가하였다[6]. 시스플라틴, CPT-11 2제 병용요법을 받은 비소세포 폐암 입원환자로 이하의 선택기준을 만족하는 증례를 대상으로 하였다. (1) 절제불능(병기 III, IV) 미치료례, (2) performance status가 0~2인 증례, (3) 주요 장기 기능이 유지되고 있는 증례, (4) 연령은 75세 이하, (5) informed consent를 받은 증례, 또한 중대한 합병증을 가지고 있는 증례, 설사가 있는 증례, 고도의 흉수 저류 증례, 증상을 보이는 뇌전이례는 대상에서 제외하였다. 평가 가능했던 증례는 41례로, 반하사심탕 투여군 18례, 비투여군 23례였다. 설사는 투여군 2례를 제외한 39례(95%)에서 확인되었다. 설사 발현일은 투여군의 경우, 화학요법 시작 후 평균 6.3일째(1~11일), 비투여군에서는 5.9일째(1~11일)였다. 1일 설사 횟수가 가장 많았던 날은 화학요법 시작 후 각각의 군에서 평균 9.2일째(1~14일), 9일째(1~16일)였다.

표 7-2에 1 코스째 반하사심탕 투여군과 비투여군의 설사를 평가하여 표시하였다. 투여군은 비투여군에 비해 우수한 설사 grade[12] 개선($P = 0.044$) 및 grade 3 이상의 설사 발현

표 7-2 쯔무라 반하사심탕 투여군과 비투여군의 설사 평가

	쯔무라 반하사심탕		검정
	투여군 (n = 18)	비투여군 (n = 23)	
설사 grade			$P = 0.044$
0	2	0	
1	5	7	
2	10	6	
3	1	6	
4	0	4	
grade 3 이상	1	10	$P = 0.018$

양 군 모두 1코스에서의 설사를 평가

(문헌 6)에서 인용

율이 낮았다($P = 0.018$). 하지만 설사의 횟수 및 지속일수에서는 양 군 간에 차이는 보이지 않았다.

반하사심탕에 의한 부작용은 grade 1 변비를 2례에서 보였을 뿐, 특별히 문제가 될 부작용은 없었다. 또한, 변비에 대해서 하제 투여는 시행하지 않았다.

3 이리노테칸(irinotecan) 치료에 동반되는 전신권태감

■ 이리노테칸(irinotecan)에 의한 전신권태감의 발생빈도

암 화학요법 시에는 일반적으로 2제, 3제 병용요법이 시행된다. 또한, 근래 첫 번째 화학요법 후, 유지요법으로 장기간에 걸쳐 항암제를 투여받는 증례와 유효한 경구 항암제가 개발되어 장기 복용하는 증례가 늘어나고 있다. 다제 병용 항암제 투여, 장기 항암제 투여에 따라 전신권태감을 호소하는 환자가 증가하고 있으며, 전신권태감 때문에 치료 유지가 곤란해지는 환자도 발생하게 되었다. 하지만 현재 화학요법에 동반되는 전신권태감의 예방 및 완화책은 거의 없다. 전신권태감은 irinotecan을 필두로, 거의 대부분의 항암제에서 일어난다[12, 13].

■ 보중익기탕의 유용성에 대하여

보중익기탕은 체력 저하를 보하는 약(補劑) 중에서도 대표적인 한방약이다. 보제는 전신 상태의 개선이나 화학요법 및 만성질환의 쇠약 시에 동반되는 위장장애, 전신권태감을 개선할 목적으로 사용된다. 필자 등은 진행성 비소세포 폐암 환자에서 시스플라틴(cisplatin)과 CPT-11 다제 병용요법으로 인해 발생하는 전신권태감 예방 및 완화책으로서 쯔무라 보중익기탕의 임상적 유용성에 대하여 무작위 비교시험을 통해 평가하였다[14]. 평가는 1주에 1회, 전신권태감의 유무 · 정도, 기분 정도, 소화기 증상 앙케이트 조사(건강일기, 표 7-3)를 시행하여 판정했다. 대상환자는 시스플라틴을 함유한 다제 병용요법을 받은 비소세포 폐암 환자였다. 평가 가능례

는 41례로 보중익기탕 투여군 21례, 비투여군 20례였다. 보중익기탕 투여군은 비투여군에 비해 유의하게 전신권태감 빈도가 낮았고, 정도도 가벼웠다($P < 0.01$, 표 7-4). 기분 · 식욕부진 개선도 나타났고, 부작용은 없었다. 보중익기탕은 화학요법에 동반되는 전신권태감 예방에 유용했다.

표 7-3 건강일기

증상	스코어	
전신권태감	0	없음
	1	가끔 피곤함(가벼운 작업 가능)
	2	자주 피곤함(순찰 가능)
	3	언제나 피곤해 함(식사는 섭취함)
	4	피로가 심하여 무엇도 할 수 없음(누워 있음)
기간(아침 · 오전 · 오후 · 밤 또는 하루 중)		
식욕	0	전부 먹을 수 있음
	1	약간 저하됨(75%)
	2	반 정도만 먹을 수 있음(50%)
	3	조금만 먹을 수 있음(25%)
	4	전혀 먹을 수 없음(05)
기분	0	특히 좋음
	1	좋음
	2	특별히 나쁘지 않음
	3	그다지 좋지 않음
	4	매우 좋지 않음
오심 · 구토	0	이상은 없음
	1	때로 오심이 있는 정도
	2	심한 오심이 있음
	3	가끔 토함
	4	자주 토함

4 한방약 투여 타이밍과 환자 지도 포인트

일반적으로 한방은 즉효성을 보이지 않으므로, 화학요법을 시행하여, 부작용이 일어난 후 한방약을 사용하는 것보다 부작용이 일어나기 전에 사용하는 편이 증상 발생 억제나 완화 효과를 보기에 더 좋다. 결국 예방적 투여를 해야 하는 것으로, 한방약 투여 타이밍은 항암제를 투여하기 적어도 3일~1주 전으로 해야한다[6, 14]. 복용기간은, 항암제 투여 중일 경우, 항암제를 유지하며 투여하고, 항암제 종료 후에는 가능하면 항암제 영향이 없어질 즈음까지, 최종 항암제 투여 후 약 2주간 복용하도록 하는 것이 바람직하다.

복약 시에는 1포/1회로 1일 3회, 식전 또는 식간에 복용한다. 한방약은 공복 시 또는 식전에 복용하도록 한다. 이것은 식사로 인한 영향이나 한방약 구성성분의 흡수율을 고려한

표 7-4 쯔무라 보중익기탕 투여군과 비투여군에서의 부작용 평가

증상과 grade		쯔무라 보중익기탕(%)		검정
		투여군	비투여군	
전신권태감	0	223(90)	99(50)	
	1	21(9)	46(23)	$P < 0.01$
	2 이하	3(1)	55(27)	
	전신권태감 스코어	35	228	$P < 0.01$
기분	0~1	116(47)	6(3)	
	2	125(51)	142(71)	$P < 0.01$
	3~4	6(2)	52(26)	
식욕	0~1	226(91)	131(65)	$P < 0.01$
	2 이하	21(9)	60(35)	
오심 · 구토	0	241(98)	183(92)	N. S.
	1~2	6(2)	17(8)	

(문헌 6)에서 인용

것이다. 제제약 복용방법으로는 산제(散劑)이므로 오블라토(녹말지)에 싸서 복용(한방약의 냄새 · 맛에 민감한 분들에게 권고)하는 방법, 미지근한 물에 녹여 복용(틀니 사용으로 틀니에 약이 낄 수 있는 분들에게 권유)하는 방법 등을 상황에 따라 선택할 수 있도록 설명한다. 복용 유지는 힘이 닿는다면 항암제 투여 중에는 가능한 유지하도록 권유한다.

한편, 한방약은 항상 adherence가 문제다[6, 14]. 한방약은 제제 특유의 맛, 냄새 때문에 복용을 중지하게 되는 증례가 7%로 나타나므로[6], 한방약 adherence 확보에 대한 대책이 필요하다. 반하사심탕의 부작용으로 변비가 11% 정도 나타나고 있으나, 모두 grade 1인 경증이었다[6]. 변비에 대한 대책도 게을리하지 말아야 할 필요가 있다. 보중익기탕에 의한 부작용은 없었다[14].

5 증례

■ 증례 1

68세, 남성, 진행성 폐선암(간 전이). 항암제 시스플라틴(cisplatin)/CPT-11 병용 항암제 1사이클 시행. 항암제 투여 후 설사 출현. 2사이클 시행 전부터 반하사심탕을 복용. 2사이

클 이후 설사의 출현이 없었던 반하사심탕 유효 증례.

항암제 1사이클 시행 후, 3일째부터 수양성 설사가 1일 3~5회, 4일간 지속되었다. 종양 축소를 보였기 때문에 같은 regimen, 같은 CPT-11 투여량으로 2사이클째를 시행하기로 환자와 상의 후 결정했다. 설사 예방목적으로 2사이클 투여 1주 전부터 반하사심탕 1포(2.5g)/1회를 1일 3회로 식전 투약. 이후 4사이클까지 설사 발생은 없었고, 항암제 투여를 완수하였다. 암 축소효과도 얻어냈고, 환자는 평균적 여명보다 길게 살 수 있었다.

■ 증례 2

62세, 남성, 진행성 폐소세포암(부신전이). 시스플라틴(cisplatin)/CPT-11 병용 항암제 시행. 치료 후반부터 전신권태감 출현. 그 후 종양이 다시 증대되어, 2차 치료 전부터 보중익기탕을 복용. 2차 치료기간 중, 경도의 전신권태감만 나타났고 치료 완수. 보중익기탕이 유효했던 증례이다.

Cisplatin/CPT-11 병용 항암제 첫 번째 치료가 좋은 효과를 보였으나, 치료 종료 5개월 후 종양 재증대를 보였다. 2차 치료는 첫 번째 치료에서 좋은 효과를 보였던 cisplatin/CPT-11 병용요법으로 선택했다. 환자는 첫 치료 후반부터 전신권태감을 호소하였다. 2차 치료 시작 1주전부터 보중익기탕 1포(2.5g)/1회를 1일 3회 식전에 복용하기 시작. 2차 치료기간 중, 경도의 전신권태감만 나타낸 채 치료를 완수했다. 보중익기탕 투여는 환자의 QOL을 향상시켰고, 치료를 진행하는데 매우 유용했다. 현재도 보중익기탕을 복용하면서 일을 해 나가고 있다.

본 항에서는 항암제 이리노테칸(irinotecan)에 의한 설사, 전신권태감과 같은 부작용에 대한 한방약 반하사심탕과 보중익기탕의 사용경험에 대하여 서술했다. 한방약이 서양약과 다른 점 중 하나는 작용기전이 명확하지 않다는 것이다. 하지만, 한방제제 중에서도 반하사심탕은 CPT-11에 의해 유발되는 설사를 억제하는 작용 메커니즘이 이미 해명되어 있다. 또한, 일선 진료 현장에서도 한방제제에 정통하지 않은 의사라도 CPT-11 설사 예방에 대한 반하사심탕의 효과는 널리 알려져 있어, 자주 처방되고 있다. 보중익기탕은 전신권태감이나 기분 불쾌감을 개선하는 것뿐 아니라 식욕부진이나 체력저하 등에도 효능을 보이는 보기제(補氣劑)이며, 항암제에 동반되는 부작용 예방 · 완화대책으로서 앞으로 환자의 QOL 향상에 큰 역할을 담당할 것이라고 생각한다.

(모리 키요시)

참고문헌

1) Ohe Y, et al. : Randomized phase III study of cisplatin plus irinotecan versus carboplatin plus pac1itaxel, cisplatin plus gemcitabine, and cisplatin plus vinorelbine for advanced non-small-cell lung cancer : Four-Arm Cooperative Study in Japan. Ann Oncol, 18 : 317-323, 2007.
2) Mori K, et al. : A phase I study of irinotecan and infusional cisplatin with recombinant human granulocyte colony-stimulating factor support in the treatment of advanced non-small cell lung cancer. Eur J Cancer, 33 : 503-505, 1997.
3) 福岡正博, ほか：原発性肺がんに対するCPT-11週1回投与の臨床第I相試験. 癌と化学療法, 17：993-997, 1990.
4) Rothenberg ML, et al. : Phase I and pharmacokinetic trial of weekly CPT-11. J Clin Oncol, 11: 2194-2204, ASCO, 1993.
5) Abigerges D, et al. : Irinotecan (CPT-11) high-dose escalation using intensive high -dose lope-amide to control diarrhea. J Natl Cancer Inst, 86 : 446-449, 1994.
6) 森　清志, ほか：進行非小細胞肺癌のCisplatin, Irinotecan hydrochlorideに伴う下痢に対する半夏瀉心湯の有用性について. 癌と化学療法, 25 : 1159-1163, 1998.
7) Asumi R, et al. : Identification of the metabolites of irinotecan, a new derivative of camptothe-cin, in rat bile and its biliary excretion. Xenobiotica, 21 : 1159-1169, 1991.
8) Ando Y, et al. : Polymosphisms of UDP- Glucuronosyltransferase gene and irinotecan toxicity : A pharmacogenetic analysis. Cancer Res, 60 : 6921-6926, 2000.
9) Minami H, et al. : Irinotecan pharmacokinetics/pharmacodyna-mics and UGT1A1 genetic poly-mor phisms in Japanese : role of UGT1A1 6 and * 28. Pharmacogenet Genomics, 17 : 497-504, 2007.
10) Narita M, et al. : Inhibition of (β - gluclonidase by natural glucuronides of Kampo medicines us-ing glucuronide of SN-38 (7-ethyl-10-hydroxy-camptothecin) as a substrate. Xenobiotica, 23 : 5-10, 1993.
11) Takasuna K, et al. : Protective effects of Kampo medicines and baicaline against intestinal tox-icity of a new anticancer camptothecin derivetive. irinotecan hydrochloride (CPT-11), in rats. Jpn J Cancer, Res, 86 : 978-984, 1995.
12) Mori K, et al. : A phase I study of irinotecan and infusional cisplatin with recombinant human granulocyte colony-stimulating factor support in the treatment of advanced non-small cell lung cancer. Eur J Cancer, 33 : 503-505, 1997.
13) Takahashi T, et al. : Phase II study of Erlotinib in Japanese patients with advanced non-small cell lung cancer. Anticancer Research, 30 : 557-564, 2010.
14) 森　清志, ほか：肺癌化学療法の全身倦怠感に対する補中益気湯の有用性. Biotherapy, 6 : 624-627, 東京, 1992.

8 탁신(taxine) 계약 부작용에 대한 대책

1 탁신(taxine) 계약의 자리매김

파클리탁셀(paclitaxel)이나 도시탁셀(docetaxel) 등 탁신(taxine)계 약제는 주목 수피성분에서 발견된 항암제이다. 여러 암에 단독 또는 다른 항암제와의 병용으로 사용되어 효과를 보이고 있으며, 시스플라틴(cisplatin)이나 카보플라틴(carboplatin) 등 백금제제와 필적할 만한 대표적인 약제이다. 특히 유방암, 난소암이나 자궁암에 대한 화학요법 시 표준적 regimen 중 하나로 여겨지고 있다.

탁신계 약제를 이용할 때도 다른 항암제를 사용할 때처럼 부작용 발현에 충분한 주의를 기울이며 치료를 시행하는 것이 중요하다. 탁신계 약제의 사용성적 조사상 주요 부작용 및 임상검사 수치 이상 발현율을 표 8-1 및 표 8-2에 표시하였다[1, 2]. 여기에는 표시하지 않았

표 8-1 파클리탁셀(paclitaxel)의 주요 부작용

	부작용 종류	발현율
부작용	말초신경장애	35.7%
	관절통	21.4%
	근육통	16.8%
	오심	19.3%
	구토	13.9%
	탈모	28.2%
	발열	10.5%
임상 검사 수치 이상	백혈구수 감소	46.6%
	호중구수 감소	41.8%
	혈소판수 감소	8.6%
	헤모글로빈 감소	13.9%

(파클리탁셀 주사액 사용 가이드에서 인용)

표 8-2 도시탁셀(docetaxel)의 주요 부작용

	부작용 종류	발현율
부작용	식욕부진	58.2%
	탈모	56.7%
	전신권태감	49.6%
	오심	48.5%
	구토	48.4%
임상 검사 수치 이상	백혈구수 감소	80.3%
	호중구 감소	73.8%
	헤모글로빈 감소	46.5%

(도시탁셀 주사제 의약품인터뷰 form에서 인용)

고, 빈도(약 1.0%)는 낮으나 특히 주의해야만 하는 부작용은 과민증상(아나필락시스)이다. 원인으로 주사제 용매가 고려되고 있으며, 이 용매 전용 점적기구를 사용하거나, 치료 전에 항히스타민제 또는 스테로이드 호르몬을 투여하는 등의 표준적 대책이 마련되어 있다. 한편, 말초신경장애로 인한 근육통 · 관절통 및 저림은 탁신계 약제의 특징적인 부작용에 해당한다. 증상이 심한 경우에는 항암제 치료 중단이나 약제 변경 검토가 필요하며, 치료과정 자체를 고통스럽게 여기는 증례도 있다. 지금까지 근육통 · 관절통에 대해서는 비스테로이성 항염증약(NSAIDs), 글루타민(glutamine), 비타민 E, 저림에 대해서는 비타민 B12 제제 등으로 대응해왔으나, 충분한 완화효과를 얻지 못하여, 그 예방이나 치료가 중요한 과제가 되고 있다.

최근에는 항암제 부작용 경감을 목적으로 한방치료가 주목을 받고 있으며, 말초신경장애에 대한 작약감초탕이나 우차신기환의 유효성도 보고되고 있다[3~8]. 한방약을 사용하면 서양약과는 전혀 다른 메커니즘을 통해 비교적 빠르게 증상이 개선되는 경우도 많다. 본 항에서는 탁신계 약제 중에서도 파클리탁셀에 의한 신경병증성 동통(근육통 · 관절통)에 대한 작약감초탕의 임상효과 및 저자 등이 시행한 파클리탁셀 유발 신경병증성 동통 모델을 사용한 기초적 검토에 관해 해설하겠다.

2 파클리탁셀(paclitaxel)에 의한 말초신경장애 메커니즘

파클리탁셀(paclitaxel)은 미소관에 결합하여 안정화되며, 탈중합을 저해한다. 곧, 미소관 형성과정을 저해하여 종양세포 분열을 억제하고, 항종양 활성을 발휘한다. 동시에 전삭을 구성하는 신경세포와 슈반세포에 있는 미소관형성도 저해하기 때문에 저림이나 통증 등 말초신경장애를 일으키게 된다[10]. 병리조직학적으로도 파클리탁셀에 의한 감각신경전삭의 퇴행성 변화[탈수초, 미엘린초(myelin sheath)의 퇴행, 전삭의 위축 등]가 확인되고 있다[11].

3 파클리탁셀(paclitaxel)에 의한 신경병증성 동통의 임상경과와 작약감초탕의 임상효과

필자 등이 검토해 본 결과, 근육통 · 관절통 등 동통증상은 약제 투여 시작 후 2~5일에 일단 정점에 도달하고, 그 후 서서히 호전된다. 또한, 파클리탁셀(paclitaxel)을 장기간 사용하면 발현빈도도 높아지는 경향이 있다[3]. 근육통은 감각장애와 동시에 사지 근육에서 생기는 경우가 많고, 서서히 큰 체축 근육, 곧, 어깨 및 척추에 붙어 있는 근육이나 골반, 팔뚝의 근육으로 이행하는 경우가 많다. 필자 등은 파클리탁셀(180mg/m^2, 3시간 투여) · 카보플라틴(carboplatin; AUC 5) 병용 화학요법을 시작한 장액성 난소암 환자 중, 제1코스

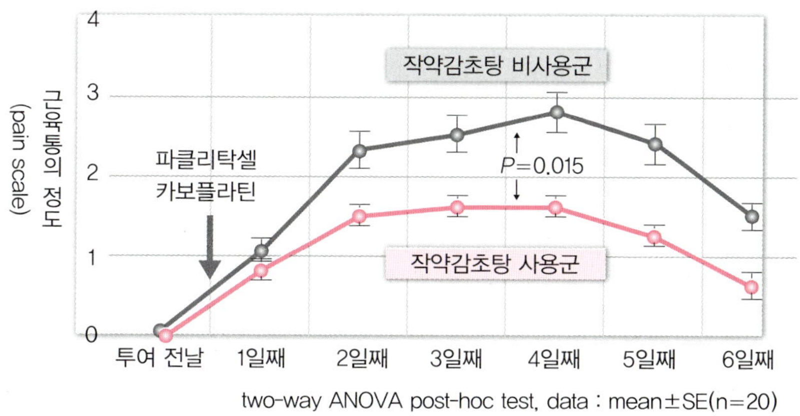

그림 8-1 작약감초탕 사용에 따른 근육통(pain scale)의 추이 (문헌 12)에서 인용

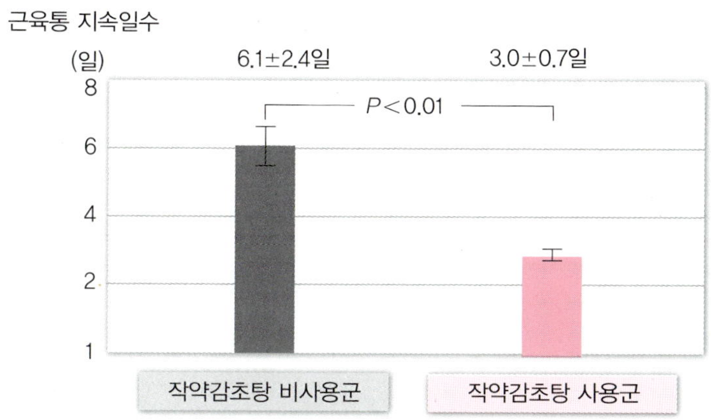

그림 8-2 작약감초탕 사용 유무에 따른 근육통 지속일수 (문헌 3, 12)에서 작성

에서 NSAIDs(loxoprofen natrium 180mg/일 1일 3회, 또는 diclofenac natrium 75mg/일 1일 3회)를 사용해도 grade 2(진통제 복용을 수 차례 필요로 하는 정도) 이상의 근육통을 보인 환자 20명(평균연령 : 59.8 ± 7.7세, 36~73세)을 대상으로 근육통에 대한 작약감초탕의 임상효과를 검토하였다. 제2코스 첫날부터 작약감초탕 엑기스 과립(7.5g/일 1일 3회)을 7일간, NSAIDs에 추가하여 병용 투여하였다. 필자 등이 만든 통증 5단계 평가(표 8-3)를 사용하여 진통효과를 평가하고, 각 코스에서의 pain scale 수치를 지표로 비교 검토하였다. 그 결과, 작약감초탕을 사용한 군에서 경과 도중 근육통 정도가 유의하게(P = 0.015) 저하되었고(그림 8-1), 지속 일수도 유의하게(P < 0.01) 단축되었다(그림 8-2)[3, 12]. 근육통의 정도와 지속일수 개선은 환자의 QOL(quality of life)이나 ADL(activity of daily living)을 유지 · 향상시켰으며, 화학요법을 유지할 수 있게 하였으므로 매우 유용했다.

표 8-3 파클리탁셀(paclitaxel) 투여에 동반하는 근육통의 정도 평가

Pain scale	통증(자각증상)	통증(타각증상)
4	참을 수 없음 아파서 가만히 있을 수 없음 전혀 잘 수 없음	참을 수 없는 통증 펜타닐 같은 강한 진통제를 필요로 함
3	TV, 라디오도 싫음 화장실에 가는 것도 귀찮음 거의 잘 수 없음	와상을 요하며, 수면도 방해받고, 내복 진통제를 여러 차례 필요로 하는 강한 통증
2	화장실 등에서 움직이면 아픔 매점까지 갈 수 있음 밤 중에 종종 눈이 떠짐	와상을 요할 정도는 아니나, 화장실 등에서 움직이면 아픔 밤 중에 종종 눈이 떠짐 1~2회 진통제 복용을 요함
1	통증이 있으나, 보통과 같이 생활할 수 있음 산책 가능함 신경 쓰이나 잠을 잘 수 없는 정도는 아님	신경 쓰이나 보통처럼 생활하며, 진통제를 요하지 않는 정도의 경도의 통증
0	아프지 않음 푹 잠	무통

4 작약감초탕 작용 메커니즘

작약감초탕은 작약과 감초 2종류의 생약으로 구성된다. 작약은 파에오니플로린(paeoniflorin), 감초는 글리시리진(glycyrrhizin)이 주성분이며 위장, 담낭, 요로나 자궁 등의 평활근이나 사지 골격근 긴장을 완화시켜 통증을 경감시키는 작용을 갖고 있다. 임상적으로는 위경련을 포함한 위통이나 복통, 담석이나 요로결석에 의한 산통, 근육 강직을 동반한 근육통이나 신경통, 요통, 어깨 결림, 생리통 등에 널리 사용된다. 필자 등은 난소암 환자에 대한 파클리탁셀(paclitaxel) 투여 시 근육통 추이와 매우 유사한 패턴을 보이는 파클리탁셀 유발 신경병증성 동통 마우스 모델을 제작하였다[13]. 이 모델을 사용하여 Takasaki 등이 고안한 진통시험법[14] 및 von Frey filament를 사용한 기계적 자극에 대한 allodynia(이상통 : 정상적인 경우, 통증을 느끼지 않는 자극에 의해 생기는 통증) 및 hyperalgesia(통각과민 : 정상적인 경우, 통증을 만들지 않는 자극에 대한 반응 항진)를 지표로 한 기초적 검토를 시행했다. 그 결과, 작약감초탕은 유의하게 동통 관련 스코어(pain-related score)를 저하시키는 것으로 나타났다(그림 8-3)[13].

작약감초탕의 신경병증성 동통 완화에 관한 메커니즘으로 자궁근 세포에 존재하는 포스폴리파아제(phospholipase) A_2 활성을 억제하는 것을 통해 자궁근의 프로스타글란딘(prostaglandin) 생산 억제 작용[15~18], 히알루로니다아제(hyaluronidase) 활성 억제를 통한 항염증, 항알레르기 작용[19] 등의 관여가 보고되어 있다. 하지만, 필자 등의 임상적 및 기초

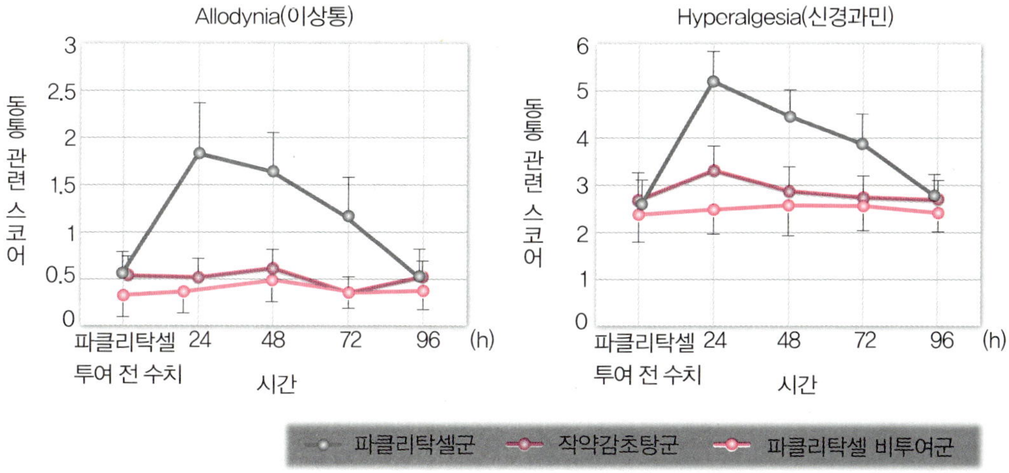

그림 8-3 파클리탁셀(paclitaxel) 유발동통 마우스 모델을 사용한 작약감초탕의 동통완화효과

(문헌 13)에서 인용

적 검토를 살펴보면, NSAIDs는 말초에서의 진통효과에 한계가 있으나 작약감초탕은 말초에서의 진통작용뿐 아니라 중추억제작용을 통한 진통작용도 가지고 있을 가능성을 추측할 수 있다.

5 작약감초탕 복용 시 유의점

탁신(taxine)계 항암제 투여 중인 환자가 근육통이나 관절통을 호소하는 경우에는 NSAIDs를 투여하는 경우가 많으나, 실제로 충분한 완화효과를 얻을 수 없는 경우가 많다. 이러한 경우, 다음 코스에서는 매회 항암제 투여 제1일째~제7일 사이에, 작약감초탕(7.5g/일 1일 3회)을 투여하게 된다. 기존에는 항암제 투여 3~7일 전부터 복용을 시작할 것을 추천했으나, 필자 등이 검토해 본 결과, 작약감초탕의 효과는 비교적 조기에 발현되기 때문에 항암제 투여 시작 일부터 복용해도 충분한 효과를 얻을 수 있다는 것을 확인할 수 있었다.

작약감초탕의 구성생약인 감초의 부작용 중에는 가성 알도스테론혈증이 있다. 혈액학적으로는 저칼륨혈증을 보이며, 전신권태감, 혈압상승, 부종, 체중증가, 손발 저림 · 통증 등의 증상이 나타난다. 장기간 연속 복용은 가능한 피하는 것이 중요하나, 복용기간이 길어질 경우나 이뇨제와의 병용 시 전신권태감이나 부종을 보이는지, 혈압이 상승하는지에 대한 주의가 필요하다. 필자 등은 작약감초탕 투여 중인 환자의 경우, 가성 알도스테론혈증 증상 출현 유무에 주의를 기울임과 동시에 혈청 칼륨 수치를 정기적으로(적어도 1코스에 1회) 체크하도록 하고 있다.

6 증례

파클리탁셀(paclitaxel) · 카보플라틴(carboplatin) 병용 화학요법에 동반하여 출현한 말초신경장애에 서양약이 효과가 없었던 증례에 한방약이 좋은 효과를 보여, 암 치료를 완수할 수 있었던 2증례를 소개한다.

■ 증례 1

53세, 여성, 난소암 IIIc(장액성 선암) 때문에 난소암 근치술을 시행하였다. 수술 2주 후부터 파클리탁셀(paclitaxel) [180mg/m^2] · 카보플라틴(carboplatin)(AUC 5) 병용 화학요법을 시작하였다. 제2코스 3일째부터 5일째까지 근육통 · 관절통(grade 3)을 보여 NSAIDs(loxoprofen natrium 180mg/일 1일 3회)를 처방했으나, 효과가 충분치 않아 누워 있어야만 할 정도가 되었다. 제3코스 때는 항암제 투여 당일부터 NSAIDs에 추가로 작약감초탕(7.5g/일 1일 3회)을 7일간 투여한 결과, 근육통 · 관절통이 명확히 감소[visual analogue scale(VAS) 10 → 3]하였다. 제4코스부터는 작약감초탕만으로도 근육통 · 관절통은 VAS 3 전후를 보였고, 무사히 예정된 6코스를 종료할 수 있었다.

■ 증례 2

62세, 여성, 난소암 Ic(유내막선암) 때문에 난소암 근치술을 시행하였다. 수술 후 파클리탁셀(paclitaxel)(180mg/m^2) · 카보플라틴(carboplatin)(AUC 5) 병용 화학요법을 시작하였다. 제2코스째부터 저림(grade 1)을 보였기 때문에 비타민 B_{12} 제제[메코발라민(mecobalamin) 1,500μg/일 1일 3회]를 투여하며 경과 관찰했다. 저림은 서서히 악화되어 제3코스째부터 볼펜이나 젓가락도 잡을 수 없을 정도가 되었고, QOL · ADL에 큰 지장을 주었다. 비타민 B_{12} 제제에 추가로 우차신기환(7.5g/일 1일 3회)을 지속적으로 투여한 결과, 저림은 서서히 경감되었고, 1개월 후에는 경도의 위화감만 남아 볼펜이나 젓가락도 문제없이 잡을 수 있게 되었다. 예정된 6코스는 무사히 종료했으나, 본인이 희망하여 현재도 우차신기환을 지속 투여하고 있다.

암 치료에서 화학요법은 중요한 위치를 차지하고 있으며, 탁신계 제제 등 새로운 항암제 도입과 맞물려 그 유효성은 점차 높아지고 있다. 한편, 항암제 부작용 때문에 치료 유지가

힘들어지는 경우도 있으며, 혈액독성만이 아니라 비혈액독성에 대한 부작용 대책은 환자의 QOL이나 ADL 유지 · 향상 및 암 화학요법을 유지해 가는데 매우 중요하다. 특히 근육통 · 관절통, 저림은 서양약으로 조절되지 않는 경우가 많고, 적절한 가이드라인도 없는 상태인 현재, 작약감초탕이나 우차신기환은 말초신경장애에 대한 매우 유용한 대책 중 하나이다.

(히다카 타카오)

참고문헌

1) パクリタキセル注射液使用ガイド：ブリストル・マイヤーズ株式会社
2) ドセタキセル注射剤医薬品インタビューフォーム：サノフィ・アベンティス株式会社
3) 日高隆雄，ほか: Paclitaxel投与による筋肉痛に対する芍薬甘草湯の効果．産婦人科漢方研究のあゆみ，17：79-83, 2000.
4) 山本嘉一郎，ほか：Paclitaxelによるしびれ・筋肉痛に対する漢方薬の有効性　VASを用いた検討．産婦人科漢方研究のあゆみ，18：101-104，2001.
5) 藤井和之，ほか：上皮性卵巣がんに対するPaclitaxel併用化学療法の末梢神経障害に対しての芍薬甘草湯の効果．癌と化学療法，31（10）：1537-1540, 2004.
6) 高島　勉：乳がんにおけるパクリタキセルの末梢神経障害への牛車腎気丸の応用．癌の臨床，51: 58-59，2005.
7) 田畑　務：婦人科悪性疾患におけるパクリタキセルの末梢神経障害への牛車腎気丸の応用．癌の臨床，51: 60-61，2005.
8) 山本智也，ほか：Paclitaxelによる末梢神経障害の臨床的特徴と牛車腎気丸の役割．癌と化学療法，36：89-92，2009.
9) Nishioka M, et al.：The Kampo medicine, Gosha-jinkigan, prevents neuropathy in patients treated by FOLFOX regimen. Int J Clin Oncol, 16：322-327, 2011.
10) Hagiwara H, Sunada Y：Mechanism of Taxane neurotoxicity. Breast cancer, 11（1）：82-85, 2004.
11) Rowinsky EK, et al.：Neurotoxicity of Taxol：J. Natl. Cancer Inst. Monogr., 15：107, 1993.
12) 米澤理可，ほか：婦人科がん化学療法（パクリタキセル，カルボプラチン，シスプラチン）時の副作用に対する漢方治療の効果．産婦人科漢方研究のあゆみ，28：40-45, 2011.
13) Hidaka T, et al.：Herbal medicine Shakuyaku-kanzo-to reduces paclitaxel-induced painful peripheral neuropathy in mice. Eur J Pain, 13：22-27, 2009.
14) Takasaki I, et al.：Allodynia and hyperalgesia induced by herpes simplex virus type-1 infection in mice. PAIN, 86：95-101, 2000.
15) 柴田哲生，ほか：子宮筋Prostaglandin産生に及ぼす芍薬甘草湯の効果．日産婦会誌，48：321-327, 1996.
16) Imai A, et al.：Possible evidence that the herbal medicine Shakuyaku- Kanzo-To decreases prostaglandin levels through suppressing arachidonate turnover in endometrium. Jounal of Medicine, 26：163-174, 1995.
17) Vane JR：Inhibition of prostaglandin synthesis as a mechanism of action for aspirin-like drugs. Nature New Biol, 231：232-235, 1971.
18) Ferreira SH：Prostaglandins, aspirin-like drugs and analgesia. Nat New Biol, 240：200-203, 1972.
19) 前田有美恵，ほか: 抗炎症剤，抗アレルギー剤及び漢方エキス製剤のhyaluronidase阻害作用．静岡県衛生環境センタ--報告，30：41-45, 1988.

9 암 전이억제효과

1 천연약물에 대한 기대와 기초연구

고령화 사회 진행과 함께, 의학적, 사회적 난제로 인식되고 있는 여러 질환 중 하나에 암이 포함된다. 일본에서는 암에 의한 사망자수가 계속 증가하고 있으며, 지금은 국민 셋 중 한 명 이상이 암으로 사망하고 있다. 특히 폐암, 대장암, 유방암에 의한 사망자수는 증가 일로이며, 대부분의 경우, 원격 조직에의 전이가 직접적 또는 간접적으로 사인과 연관을 맺고 있다. 화학요법을 필두로 한 암에 대한 근대의학의 진보에도 불구하고, 재발 · 전이에 의한 사망을 막는 것이 어려워, 극복해야만 할 큰 과제가 되고 있다. 게다가 합성의약품이 일으키는 극적 치료효과와 함께 그 중대한 부작용(면역억제 또는 독성 등)이 역으로 질환의 완치 또는 근절을 힘들게 하고 있다. QOL(quality of life : 생활의 질 또는 생활의 활력) 개념의 확립과 동시에 생체와 암이 사이좋게 공존 · 공생하도록 해야 한다는 사고방식도 있는데, 여기에 대응하기 위해 암 치료에 대한 새로운 방법론이나 방향성을 도입하려는 움직임이 있다. 이러한 움직임 속에서 한방약 등의 전통약물, 이른바 천연약물에 대한 사회적 관심과 기대가 높아, 현재 기초 및 응용 연구가 활발하게 진행되고 있다.

한방 처방은 주로 임상에서 수술 후 전신상태 개선 또는 방사선 조사 · 화학요법에 의한 부작용 경감 등을 목적으로 사용되고 있다. 최근에는 암 치료의 면역 응답 수식제(BRM; 생물학적 응답 변환 물질, 역자주) 중 하나로 한방 처방이 주목받고 있으며, 여러 차례 보고되고 있다. 그 중에서도 3대 보제(補劑)로 알려진 십전대보탕, 보중익기탕 및 인삼양영탕은 면역부활 작용을 가지며 항종양 · 항전이효과를 발휘하는 한방 처방으로 알려져 있다.

정상적인 세포가 암화되어 원격조직으로 전이될 때까지의 과정은 편의상 3단계로 생각할 수 있다. 복수의 유전자 변이가 중첩되어 정상세포가 암화되는 〈발암〉 과정, 그리고 발암과 비슷하게 유전자 변이를 받아 당초 이미 생겨 있던 암 세포가 보다 악성도 높은 암세포로 변화해 가는 〈악성화 진행〉, 및 그 중에서 몇몇 세포가 원격조직으로 〈전이〉되는 과정이다. 본 항에서는 암 세포의 악성화 진전 및 전이에 미치는 한방 처방의 효과와 작용기전에 대해 소개한다.

2 한방의학에서의 證과 證 진단

동양의학에서 치료효과를 높이기 위해 가장 중요한 것은 동양의학적 병태인식인 「증(證)」이다(그림 9-1). 증(pathogenic alteration)은 사람이 태어날 때부터 가지고 있는 체질(유전적 요인)과 환경 등에 의해 변화하는 증후(환경적 요인)의 조합으로 규정된다. 곧, 어떤 특정한 인자만으로 규정되는 것이 아니라, 복수의 요인이 다양하게 얽혀 그 시점의 「증(病態)」을 형성한다. 한방의학에서는 四診(望診, 聞診, 問診, 切診)이라 불리는 진단법을 기초로 각각의 사람마다 「증」을 결정하고, 각 환자에 맞춰 치료(개별적 치료, 곧 서양의학적으로는 Talyor made 의료)를 시행한다. 그 진단결과에 따라 치료방침이나 한방 처방이 결정된다[이것을 방증상대(方證相對)라고 한다].

서양의학에서는 류마티스 관절염, 알레르기, 갱년기 장애와 같은 병명 진단에 기초한 치료를 시행하나, 동양의학에서는 환자의 체질이나 증후를 포함한 이른바 「증」이라 불리는 한방의학적 진단이 이용되며, 기허(氣虛), 어혈(瘀血), 수체(水滯)라 불리는 병태 진단을 시행하여 치료의 방향성과 한방 처방을 결정한다(그림 9-1). 예를 들어, 어혈이란 혈류 정체에

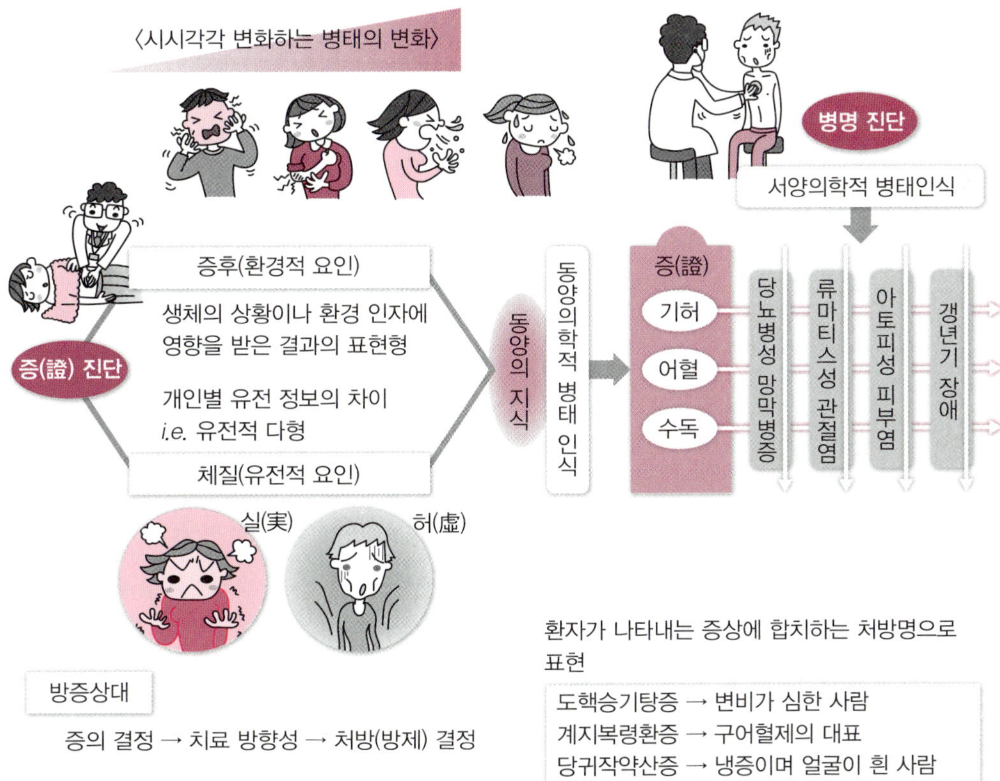

그림 9-1 증(證)과 증(證) 진단

해당하나, 서양의학적으로는 미소순환장애 및 그것에 동반하여 발생하는 여러 병리학적 변화를 다루는 병태이며, 갱년기 장애, 류마티스 관절염, 베체트병, 고요산혈증 등 여러 질환에서 볼 수 있다. 하지만 증 진단에는 혈액생화학 검사와 같이 객관적이고 수치화된 검사 지표가 없어, 동양의학 체계를 숙지해야하며, 장기간에 걸친 경험도 필요하기 때문에 한방을 전문으로 하지 않는 의사에게 있어 증은 이해하기 힘든 개념이다. 이 증이 서양의학적으로 해석될 수 있다면 의사에게도, 환자에게도 한방의학이 친근하게 다가올 것이며, 치료에 보다 큰 역할을 담당하게 되지 않을까 싶다.

3 한방약(補劑) 및 관련 처방

실제 암 치료 시, 한방약의 수비범위는 통상 이루어지는 표준 치료의 부작용 방지, 체력회복, 효과 증강, 일화견감염[*역자주; 면역기능이 저하된 환자가 일반인들은 쉽게 감염되지 않는 칸디다증, 녹농균 감염, 메티실린 내성황색포도구균(MRSA) 등에 감염되는 것*] 방지 등이 대부분이다. 또한 암 세포에 대한 직접적인 공격을 필요로 하지 않는 경우에 사용되는데, 수술 후 체력회복, 재발 · 전이 예방, 암 체질 개선 등에도 적용된다. 말기 암 환자가 서양의학적으로는 이미 대책이 없다고 생각되는 경우에 사용하며, QOL 개선, 또는 암과의 공존을 추구하며 한방약을 통한 생존기간 연장, 생체방어 강화, 치유력 활성화를 도모하는 경우에 사용되고 있다. 그렇기 때문에 사용되는 한방약은 기본적으로 체력회복이나 생체방어 강화를 위한 보제(補劑), 미소순환장애와 그것에 동반한 병태 변화로 정의되는 어혈(瘀血)을 개선하는 구어혈제(驅瘀血劑), 수(水)의 밸런스를 조절하는 이수제(利水劑), 생체 모든 기능을 조절하는 화제(和劑), 또는 암 환자의 억울상태, 스트레스 등 정신적 요인을 개선하는 이기제(理氣劑) 등이다.

십전대보탕은『태평혜민화제국방(太平惠民和劑局方)』에 1151년 처음으로 수록된 처방이며, 10종류의 생약으로 구성되는 한방 처방이다[1, 2]. 천궁, 당귀, 지황, 작약으로 구성되는 사물탕과 창출, 인삼, 복령, 감초를 포함하는 사군자탕에, 황기와 계피를 가하여 氣 · 血 · 陰 · 陽의 밸런스를 잡을 수 있게 구성되었으며(그림 9-2), 예로부터 병후, 수술 후 또는 만성질환 등으로 인해 전신권태감이 현저하고, 안색 불량하며 식욕부진 경향이 있는 경우에 유효하다고 여겨졌다. 관련 처방인 인삼양영탕, 보중익기탕, 사물탕 및 사군자탕 등과 그 구성생약을 표 9-1에 표시하였다. 처방 구성생약을 채취한 시기, 원식물의 유래나 사용부위, 제조방법 및 전탕방법 등의 차이에 따라 함유하고 있는 성분이나 거기에 기초한 효과 또는 활성발현에 차이가 생길 것으로 생각된다. 실제로 십전대보탕의 구성 생약 중 하나를 유사관련생약으로 치환한 변경처방(예를 들면, 창출 → 백출 또는 大和당귀 → 北海당귀로 변경)에서는 후술할 암 전이억제효과가 감약된다는 것이 밝혀졌다[3]. 따라서 가능한 일정한

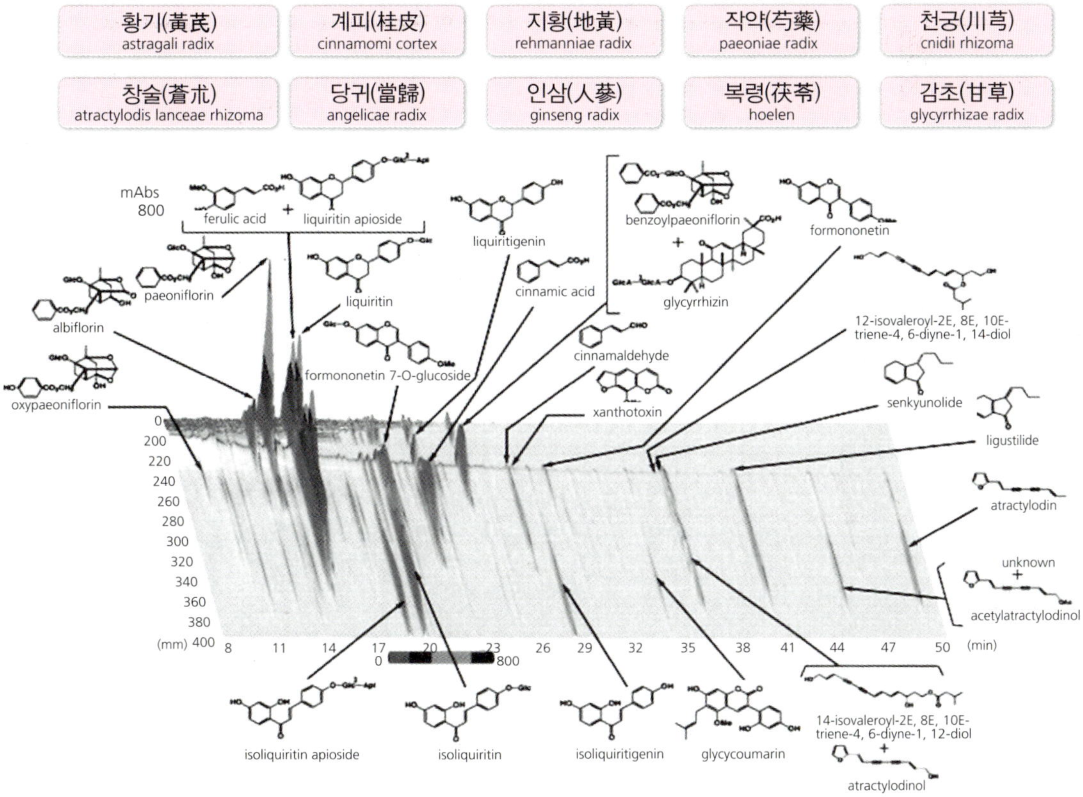

그림 9-2 십전대보탕 구성생약과 그 3D-HPLC 패턴 해석

효과를 얻기 위해서, 한방 처방의 HPLC 패턴 분석[3] 곧, finger print 해석을 통해 로트 등을 확인하여(그림 9-2), 항상 일치 또는 유사한 패턴의 처방을 사용하도록 하는 것이 바람직하다.

4 십전대보탕 경구 투여에 의한 암 악성화 진전(progression)억제[1, 2]

C57BL/6 마우스 섬유육종에서 분리한 QR-32 퇴축형 암 세포를 정상동계(同系) 마우스의 피하, 또는 정맥 내로 이식하면 자연퇴축하여 생착되지 못하나, 젤라틴 스폰지, 플라스틱 소편 등 이물 또는 저용량 항암제와 함께 피하이식하면, 치사적 증식성을 가진 암 세포로 불가역적으로 변환된다. 이 실험 모델을 사용하여 검토한 결과, 십전대보탕 경구 투여에 의해 증식형으로의 악성화 변환이 저지되었다[4]. 악성화 진전을 촉진하는 인자로서 숙주반응세포가 주목받고 있는데, 이 숙주반응세포(주로 호중구)에서 방출되는 산화 라디칼이나 사이토카인(cytokine) · 증식인자 등이 관여하고 있다는 것이 밝혀진 것이다. 몇 가지

표 9-1 십전대보탕 및 관련 처방의 구성생약

구성생약		십전대보탕	사물탕	온청음	사군자탕	육군자탕	인삼양영탕	당귀작약산	보중익기탕
황기	Astragail radix	●					●		●
계피	Cinnamomi cortex	●							
지황	Rehmanniae radix	■	■	■			■		
작약	Paeoniae radix	■	■	■			■	■	
천궁	Cnidii rhizoma	■	■	■				■	
당귀	Angelicae radix	■	■	■			■	■	■
창출	Atractylodis lanceae	□			□	□	□	□	□
인삼	Ginseng radix	□			□	□	□		□
복령	Hoelen	□			□	□	□	□	
감초	Glycyrrhizae radix	□			□	□	□		□
생강	Zingiberis rhizoma				○	○			●
대추	Zizyphi fructus				○	○			●
반하	Pinelliae tuber					●			
시호	Bupleuri radix								●
진피	Aurantii nobilis Pericarpium					●	●		●
원지	Polygalae radix						●		
오미자	schisandrae fructus						●		
승마	Cimicifugae rhizoma								●
황금	Scutellariae radix			●					
황백	Phellodendron cortex			●					
황련	Coptidis rhizoma			●					
산치자	Gardeniae fructus			●					
택사	Alismatis rhizoma							●	

백출

● : 결장암의 간 전이억제 효과를 나타낸 방제

생약 또는 한방 처방에 radical scavanger 작용이 있다는 것이 보고되어 있으며, 십전대보탕 구성 성분인 계피에도 강력한 radical scavanger 작용이 있다는 것이 밝혀져 있다. 실제, 비타민 C, 차초산 비스무스[메탈로티오네인(metallothionein)을 유도], 호중구에 대한 항체, 10Gy 방사선 조사(염증성 세포의 파괴), 글레스틴®의 투여[Mn-SOD(super oxide dismutase)나 글루타치온 페르옥시다아제(glutathione peroxidase) 유도]에 의해 악성화 변환이 억제되는 것으로 밝혀져 있다. 따라서 악성화 진전에 미치는 십전대보탕의 작용기전 중 하나가 종양조직에의 radical scavanger 유도일 것으로 추측된다.

5 십전대보탕에 의한 암 전이억제효과와 그 작용기전[1, 2, 5, 6)]

십전대보탕을 colon 26-15 결장암 세포 접종 전 7일간, 경구 투여한 군은 용량 의존적으로 현저하게 암 세포의 간 전이(간 중량 및 결절 수의 증가)가 억제되었다(그림 9-3)[1, 2, 5, 6)]. 게다가 십전대보탕(40mg/일)을 투여한 군에서는 병리조직학적으로 미소전이도 거의 보이지 않았으며, 유의한 생존기간 연장이 관찰되었다. 양성 대조 cisplatin(CDDP) 투여군은 효과가 나타나지 않고 현저한 체중 감소를 동반하였으며, 50%의 마우스가 사망하는 중대한 부작용을 보인 것에 반해 십전대보탕 투여군에서는 그러한 부작용은 전혀 보이지 않았다[5)]. 이러한 점에서 전이 예방 및 방지에 십전대보탕을 장기간 투여하는 것이 효과가 있을 것으로 생각된다.

생체 방어 기구를 담당하는 면역담당세포 중에서 특히 항종양작용에 관계된 대표적인 NK세포, macrophage, T세포, 각각을 제거 또는 결손시킨 마우스를 사용하여 십전대보탕 전이억제효과를 검토한 결과, 십전대보탕 경구 투여에 의한 간 전이억제효과의 기전에는 NK세포가 아닌, macrophage 및 T세포가 관여하고 있는 것으로 밝혀졌다(그림 9-3)[1, 2, 5, 6)]. 게다가 경구 투여한 십전대보탕은 macrophage상의 toll-like receptor 4(TLR4) 자신 발현 증강에는 영향을 주지 않았으나, 그것을 매개로 하여 리포다당(LPS) 유도성 인터루킨(IL)-

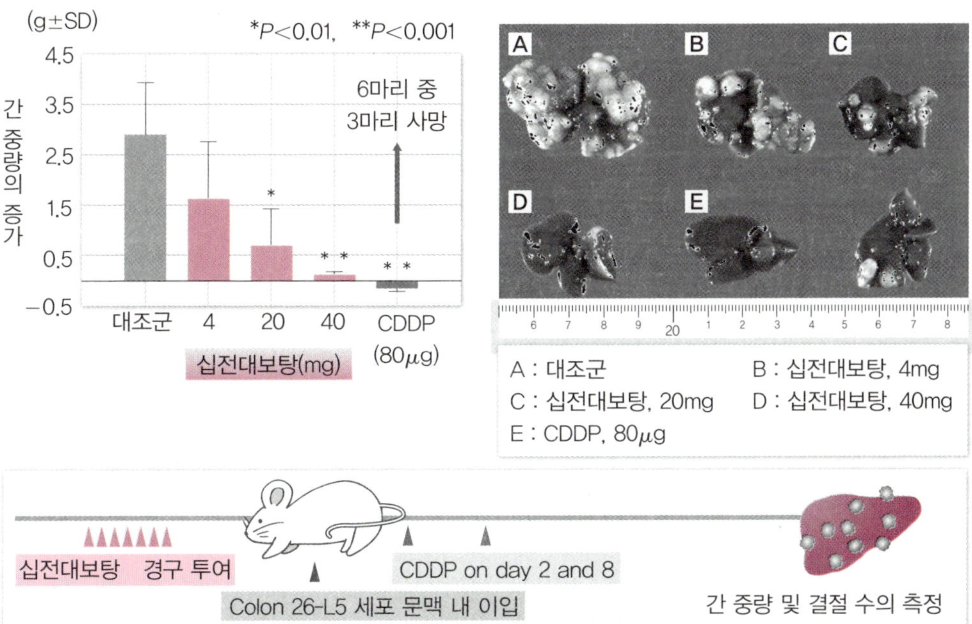

그림 9-3 마우스 대장암 colon26-L5 세포의 문맥 내 이입에 의한 간 전이에 미치는 십전대보탕의 효과

12 p40 및, IFN-γ cytokine 생산을 증강시켰다[7]. 십전대보탕은 TLR4 하류 시그널 전달경로인 NF-κ B p65, p38 MAPK 인산화 증강을 보였으나, c-Jun N 말단 kinase(JQNK), 세포 외 시그널 조절 kinase(EPK)의 인산화는 감약을 일으킨 것으로 나타났다[7]. 이렇게 다성분계 한방 처방을 사용한 분자 레벨에서의 효과 발현 메커니즘도 밝혀지고 있다.

6 십전대보탕 관련 처방의 경구 투여에 의한 암 전이억제효과와 구성 생약의 조합

십전대보탕은 사물탕과 사군자탕에 황기와 계피를 가한 처방이기 때문에, 사물탕과 사군자탕에 대해 전이억제효과를 검토해 본 결과(효과가 있는 처방은 표 9-1 중 하선부), 사물탕(표 9-1 중 4가지 ■로 표시한 생약을 함유)은 유의한 억제효과를 보였으나, 사군자탕(표 9-1중 4가지 □로 표시한 생약 함유)에서는 전혀 효과가 없는 것으로 나타났다[1, 2, 6]. 게다가 관련 처방인 사물탕과 황련해독탕의 합방인 온청음도 전이억제효과를 보였기 때문에 십전대보탕의 전이억제효과 발현에는 보혈(補血)작용[혈허(血虛)를 개선하는 작용]을 가진 사물탕이 활성발현에 중요한 작용을 하고 있다는 것이 시사되었다.

그리고 인삼양영탕 및 당귀작약산에서는 전이억제효과가 보이지 않았다. 인삼양영탕이 효과를 보이지 않았던 것은 사군자탕 처방에, 사물탕 처방 중 천궁을 뺀 구성 생약으로 구성되어 있다는 점, 당귀작약산은 사물탕 처방 중에 지황을 뺀 구성생약으로 구성되어 있다는 점(곧, 사물탕 구성 생약을 모두 함유하고 있지 않다는 점)에서 억제효과를 보이지 않았던 것으로 추측되고 있다. 그러한 점에서 천궁 및 지황이 효과발현에 중요한 역할을 담당할 가능성이 있을 것으로 생각한다.

한편, 사물탕 처방을 함유하고 있지 않은 보중익기탕도 명확한 전이억제효과를 보였다(표 9-1)[1, 2]. 상술한 것과 비슷하게, 면역담당세포를 제거 또는 결손시킨 마우스를 사용하여 검토한 결과, 보중익기탕에 의한 전이억제효과는 흥미롭게도 십전대보탕의 경우와는 다른 억제기전, 곧 주로 NK세포를 매개로 한 경로가 관여되어 있다는 것을 확인할 수 있었다(그림 9-4)[1, 2]. 이렇게 다성분계인 한방 처방(예를 들어, 십전대보탕 및 보중익기탕)이 다른 작용 메커니즘을 보이는 것이 밝혀짐에 따라 한방약을 이용한 분자표적 치료나 한방약끼리 또는 서양약과의 병용치료도 앞으로 가능할 것으로 추측된다. 또한 이전부터 지적되어 왔던 것처럼 한방 처방의 효과발현에 어떤 단일 유효성분, 어떤 조합의 처방이 관여하고 있는가 등을 더욱 상세히 밝혀내기 위한 분석 · 해석기법을 확립하는 것도 이 복잡계 한방 처방을 다루는 데 있어 중요한 앞으로의 과제라고 생각한다.

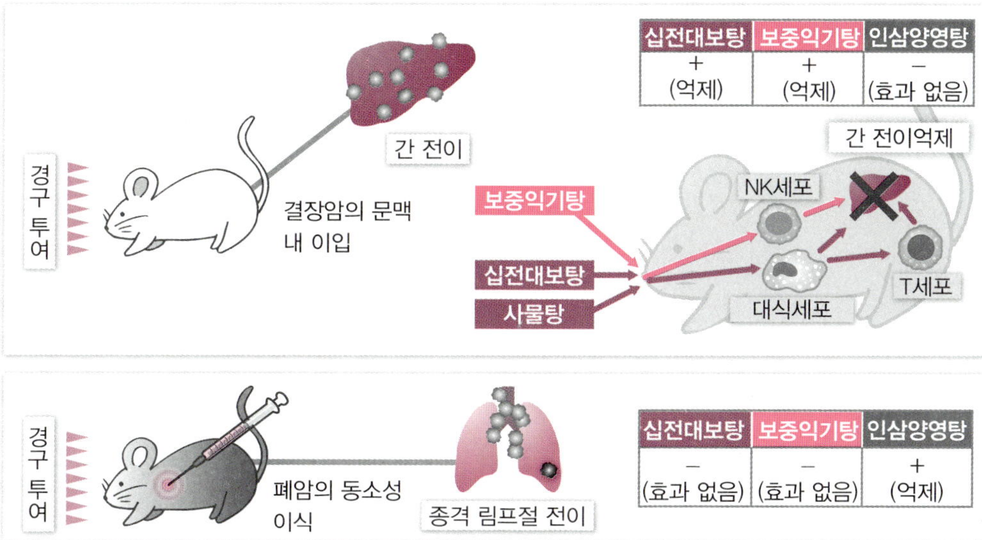

그림 9–4 한방 처방에 의한 간 전이억제기전 및 간 또는 폐 전이 실험 모델에 의한 한방 처방 효과 발현의 차이

7 한방 처방의 harmonization 효과

십전대보탕의 전이억제효과는 사군자탕보다는 사물탕의 억제효과에 의존하고 있으나(표 9-1)[1, 2, 6], 사물탕 단독억제효과는 유의한 차이를 보이며, 십전대보탕과 비교하였을 때 명확히 감약된다. 사군자탕 단독으로 효과를 보이지 않았으나, 현대의학적으로 두 처방을 병용, 곧 사물탕과 사군자탕을 함께 병용 투약한 결과, 사물탕 단독 효과 이상의 성과를 얻지 못했다. 곧, 각각의 한방약을 단독으로 병용(combination)하는 것이 아니라, 십전대보탕 같이 처음부터 2가지 처방을 함께, 조제하는 단계부터 같이 끓이는 것이 보다 효과를 발휘한다는 것을 의미한다. 이것은 처방 중 구성생약, 각 생약에 함유되어 있는 대부분의 성분이 전탕하는 단계에서 상호적으로 작용 또는 반응한 결과, 통합적인 효과를 발휘하기 때문이라고 생각한다. 따라서 한방약의 효과는 단순한 생약이나 그 엑기스 총화로서의 병용(combination) 효과가 아니라, 복합생약 또는 성분의 조화(harmonization) 효과라고 생각한다.

8 한방 처방의 효과발현은 장기선택성(반응 장소) 또는 체질(계통차)이 관계되어 있는가?

십전대보탕은 앞서 서술한 것처럼 BALB/c마우스를 사용한 결장암 간 전이 모델계에서는 유효성을 보였으나, C57BL/6마우스에 루이스 폐암을 폐에 동소성(좌측 폐) 이식하는 것에 의한 종격 림프절 전이 실험계에서는 보중익기탕과 비슷하게 거의 림프절 전이억제효과가 나타나지 않았다(그림 9-4). 한편, 결장암 간 전이계에서 효과가 나타나지 않았던 인삼양영탕 및 당귀작약산은 이 림프절 전이 모델에서 효과가 없던 십전대보탕과 다르게 전이억제효과를 보였다(그림 9-4)[1, 2, 8]. 이 결과 차이는 사용한 마우스 계통 차, 곧 체질(constitution, 또는 responder/non-responder) 차에 의한 한방약 효과 발현 차로 생각할 수 있으며, 또는 암 세포가 전이하는 장기(간 또는 폐)에서의 환경 등의 인자 차이 등에 의한 것이라고 생각할 수도 있다. 예를 들어 BALB/c 및 C57BL/6 마우스는 Th1 및 Th2 세포 유래 cytokine(IFN-γ 또는 IL-4)이 각각 우위로 발현되는 것으로 알려져 있기 때문에 한방약의 효과와 Th1 및 Th2 밸런스와의 관련성도 한 가지의 가능성일 수 있다.

동일한 결장암 세포를 동일계 마우스의 문맥 내 이입 또는 미정맥 내 이입시키는 것에 따라 형성된 간 전이 및 폐 전이에 대해서 십전대보탕 및 인삼양영탕의 억제효과는 명확히 달랐으며, 십전대보탕은 간 전이를 유의하게 억제하였으나, 폐 전이에는 억제효과를 보이지 않았다[8]. 반대로 인삼양영탕은 간 전이에는 효과를 보이지 않았지만, 폐 전이에 대해선 유의한 억제 효과를 보였다[1, 2, 8]. 흥미롭게도, 이렇게 2가지 처방의 장기 선택적 전이억제 효과가 관찰된 해석을 통해, 13세기에 확립된 중의학의 경락론 theory of Jing and Lun(引經報使) 사고가 부분적으로 입증될 수 있을지도 모른다. 십전대보탕은 간담경(肝膽經)에, 그리고 인삼양영탕은 폐경(肺經)에 작용하는 생약(각각 천궁 또는 오미자, 진피, 원지)을 함유하고 있어 위와 같은 연구 결과를 보였을지도 모른다는 것이다.

9 현행 치료와 한방 처방과의 병용을 통한 전이억제효과 증강

인간 신장세포암에 IFN치료를 시행하였음에도 불구하고, 주효율이 낮아 보다 유효한 치료법 개발을 노리고 있다. 마우스 신세포암 폐 전이 모델을 사용하여 십전대보탕과 INF-α A/D 병용효과를 검토한 결과, 명확히 각 단독 투여군에 비해 유의한 폐 전이억제효과의 증강과 IFN에 의한 부작용을 경감시켰음을 확인할 수 있었다[1, 2, 9]. 황련이나 황백의 주 성분인 베르베린(berberine)은 지사, 항염증, 항균, 항콜레스테롤 작용 등을 가지고 있으며, 경구 투여하면, 루이스 폐암의 동소성(좌측 폐) 이식에 의한 종격 림프절 전이를 억제하며, 이리노테칸(irinotecan) 염산염(CPT-11)과 병용하면 이식부위의 종양증식 및 림프절 전이를 상승적으로 억제하였다(그림 9-5)[10]. 또한 CPT-11이 일으키는 지연성 설사에 대한 베르베린(berberine)의 지사효과도 기대해볼 수 있겠다. 림프절 전이억제기전에 전이관련분자의 발현이나 증식억제에 관계된 전사인자 AP-1 활성억제작용이 관여하고 있는 것으로 알

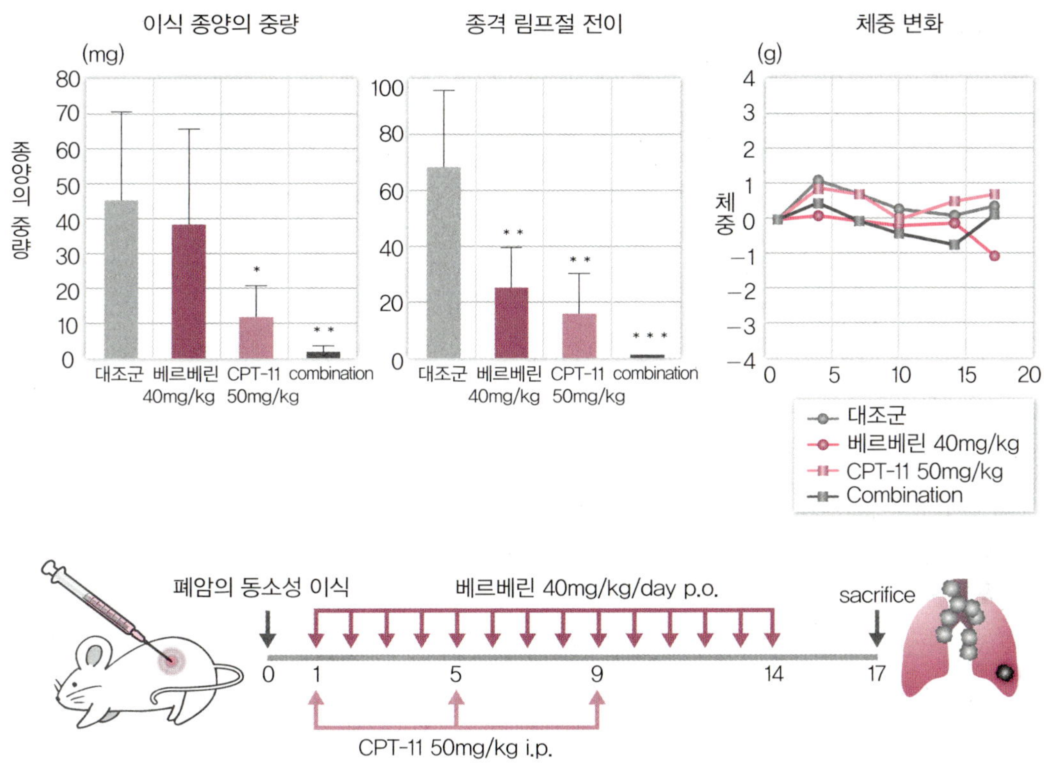

그림 9-5 마우스 폐암 LLC세포의 동소성 이식에 의한 림프절 전이에 미치는 베르베린 및 CPT-11의 병용효과

려져 있다[10]. 황련을 함유하며, 지사작용을 가지고 있는 반하사심탕과 CPT-11과의 병용에 의한 효과도 흥미가 있는 연구결과이다. 울금의 주성분인 커큐민(curcumin)과 시스플라틴(cisplatin)을 병용하면, 단독 투여했을 때와 비교하였을 때 강한 억제효과가 나타났다[11].

약용인삼의 사포닌 성분은 멜라노마(melanoma)세포의 폐 전이억제효과를 보이며, 그 효과발현은 장내세균에 의해 분해되어 생긴 대사물질(M_1, M_2)이 담당하고 있다고 밝혀졌다. 따라서 사포닌 성분을 장내세균에 의해 분해 대사할 수 있는 능력이 높은 마우스는 낮은 마우스에 비해 전이억제효과가 높았다는 것이 밝혀졌다(그림 9-6). 그 전이억제기전은 그 대사산물에 의한 aptosis 유도, 세포주기관련분자의 억제(cyclin D1 저하, c-Myc 저하, p27Kip1 상승), 암세포 침윤 억제, 혈관신생저해 등에 기초한다는 것도 밝혀졌다[12~14].

마지막으로 현행 암 치료와 한방약의 병용에 기초하여 치료효과 증강 외에도, 암을 포함한 생명을 위협하는 질환에 직면한 환자의 신체, 정신, 사회적 측면을 관찰하여, 전인적으로 지지해가는 의료로서의 완화 · 종말기 의료에도 서양약과 동시에 한방약을 적극적으로 사용해야 할 것이다(표 9-2).

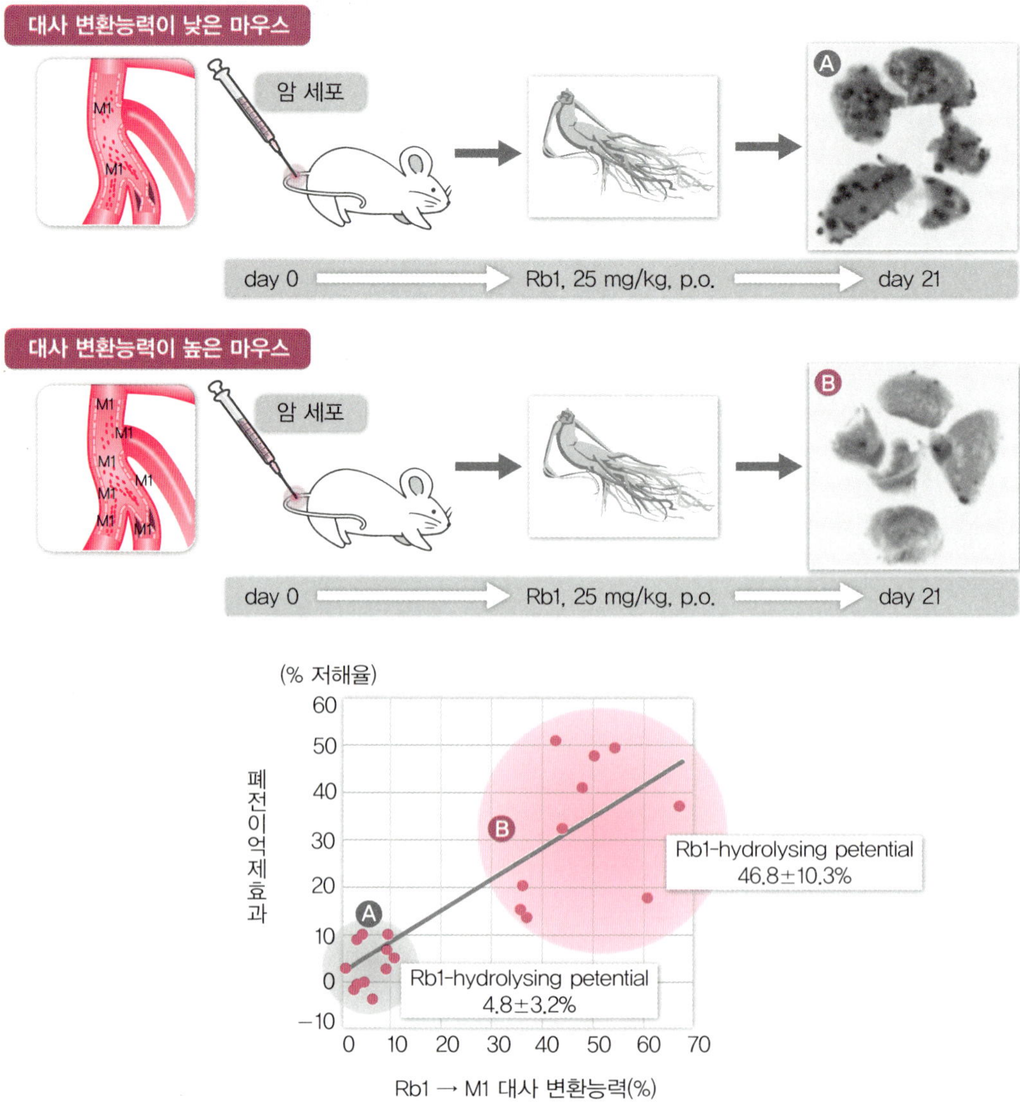

그림 9-6 장내세균에 의한 사포닌 성분 Rb1의 M1으로의 대사변화능과 암 전이억제효과와의 관계

한방약은 장기간 경구섭취가 가능하며 부작용이 거의 나타나지 않고, 생체 내 조절기구를 교묘하게 이용하여 항상성을 유지, 게다가 병태 개선에 유효한 치료약이라고 생각되어, BRM으로서 보다 주목받고 있다. 앞으로 기초 · 임상 양측에서의 연구 발전이 크게 기대된다. 게다가 2000년 이상의 역사를 가진 한방의학의 경험에 기초한 지식, 곧 경험지

표 9-2 완화 · 종말기 의료에 사용되는 한방약

증상	한방 처방	비고
전신권태감	십전대보탕	기본처방. 면역력 강화. 화학요법이나 방사선요법 부작용 경감. QOL 개선
	보중익기탕	식욕부진이 심한 경우
식욕부진	보중익기탕	기본처방
	복령음	위산역류를 동반할 경우, 위에서 막혀 잘 들어가지 않을 경우
	육군자탕	위가 거북할 때. 위 안에 음식이 쌓여 나가지 않는 경우
구역 · 구토	복령음	위산역류가 있는 경우
	육군자탕	위가 거북한 느낌이 심할 때
	육군자탕 + 향소산	침울한 기분이 심할 때. 향소산은 2~3포(1일)
화학요법 · 방사선 요법의 부작용	십전대보탕	기본처방. 모든 치료 시작 전(가능하면 2주 이상)부터 투여
	가미소요산	흉추에 방사선치료 시행 후의 흉부 불쾌감
	복령음 · 육군자탕	화학요법 중 구토. 돈복도 좋다.
	반하사심탕	화학요법 중 설사(이리노테칸에 의한 설사 시). 구내염
	계비탕(啓脾湯)	화학요법 중 설사(상기 이외)
	우차신기환	화학요법 시의 저림
변비	대건중탕	일레우스나 모르핀에 의한 변비. 6포 3회에 걸쳐 복용
딸꾹질	오수유탕	엑기스제를 물에 녹여서 복용. 1일째는 9포를 3회로 나누어, 2일째 이후는 6포를 3회에 걸쳐 복용
섬망	억간산	–
근경련 · 근육통	작약감초탕	–
기침	맥문동탕	–
졸레드론산 사용 시의 발열 · 통증	마황탕	–
호르몬제 치료 시의 갱년기 유사증상	가미소요산 · 십전대보탕	–
악몽	계지가용골모려탕	–

(experence based medicine, EBM)를 최신 해석기술 등을 도입하여 서양의학에 기초한 과학지(evidence based medicine, EBM)로 변환하여 수긍가는 해석과 이해를 도모하는 노력이 필요하다고 생각한다.

(사이키 이쿠오)

참고문헌

1) Saiki I : A Kampo medicine "Juzen-taiho-to" –Prevention of malignant progression and metastasis of tumor cells and the mechanisms of action–. Biol Pharm Bull, 23 : 677 -688, 2000.
2) Traditional herbal Medicines for Modern Times Volume 5, "Juzen-taiho-to (Shi-Quan-Da-Bu-Tang) " Scientific Evaluation and Clinical Applications, Yamada H and Saiki I (eds.) pp. 1-242, CRC Press Taylor & Francis Group, 2005.
3) Saiki I, et al. : HPLC analysis of Juzen-taiho-to and its variant formulations and their antimetastatic efficacies. Cherm Pharm Bull, 47 : 1170-1174, 1999.
4) Ohnishi Y, et al. : Inhibitory effect of a traditional Chinese medicine, Juzen-taiho-to on progressive growth of weakly malignant colne cells derived from murine fibrosarcoma. Jpn J Cancer Res, 87 : 1039-1044, 1996.
5) Ohnishi Y, et al. : Oral administration of a Kampo medicine Juzen-taiho-to inhibits liver metastasis of colon 26-L5 carcinoma cells. Jpn J Cancer Res, 89 : 206-213, 1998.
6) Ohnishi Y, et al. : Expression of anti-metastatic effects by Juzen-taiho-to is based on the content of Shimotsu-to constituents. Biol Pharm Bull, 21 : 761-765, 1998.
7) Chino A, et al. : Juzentaihoto, a Kampo medicine, enhances IL-12 production by modulating Toll-like receptor 4 signalling pathways in murine peritoneal exudates macrophages. Int Immunopharmacol, 5 : 871-882, 2005.
8) Matsuo M, et al. : Organ selectivity of Juzen-taiho-to and Ninjin-yoei-to in the expression of anti-metastatic efficacy. J Trad Med, 19 : 93-97, 2002.
9) Muraishi Y, et al. : Effect of interferon- α A/D in combination with the Japanese and Chinese traditional herbal medicine Juzen-taiho-to on lung metastasis of murine renal cell carcinoma. Anticancer Res, 20 : 2931-2938, 2000.
10) Mitani N, et al. : Inhibitory effect of berberine on the mediastinal lymph node metastasis produced by orthotopic implantation of Lewis lung carcinoma. Cancer Lett, 165 : 35-42, 2001.
11) Ichiki K, et al. : Regulation of activator protein -1 activity in the mediastinal lymph node metastasis of lung cancer. Clin Exp Metastasis, 18, 539-545, 2001.
12) Wakabayashi C, et al. : *In vivo* anti-metastatic action of ginseng protopanaxadiol saponins is based on their intestinal bacterial metabolites after oral administration. Oncol Res, 9 : 411-417, 1997.
13) Wakabayashi C, et al. : An intestinal metabolite of ginseng protopanaxadiol saponins has the ability to induce apoptosis in tumor cells. Biochem Biophys Res Commun, 246 : 725-730, 1998.
14) Cancer prevention by Ginseng via its intestional bacterial metabolites, Hasegawa H and Saiki I (eds.) pp1-149, Art Village, 2003.

제 3 장

한방 · 보완대체의료를 이용한 진료과 횡단적 암 환자 매니지먼트

1 영양관리에 유효한 한방약

직종, 진료과의 틀을 넘어선 통합적 지식이 필요한 영양관리에 의사, 약사, 치과의사, 간호사, 방사선기사, 임상검사기사, 영양관리사, 물리치료사 등 의료기관에서 활약하는 모든 직종이 참가하는 nutrition support team(NST)을 조직하여 주치의와 의견교환을 하면서 의료를 진행해 가는 환경이 도입되고 있다. 현재, 욕창관리 측면에서도 영양관리가 중요시되며, 재택의료에서도 영양관리가 도입되고 있다. 앞으로는 암 환자에 대해서도 비슷한 접근이 필요할 것이다. 암 환자의 영양관리는 예방의학, 주술기 관리, 암 약물요법, 말기 의료 등의 측면에서 그 중요성이 주목받고 있다. 예방의학 측면에서는 1981년 Doll 등이 미국인 암 사망에 식생활이 35% 관여한다고 보고한 이후, 암 발생과 식생활에 관한 연구보고가 많아졌다. 주술기 관리 측면에서는 수술 전 영양관리가 수술 후 합병증 발생률을 억제한다는 보고가 있으며, 외과 수술 전후의 영양관리가 외과적 치료성적에 크게 관여하고 있다는 것은 이미 알려진 사실이다. 암 약물요법 측면에서는 부작용에 의해 경구 섭취불능에 빠져 저영양상태가 된 경우, 환자 QOL이 저하될 뿐 아니라, 치료 지속이 곤란해져 치료결과도 악화된다. 말기 의료 측면에서는 best support care의 일환으로서 영양요법이 시행되고 있다.

이렇게 암 진료에 있어 보완요법으로서 영양관리가 시행되고 있는 것처럼 한방의학도 비슷하게 활용된다면 환자의 상태에 대해 보다 많은 정보를 얻을 수 있게 되어 암 환자의 QOL을 조금이라도 좋은 방향으로 유도할 수 있을 것이고, 암 의료에 공헌할 수 있을 것이다.

1 영양 평가

NST에서 초기 평가를 시행할 때에는 병의 진행을 염두해두고 평가할 필요가 있다. 입원 시 영양 평가를 시행하여 영양상태가 양호한 경우라도 치료 후에는 NST의 개입이 필요해지는 증례가 될 수 있다는 것을 고려해야 한다. 주치의, 간호사 등은 영양상태에 대한 2차

평가 타이밍에 대해 주의를 기울여야 한다.

증례검토 · 영양관리 플랜을 짤 때에는 병태의 변화에 주목하는 것이 중요하다. 외과요법을 받을 예정인 환자의 경우, 수술 전과 수술 후는 전신상태가 다르며, 암 화학요법을 받을 경우에는 투약기간과 휴약기간이나 투여하는 약제에 따라 전신상태가 변한다. 또한, 병의 진행에 의한 암 악액질에 따라 전신상태가 주 단위에서 기간 단위로 변화하는 경우도 있어 주의가 필요하다.

영양관리 실시에 대해서는 경장영양을 시행하는 경우와 정맥영양밖에 시행할 수 없는 경우가 있으므로 병태를 충분히 이해해 둘 필요가 있다. 외과적 치료에 의한 일시적 경구섭취 제한이나 암 화학요법에 의한 오심 · 구토, 구내염 등의 부작용에 의한 경구섭취곤란 증례도 있기 때문에 단순한 영양관리뿐만 아니라 약물치료상의 관리도 필요하다.

영양상태의 정기적 평가(재평가)는 DPC 도입 등에 의해 입원기간이 단축됨에 따라 충분히 회복되지 않은 상태에서 퇴원하게 되어, 재평가를 기다리지 못하고 종료해 버리는 경우가 있다. 이 때문에 외래 진료 시에도 연속적인 영양관리가 가능하도록 체제를 구축하는 것이 필요하다.

또한, 다직종을 통한 영양관리는 다면적으로 관리가 이루어지기 때문에 의학적 판단만이 아니라 생활습관에도 배려를 기울여 플랜을 세워야 하며, 필요에 따라 수정하는 것도 가능하다. 예를 들어 입원 중에는 정맥영양을 시행했으나, 재택의료에서는 경장영양을 하게 되기 때문에 약품으로서의 영양보조제와 식품으로서의 영양보조식품을 입원 중부터 잘 가려 사용하게 하는 것 등이 영양관리사를 중심으로 시행된다.

환자 결과 및 영양관리 평가를 시행할 때에는 반드시 암 치료와의 경시적 관계를 고려하여 진행한다. 암 치료가 주체가 되기 때문에 육체적 스트레스, 정신적 스트레스가 커져 영양상태 평가가 후순위로 밀리는 경우가 많다.

퇴원 후 영양관리 지도는 중요하다. 보조요법의 진보에 동반하여 예후 개선과 5년 생존율 연장을 보이는 현재, 재택의료에서의 영양관리는 앞으로의 의료현장에서 보다 중요시될 것이다. 하지만, 환자에게 부담이 되는 영양 평가나 기록방법 등은 피하는 것이 좋다.

2 암 환자 영양 평가

환자 영양 평가를 시행할 경우, 이전에 알고 있던 환자정보(성별, 연령, 주소, 가족구성, 기왕력 등)에 추가로 신장 및 체중 측정은 필수이다. 영양 평가 경과관찰에서 혈액검사나 신체측정치가 지표로서 사용되나, 그 중에서도 체중 변화는 가장 중요한 항목이다. 혈액투석을 시행할 경우에는 정기적으로 체중측정이 시행되나, 베드 등으로 이송되어 온 환자의 경우는 측정 불능인 경우가 있으므로 응급 외래 등에서 사용되는 추정 신장 및 추정 체증을 응용하면 좋다. 먼저 개개의 영양상태 평가를 시행해야 한다. 암 환자의 2/3은 이미 저영양상태에 있다고 보고되어 있다[1]. 이것은 암 환자에서 암이나 숙주의 면역계 세포에서 방출되는 cytokine에 의해 전신 염증 반응 항진이 야기되어 식욕저하, 체중감소, 그리고 악액질 등이 발생하기 때문이다[2]. 일반적으로 암 환자의 1일 필요 에너지량은 간이법을 이용할 경우 30~35kcal/kg/day, 베드 생활을 할 경우 20~25kcal/kg/day로 산출된다. Harris-Benedict의 근사식을 사용한 경우, 기초 에너지 예측치(basal energy expenditure, BEE)와 비교하여 25%의 환자에서 10% 이상 상승을 나타내며, 25%의 환자에서 10% 이상의 저하를 보이나, 50%의 환자에서는 BEE의 −10%~+10% 범위였으며 총합하면 예측치의 60% 미만~150% 이상으로 폭넓은 변동이 있다고 보고되어 있다[3, 4].

한편, 암 환자의 50%정도에서 안정 시 에너지 소비량(REE)은 예측치에 비해 상승되어 있다는 보고도 있다[5~7]. 하지만, 폐암 환자에서는 REE가 유의하게 증가하지만, 담관암, 위암, 대장암 환자에서는 REE 증가는 보이지 않는다[8, 9].

이렇게 암 환자의 영양평가는 각각의 증례에 맞춰 검토할 필요가 있다. 그때, 기본인 주관적 포괄적 평가(subjective global assessment, SGA)와 객관적 평가(objective data assessment)의 사용이 필요하다.

3 암 환자에 대한 영양요법

저영양상태는 QOL 저하를 일으키고, 일상 활동성도 악화시킨다. 외과적 처치, 암 화학요법, 방사선요법에 의한 암 치료 부작용도 쉽게 일어나게 된다. 또한, 치료효과도 기대할 수 없게 되어, 생존기간도 단축된다[15]. 하지만, 경장영양이나 정맥영양을 암 환자에게 시행함으로써 투여된 영양에 의해 암 조직 증식이 촉진된다는 근거는 없다[16]. 정맥영양을 두경부 및 소화기 암 환자에게 시행했을 때 종양 생검소견에서 그 세포 회전에 영향을 미치지 않았다는 보고가 있는가 하면, 정맥영양을 시행한 군에서 세포증식이 보였다는 보고도 있다[17, 18]. 현 시점에서는 암 환자의 QOL 개선을 목적으로 영양요법을 시행하는 것이 중요하다고 생각한다.

4 영양관리 시 한방요법

■ 한방의학 진단을 이용한 스크리닝

SGA와 ODA에서 영양장애가 없는 것으로 나오는 증례 중에서는 한방의학 진단법을 사용하여 영양장애를 찾아낸다.

SGA와 ODA를 이용한 스크리닝에서는 영양상태이상이 확인되지 않지만, 임상적 관점에서는 영양장애 존재가 의심되는 증례를 한방의학적 진단을 이용하여 찾아내는 것이 가능하다. 예를 들어 반복적으로 암 화학요법을 시행하는 증례 중에는 PS 0~1, 혈액검사에서도 치료를 지속 가능한 상태로 스크리닝되기 때문에 영양장애의 존재를 인지하지 못하는 경우가 적지않다. 하지만, 의사, 간호사, 약사 등 의료 스탭은 시간이 지남에 따라 암 환자의 표정의 어두워짐, 살결의 건조함, 눈 아래의 다크서클, 피부색소침착이나 습진, 전신권태감, 식욕부진, 대변이상, 수면장애, 정신적 불안 등, 많은 호소를 하며 변화해 간다는 것을 느끼게 된다. 이러한 정보와 영양 평가를 연동하여 임상 현장에서 활용하기 위해서 한방의학적 진단을 사용하게 된다.

■ 영양상태는 「기허(氣虛)」

암 치료방법에 따라 암 환자가 받을 부담이 결정된다. 치료 전 PS가 어느 정도 저하될 것인가를 예측하여 암 치료가 시행되기 때문에 치료 후 PS를 예상할 수 있다. 이것은 암 치료에 의해 일어나는 PS 변화가 일정하기 때문이라고 생각한다(p. 41, 그림 4-1).

영양상태를 한방의학에서는 「기(氣)」로 다룬다. 한방의학에서 소화흡수기능은 위(胃) 및 비(脾)로 일컬어지며 소화흡수 기능장애는 「기허(氣虛)」로 생각한다. 「원기가 없다, 피곤하다, 전신권태감, 쉬이 피로함」뿐 아니라 「식욕이 없다, 위가 불편하다」도 「기허」증상이다. 수술 후 식욕부진이나 화학요법 시 식욕저하 등도 「기허」로 생각할 수 있다

■ 기허에 사용되는 한방약

「기허」에는 삼기제(蔘芪劑), 인삼탕류(人蔘湯類), 건중탕류(建中湯類)를 사용한다(그림 1-1).

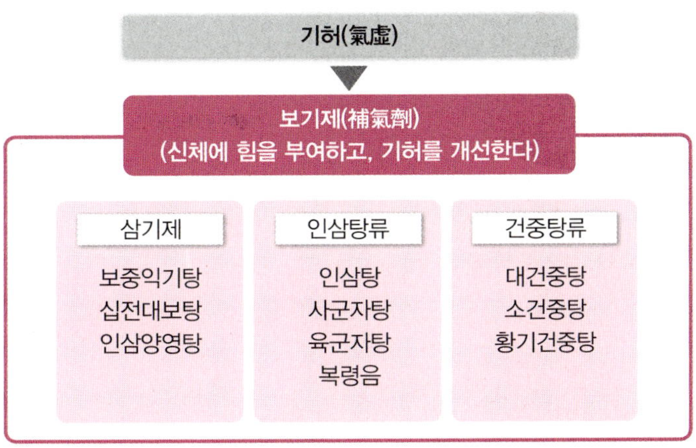

그림 1-1 기허(氣虛)와 보기제(補氣劑)

●삼기제(蔘芪劑)

「人蔘은 中을 補하며, 黃芪는 氣를 益한다」라고 일컬어지는 인삼과 황기가 배합되어 보제로 사용된다. 피로와 권태감을 주 목표로 사용하기 때문에 PS 저하에 대응하여 사용할 수 있다. 삼기제의 대표적인 처방으로 보중익기탕, 십전대보탕, 인삼양영탕 등이 있다.

- 보중익기탕 : 의약(醫藥)의 왕(王)이라는 의미에서 의왕탕(醫王湯)이라는 별명이 있다. 쓰다 켄센(1737~1809『療治茶談』)은 이 처방의 사용목표를 ① 수족권태, ② 언어경미, ③ 눈에 힘이 없음, ④ 구중백말(口中白沫), ⑤ 입맛이 없음, ⑥ 따뜻한 것을 좋아함, ⑦ 배꼽에 손을 대어보면 동계(動悸), ⑧ 맥산대(脈散大)하며 힘이 없음이라고 하였으며 이 모두가 있어야 하는 것은 아니고 몇 가지만 있어도 좋다고 하였다.
- 십전대보탕 : 사군자탕에 사물탕을 합하고, 황기와 계피를 더한 처방. 사물탕이 가지는 「혈허(血虛)」를 치료하는 목적이 추가되었기 때문에 빈혈, 백혈구 감소 등의 골수억제, 수족 피부 · 손톱 등의 장애에도 사용한다. 부작용으로 설사가 있을 수 있으므로 주의해야 한다.
- 인삼양영탕 : 십전대보탕에서 천궁을 빼고 오미자(鎮咳, 祛痰), 원지(정신안정), 진피(健胃, 鎮咳, 祛痰)를 가한 처방. 십전대보탕 상태에 호흡기 증상이 추가된 경우에 사용한다.

●인삼탕류(人蔘湯類)

「건위(健胃), 강장작용, 대사촉진, 면역부활작용 등을 가진 인삼을 함유한 처방」이다. 인삼탕류에는 인삼탕, 사군자탕, 육군자탕, 복령음 등이 있다.

- 인삼탕 : 인삼탕은 이중탕의 별명이며, 이중(理中)이란 「胃의 기능을 조정한다」는 의미이다. 급성 위염, 만성 위염, 소화성 궤양, 과민성 장 증후군, 협심증, 기력 · 체력 저하를 동반하는 만성질환에 사용한다.
- 사군자탕 : 인삼탕의 건강을 생강으로 바꾸고, 복령, 대조를 가한 「기허(氣虛)」의 기본 처방이다.
- 육군자탕 : 사군자탕에 이진탕(복령, 감초, 생강, 진피, 반하)을 합한 처방으로 사군자탕에 진피, 반하가 가해진 것이다. 혀에 백태를 보이는 경우가 많다.
- 복령음 : 사군자탕에서 감초, 대조를 빼고 진피, 지실을 가한 처방이다. 위부 팽만감, 위액 분비 과다에 사용한다.

●건중탕류(建中湯類)

「胃腸을 재건한다」는 의미로 대건중탕, 소건중탕, 황기건중탕에는 물엿(膠飴)이 배합되어 있고, 체내상태를 보하는 것을 목적으로 한다.

- 대건중탕 : 인삼, 건강, 산초, 교이로 구성된다. 소건중탕이나 황기건중탕과는 구성약물이 많이 다르므로 주의해야 한다. 대건중탕을 복통, 설사 등의 증상 때문에 지속적으로

복용할 수 없을 경우에는 소건중탕으로 변경하면 좋다.

- **소건중탕** : 과민성 장 증후군에 사용되는 계지가작약탕(계피, 작약, 생강, 감초, 대조)에 교이가 추가된 처방. 계지가작약탕을 복통, 설사 등의 증상 때문에 지속적으로 복용할 수 없을 경우에는 소건중탕으로 변경하면 좋다.
- **황기건중탕** : 소건중탕에 황기를 추가한 처방. 소건중탕보다도 피로감, 권태감이 심한 경우에 사용한다.

■ 기허(氣虛)에 사용하는 한방약 선택방법(그림 1-2)

SGA와 ODA를 참고로 영양상태를 평가한 후, 기본적인 영양요법을 계획한다. 그 후, 한방진단을 추가하여 한방약을 선택해 간다. 실제 한방약은 내복약이 많으므로 경장영양을 시행할 증례가 대상이 된다. 경우에 따라서는 위루 또는 경관영양으로 투여하는 경우도 있다(p. 185).

투여량에 관해서는 암 화학요법과 비슷하게 만량 투여를 기본으로 한다. BMI가 18.5이하로 떨어져 있는 만성적 영양장애나 급격한 영양불량이 동반된 증례 등에서는 투여량을 가감할 필요가 있다. 특히 십전대보탕은 부작용에 설사가 있으므로 주의를 요한다.

어떤 한방약을 투여할 지 고민될 경우에는 적응증에 가까운 한방약부터 선택해간다. 예를 들어, PS 1 증례에 보중익기탕인지, 십전대보탕인지 판단하기 어려운 경우에는 십전대보탕을 선택한다. PS 2 증례에 육군자탕일지 사군자탕일지가 판단하기 어려운 경우에는 사군자탕을 선택한다. PS 3 증례에 사군자탕일지 인삼탕일지가 고민될 경우에는 인삼탕을 선택한다.

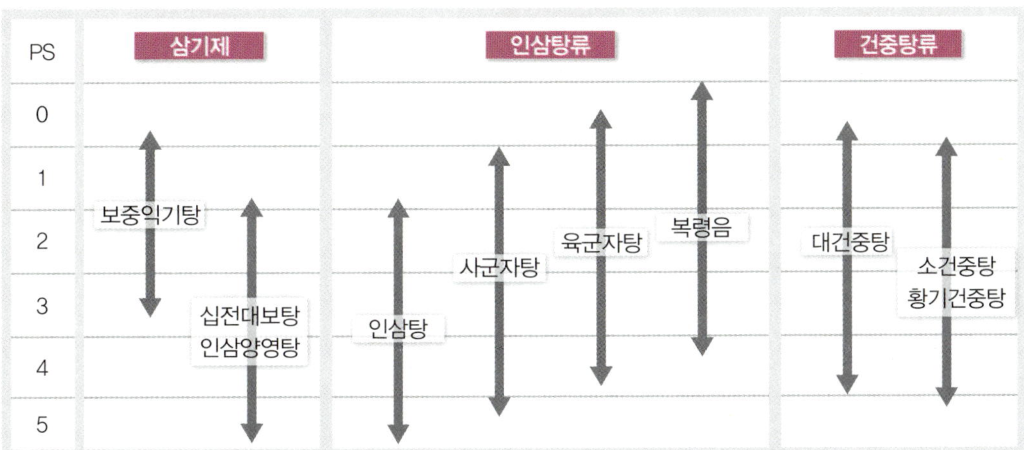

그림 1-2 삼기제(蔘芪劑), 인삼탕류(人蔘湯類), 건중탕류(建中湯類)의 선택방법

PS : performance status

5 증례

■ 증례 1

51세 여성, cancer-phobia(기왕력 : 40세 우난소낭종 적출술)

2개월 전부터 몸이 무겁고 식욕도 떨어졌다. 모친이 위암으로 사망했기 때문에 자신도 같은 병이 아닐까 걱정하고 있었다. 오심은 있으나 구토는 없었다. 체중은 1개월 전 53kg이었으나, 2주 전에는 51kg, 3일 전에는 50kg이 되었다. 평소부터 약간 변비 경향이었으나, 3주 전부터는 오히려 설사 경향이었으며, 1일 2~3회의 변이 있었고, 수일 전부터 연변(軟便)이었고, 하혈은 없었다.

SGA & ODA에서는 경도의 영양장애로 진단되었고, 영양요법과 삼기제(蔘芪劑)인 보중익기탕(7.5g/일 1일 3회)을 14일 투여한 결과, 서서히 식욕이 증가하여 체중도 증가하였다.

■ 증례 2

68세, 남성, 신장 160cm, 체중 55kg(수술 후 59kg).

200X년 6월 복강경하 직장절단술 시행. 병리조직검사 결과는 moderately differentiated adenocarcinoma Rb type 3 a1 ly1 v0 ow(−) aw(−) n(6/23). 200X년 10월. 수술 후 보조화학요법으로 FOLFILI 1쿠르(Kur) 종료 후, 처음 진찰했다. 무거운 발걸음으로 진찰실에 들어왔다. 얼굴에는 원기가 없고, 안색도 어딘지 모르게 흙색을 보였다. 눈 아래에는 다크써클이 있었고, 입술은 거칠었다. 손가락 끝은 트고 갈라져 색소 침착도 눈에 띄었다. 목소리에 힘이 없었다. SGA & ODA에서는 고도의 영양 장애로 진단되었고, 경구영양제 투여와 동시에 십전대보탕(7.5g/일, 1일 3회)을 투여했다. 또한, FOLFILI에 의한 지연성 설사에 대한 치료로서 반하사심탕(7.5g/일, 1일 3회)을 합하여 투여한 결과, 2쿠르째에는 지연성 설사가 없었고, 안색도 개선되어 진찰실에 방문했다.

미국농무성은 2011년 6월에 건강한 식생활을 촉진하기 위한 미국인을 위한 식사 가이드라인 'my plate'를 발표했다[20]. 일본에서도 「건강일본21」에서 영양–식생활에 대하여 적절한 영양상태, 영양소(음식물) 섭취, 적정 영양소(음식물) 섭취를 위한 개인의 행동, 개인의 행동을 지원하기 위한 환경 만들기를 제언하였다[21]. 앞으로의 암 진료에서 영양관리, 곧 식생활 관련 조절을 시행하지 않고 치료를 할 수 있는 방법은 「없다」.

암 진료에서는 영양관리뿐 아니라 완화의료, 지역의료 등 종단적 측면과 횡단적 측면 양 측면을 보완해가는 것이 필요하다. 암 진료에서 한방의료를 잘 활용한다면, 정확한 영양평가를 할 수 있을 것이며, 결국 암 환자의 QOL을 향상시킬 수 있을 것으로 생각한다.

(이마즈 요시히로)

참고문헌

1) 松浦克彦:がん患者の栄養状態に関する院内調査. 日病薬誌. 43 : 1571-1574, 2007.
2) Tisdale MJ : Mechanism of cancer cachexia. Physiol Rev, 89 : 381-410, 2009.
3) Knox LS, et al. : Energy expenditure in malnourished cancer patients. Ann Surg, 197 : 152-162, Wilkins, 1983.
4) Dempsey DT, et al. : Energy expenditure in malnourished gastrointestinal cancer patients. Cancer, 53 : 1265-1273, 1984.
5) Hyltander A, et al. : Elevated energy expenditure in cancer patients with solid tumors. Eur J Cancer, 27 : 9-15, 1991.
6) Bosaeus I, et al. : Dietry intake and resting energy expanditure in relation to weight loss in undelected cancer patients. Int J Cancer, 93 : 380-383, 2001.
7) Moses AW, et al. : Reduced total energy expenditure and physical activity in cachectic patients with pancreatic cancer canc be modulated by an energy and protein dense oral supplement enriched with n-3 fatty acids. Br J Cancer, 90 : 996-1002, 2004.
8) Tisdale MJ : Cancer cachexia metabolic alterations and clinic manifestations. Nutrition, 13: 1-7, 1997.
9) De Blaauw I, et al. : Metabolic changes in cancer cachexia-first of two parts. Clin Nutr, 16 : 169-176, 1997.
10) 日本臨床腫瘍研究グループ(JCOG):有害事象共通用語規準 v4.0日本語訳JCOG版. Available from : 〈http://www.jcog.jp〉
11) 日本乳がん情報ネットワーク・癌に伴う倦怠感 第1版, NCCN腫瘍学臨床実践ガイドライン, 2008. Available from : 〈http://www.jccnb.net/guideline〉
12) Oken MM, et al. : Toxicity and response criteria of the Eastern Cooperative Oncology Group. Am J Clin Oncol, 5 : 649-655, ASCO, 1982.
13) 河合 忠, ほか編 : 症状からみた臨床検査. 日本医師会雑誌. 98(suppl), 1987.
14) 日本東洋医学会学術教育委員会 編 : 入門漢方医学, 南江堂, 2002.
15) Andreyev HJN, et al. : Why do patients with weightloss have a worse outcome when undergoing chemo therapy for gastrointestinal malignacies? Eur J Cancer, 34 : 503-509, 1998.
16) Andres J, et al. : ESPEN Guidelines on Enteral Nutriton : Non-surgical oncology. Clin Nutr, 25 : 245-259, 2006.
17) Dionigi P, et al. : Pre-operative nutritional support and tumor cell kinetics in malnourished patients with gastric cancer. Clin Nutr, 19 (suppl) : 77-84, 1991.
18) Westin T, et al. : Tumor cytokinetic response to total parenteral nutrition in patients with head and neck cancers. Am J Clin Nutr, 53 : 764-768, 1991.
19) 秋葉哲生 : 活用自在の処方解説, ライフ・サイエンス, 東京, 2009.
20) 米国農務省 〈http://www.choosemyplate.gov〉
21) 財団法人健康・体力づくり事業財団:健康日本21 〈http://www.kenkounippon21.gr.jp〉

2 완화케어에 유효한 한방약

1 완화케어란?

최근, 암 완화치료 영역에서 한방의 중요성이 재검토되어 암 환자의 여러 증상 완화에 한방약을 처방할 기회가 많아졌다. 본 원고에서는 완화케어, 완화의료에 대해 개설한 후, 완화케어 영역에서 한방치료가 담당하는 역할에 대하여 서술하고, 완화케어 영역에 유효한 한방약에 대하여 해설하겠다.

WHO(세계보건기구)에서는「완화케어란, 생명을 위협하는 질환에 의한 문제에 직면하고 있는 환자와 그 가족에서 통증이나 그 외 신체적 문제, 심리사회적 문제, spiritual한 문제를 조기부터 발견하여 정확한 평가와 대처(치료 · 처치)를 시행하는 것이다. 이것을 통해, 고통을 예방하며 완화시켜 QOL을 개선시키는 접근이다」라고 2002년 정의하였다[1]. 덧붙여서 말하면 1989년 정의에서는「완화케어란, 치유를 목적으로 한 치료가 유효하지 않았던 환자에 대한 적극적인 전인적 케어이다. 통증이나 그 외의 증상 조절, 정신적, 사회적, 그리고 영적문제의 해결이 가장 중요한 과제가 된다. 완화케어의 목표는 환자와 그 가족에게 가능한 한 최고의 QOL을 실현해주는 것이다. 말기뿐 아니라 더 조기 환자에 대해서도 치료와 동시에 적용해야 한다」고 언급하였다[1]. 완화케어의 대상자가 1989년 정의에서는「환자」였으나 2002년 정의에서는「환자와 가족」으로 변경되었고, 완화케어 대상기간이 1989년 정의에서「말기뿐 아니라 더 조기」와 같이 애매한 표현으로 이었으나 2002년 정의에서는「조기」라고 했다는 것이 중요하다. 양쪽 모두 QOL 향상을 목표로 한다는 점에선 동일하다.

2 암 치료와 완화케어

이전의 완화케어에 대한 사고방식[2]은 '암 치료로 암을 근치할 수 없기 때문에 완화케어로 전환한다'였다(그림 2-1). 아직까지도 이런 사고방식을 가지고 환자와 가족에게 설명하

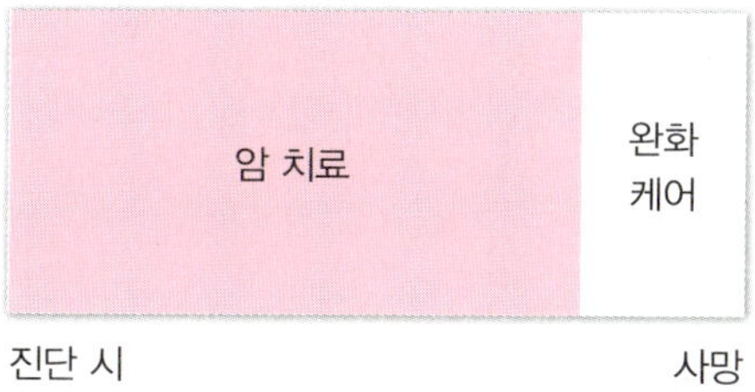

그림 2-1 이전 완화케어에 대한 사고방식
(문헌 2)에서 일부 개정

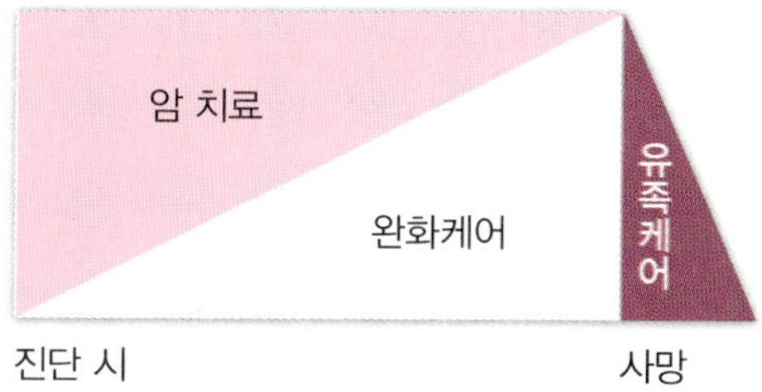

그림 2-2 지금부터의 완화케어에 대한 사고방식
(문헌 2)에서 일부 개정

는 의료인이 일부 있는 것이 현실이다. 하지만, 2007년 4월1일 「암 대책 기본법」이 시행되면서 완화케어도 크게 변했다. 곧, 앞으로의 완화케어[2)]는 암 진단이 이루어지는 조기부터 시작되며, 치료와 동시에 병행하게 된다. 따라서 병의 진행과 동시에 완화케어가 담당하는 비중이 커지게 되었다(그림 2-2). 의료인이 이러한 내용을 제대로 이해한 상태에서 환자에게 설명하여 대다수의 환자가 생각하고 있는 「완화케어」 = 「말기」 = 「끝」이라는 부정적 사고방식을 바꾸어 긍정적으로 살도록 도와줄 필요가 있다.

3 완화케어와 완화의료

완화케어 영역은 용어 정의가 혼란스럽다. 예를 들어 완화케어와 완화의료는 동의어처럼 다루어지고 있으나 사실은 다르다. 완화의료는 의료인이 시행하는 것이며, 완화케어는 의료인 이외 인력도 관계되는 것이다. 야마자키[1)]는 「완화케어란 환자 · 가족을 중심으로 한 의료이며, 간호측면, 복지측면, 종교적 지원측면, 자원봉사자에 의한 지원측면도 포함한다. 요약하자면 완화케어에 있어서의 의료, 곧 완화의료는 완화케어의 일부이며, 완화케어와 완화의료는 equal이라고 할 수 없다」고 서술하였다. 「완화케어란 QOL을 개선하는 모든 접근」으로 「완화의료는 그 일익을 담당하고 있다」고 생각해야 각각의 단어를 부드럽게 이해할 수 있다.

완화의료는 크게 「암 통증이나 암 증상을 완화하는 것」과 「암 치료 시 동반되는 부작용, 합병증을 완화하는 것」 2가지로 나누어진다. 암의 표준 치료는 외과수술, 화학요법, 방사선 치료이며, 각각의 부작용, 합병증에 대한 대책이 필요하다. 「암 통증이나 암 증상을 완화하는 것」과 「암 치료 시 동반되는 부작용, 합병증을 완화하는 것」을 동시에 시행한다면 환자의 치료의욕도 향상될 것이다.

4 완화의료와 한방

「한방은 본래 철저히 증상 완화를 추구하는 학문이며, 질환 자체의 치유보다도 고통완화가 그 최종 목표이다」[4]라고 호시노는 서술했다. 암 치료 시, 한방의 목표(= 고통완화)와 증상을 완화시키는 완화의료의 목표는 일치한다. 그렇기 때문에 완화의료에 한방을 적극적으로 도입하는 것은 자연스러운 흐름이며, 한방을 사용함에 따라 완화의료의 치료 선택지가 늘어나게 된다. 완화케어는 암 진단이 이루어지는 조기부터 암 치료와 병행되어야 하는 것이며 완화케어의 일부인 완화의료, 그리고 그 일부인 한방도 암 진단이 이루어지는 조기부터 사용되어야만 한다. 한방을 사용하는 것을 통해 환자의 QOL 향상을 이룰 수 있다.

현대의학이 서양의학에 기초하고 있다는 것은 의심할 수 없는 사실이다. 한방을 필두로 한 동양의학은 종래의 서양의학을 이용한 치료로는 개선되지 않거나 효과가 충분치 않았던 경우에 사용한다. 예를 들어 암 통증이나 호흡곤란에 한방약을 제1선택지로서 증상 조절에 사용하도록 하고 있다. 그 외의 증상에도 먼저 서양의학을 기본적으로 시도하고, 동양의학을 플러스하는 것을 통해 환자에게 좋은 결과를 만들어 줄 수 있을 것으로 생각한다. 의료인 중에는 한방의 장점을 이해하지 못할 뿐만 아니라 처음부터 제외시켜 버리는 사람도 있는가 하면, 한방만으로 모든 것을 해결하려는 사람도 있다. 서양의학과 동양의학의 적절한 밸런스를 맞추는 것이 항상 필요하다.

서양의학은 병명으로 치료법이 결정되나, 한방에는 望聞問切(四診)이라는 한방의학적 진단이 있어 그것을 기초로 證(病態)을 결정하고 이것을 기초로 치료를 시행한다(隨證治療). 현재는 EBM 시대이므로 EBM이라면 병명으로 한방을 사용하는 것도 문제가 없다고 생각할 수 있으나, 한방을 사용할 때는 조금이라도 생약의 작용을 이해한 상태에서 수증치료를 하도록 신경 쓰는 것이 중요하다.

5 완화의료에서 사용하는 한방약

사가대학 의학부 부속 병원(이하 본원)에서는 원내처방으로 처방할 수 있는 한방이 29종으로 좀 적은 편이다. 지금부터는 본원에서 처방할 수 있는 한방을 중심으로 해설하겠다. 따라서 모든 처방을 망라한 것이 아니므로 각자가 각 병원에서 채용하고 있는 것을 파악하여 사용할 수 있는 한방을 보충하길 바란다(표 2-1).

표 2-1 사가대학 의학부 부속병원에서 완화의료에 사용하는 한방약

증상	처방
전신권태감, 식욕부진	보중익기탕, 십전대보탕, 인삼양영탕
화학요법 · 방사선요법의 부작용 예방	십전대보탕(p. 144, 증례 1 참조)
식욕부진, 구역 · 구토	육군자탕(p. 144, 증례 2 참조)
명치의 갑갑함, 트림, 설사	반하사심탕(p. 145, 증례 3 참조)
기침	맥문동탕(p. 145, 증례 4, 5 참조)
구토, 설사, 부종	오령산(p. 146, 증례 6 참조)
변비, 장폐색	대건중탕
연하장애, 억울	반하후박탕
억울	반하후박탕
섬망	억간산
화학요법에 의한 저림, 배뇨장애	우차신기환
화학요법에 의한 딸꾹질 · 근육통	작약감초탕
화학요법에 의한 구내염 · 방사선요법에 의한 인두통	길경탕

■ 완화케어 영역의 기본이 되는 한방약 : 보중익기탕, 십전대보탕, 인삼양영탕

보중익기탕, 십전대보탕, 인삼양영탕은 보제이며, 완화케어 영역의 기본적인 한방약이다. 한방에는 기혈수(氣血水)를 기본으로 하는 진단방법이 있는데, 필요사항만 해설한다.

- 「기(氣)」란 원기 · 병기 · 기세 등의 단어가 있는 것처럼 정신적 · 기능적인 것이며, 눈에는 보이지 않으나 확실히 존재하는 것이다.
  「기허(氣虛)」란 생명활동이 쇠약해져 몹시 지치고, 기력이나 식욕이 없는 상태이다.
- 「혈(血)」이란 혈액과 그 작용이며 기의 작용에 의해 순행하며 전신에 샅샅이 영양을 공급한다.
  「혈허(血虛)」란 (血의) 양적부족이나 순환기능이 저하된 상태이다. 증상으로는 서양의학적 빈혈을 필두로 피부의 건조나 거침, 손톱 갈라짐, 머리카락 빠짐, 손발 저림 등이 있다.
- 「虛(證)」이란 문자 그대로 양의 부족이나 기능저하이며 그것을 보충하는 것이 보제이다. 보제는 소화흡수능이나 면역능을 높이며 노화에 따른 기능저하를 억제한다. 그 보제의 대표가 보중익기탕, 십전대보탕, 인삼양영탕이며 3대 보제라고 일컬어진다.

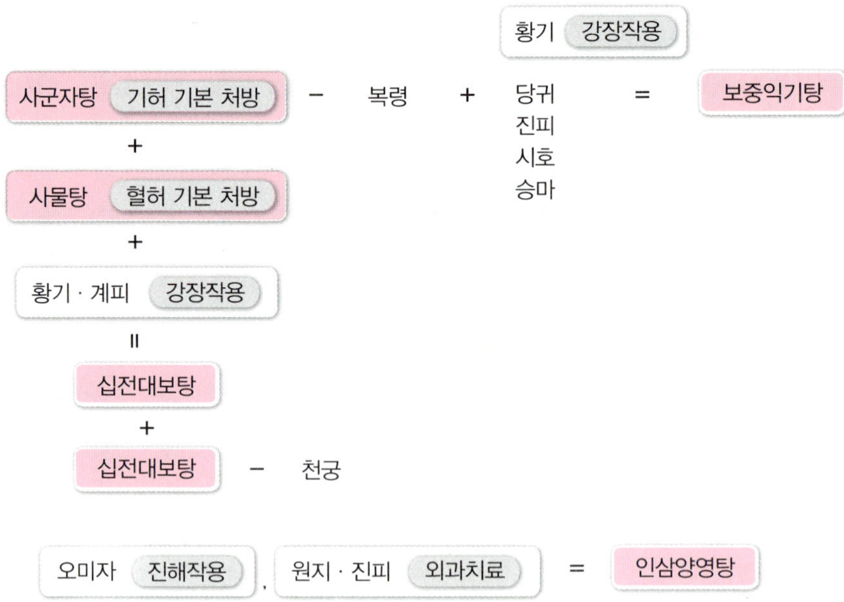

그림 2-3 3대 보제의 상관도

●3대 보제 상관도(그림 2-3)

사군자탕은 기허의 기본처방이다. 사군자탕에서 복령을 빼고 황기 · 당귀 · 진피 · 시호 · 승마를 가한 것이 보중익기탕이며, 강장작용이 있는 황기를 보충한 것이라고 우선 이해하면 좋다고 생각한다.

혈허의 기본처방인 사물탕에 사군자탕을 더하고, 거기에 강장작용이 있는 황기와 계피를 가한 것이 십전대보탕이다. 십전대보탕에서 천궁을 빼고 진해작용이 있는 오미자, 거담작용이 있는 원지 · 진피를 가한 것이 인삼양영탕이다.

●환자의 상태와 보제를 사용하는 흐름(그림 2-4)

암 환자의 상태는 일반적으로 기허 → 기허에 혈허가 더해진 상태 → 기허 · 혈허에 호흡기 증상이 출현하는 방향으로 진행한다. 완화케어 연수회에서도 교육하는 내용이나, 호흡곤란은 암의 종류 · 병기에 따라 21~90%에서 일어나며[5], 진행 암 환자의 70%가 최후 6주간 호흡곤란을 경험한다는[6] 역학 데이터가 있다. 이와 같은 흐름에 대응시키면 보중익기탕 → 십전대보탕 → 인삼양영탕 순으로 처방해 가는 것이 최선이라고 생각한다.

●기허의 진단기준(표 2-2) · 혈허의 진단기준(표 2-3)

기허 · 혈허에 대한 진단에 대해 아직 익숙치 않을 경우에는 테라사와[7]가 만든 진단기준이 있으므로 참고하는 것이 좋다.

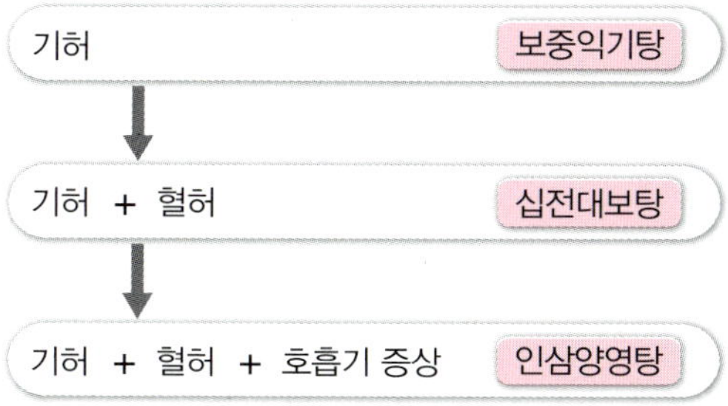

그림 2-4 환자의 상태와 보제를 사용하는 흐름

6 증례

기존 서양의학적 치료로는 개선되지 않았거나 효과가 충분치 않았던 증례에서 한방약 사용에 의해 좋은 효과를 보인 경우가 있다. 한방은 수증치료[隨證治療; 증(證)에 따라 치료하는 것]를 기본으로 하나, 이번 회에서는 읽기 쉽게 쓰기 위해 수증치료에 대해서는 생략한다.

표 2-2 기허 진단기준
(합계하여 30점 이상은 기허)

기허 스코어(점수가 높을수록 중증)

항목	점수
몸이 무거움	10
기력이 없음	10
쉬이 피로함	10
낮 동안 졸림	6
식욕부진	4
감기에 잘 걸림	8
매사에 쉽게 놀람	4
눈빛, 음성에 힘이 없음	6
혀가 淡白紅, 腫大	8
脈이 弱함	8
腹力이 軟弱	8
내장 이완증상	10
小腹不仁(하복부에 힘이 없고 감각저하)	6
설사 경향	4

(문헌 7)에서 발췌

표 2-3 혈허의 진단기준
(합계하여 30점 이상은 혈허)

혈허 스코어(점수가 높을수록 중증)

항목	점수
집중력저하	6
불면, 수면장애	6
안정 피로	12
어지러움	8
장딴지 경련	10
과소월경, 월경불순	6
안색불량	10
머리카락이 쉽게 빠짐	8
피부의 건조와 거침, 발적	14
손톱이상	8
지각장애	6
腹直筋攣急	6

(문헌 7)에서 발췌

■ 증례 1[8)]

52세, 남성, 좌하악 치육종양(T4N2M0 : stage IV), 경부 림프절 전이.

X년 12월 좌하악 치육에 궤양을 자각하였으나 방치.

X + 2년 7월 좌협부에 종창 · 동통 출현. 8월 본원 구강외과에서 정밀검사 및 치료 목적으로 입원, 정밀 검사 결과, 좌하악 치육종양(T4N2M0 : stage N) 으로 진단받고, 화학요법 및 방사선요법 시행. 방사선요법은 1회 150cGy를 1일 2회 × 10일간(총 30Gy) 시행. 11월 좌하학 치육종양 절제 + 좌경부 임프절 곽청술 시행. X + 3년 2월 좌하악종양 재발 및 우경부 림프절 전이 진단으로 재입원. 입원 후, 재발종양 절제 및 우경부 림프절 곽청술 시행. 수술 후, 방사선요법 시행 시 권태감 예방을 목적으로 3월 하순부터 쯔무라 십전대보탕 7.5g/일 복용 시작. 4월 초순부터 화학요법 및 방사선요법 시행. 방사선요법은 1일 120cGy를 1일 2회 × 25일간(총 60일) 시행. 첫 번째 방사선치료에서는 치료 시작 후 1주 후부터 전신권태감 · 식욕부진 · 억울 기분이 명확했고, 종일 누워있는 상태가 지속되었다. 쯔무라 십전대보탕을 치료 전부터 투여한 2번째 방사선요법 시에는 치료기간이 길었지만, 매주 주말 자택으로 외출할 정도였으며, 누워 지내는 일이 없었다.

■ 증례 2

55세, 남성, 식도암(완화케어팀 · 완화케어 병동 입원을 유지하며, 돌아가시기 직전까지 한방도 병용하며 증상 조절).

식사가 걸리는 느낌을 받아 본원에서 진료받음. 식도암으로 진단받고 수술 전 화학요법 후 X년 9월 6일 복강경하 식도절제 + 3영역 곽청 + 후종격 위관 재건 시행. 최종 병리진단은 T1N2M0 : stage III. 그 후, 외래에서 경과 관찰하였으나, 급속도로 진행하는 흉막파종 소견이 확인되어 X + 1년 4월 5일 긴급입원. 입원 후, 화학요법 시행. 팔로우업 CT에서 식도암 재발 진단. 서서히 전신권태감이나 호흡곤란이 악화되어 증상 조절을 목적으로 5월 23일 완화케어팀에 의뢰되었음. 호흡곤란에 대해서는 OPSO®(10mg)를 원래 처방하고 있었으나, 돈용(頓用) 필요성을 환자에게 납득시켜 복용시킨 후(그 후 P GUARD®로 변경) 호흡곤란은 개선. 하지만 치료 시「액체를 마신 후 위에서 목구멍 쪽으로 뭔가 올라온다. 토하고 나면 상쾌하다. 목부위가 가늘어지고 쪼여매는 듯한 느낌이 든다. 액체를 마시면 내려가는 것을 확실하게 느낄 수 있다. 통증은 특별히 없다」는 호소를 했다. 위내용물 역류에는 육군자탕, 후두부 폐색감 및 심와부 폐색감에는 반하후박탕을 방침으로 하고 있어, 우선 5월 23일부터 쯔무라 육군자탕 7.5g을 1일 3회로 나누어 복용시킨 결과, 5월 26일에는 육군자탕만으로 목이 좁아진 듯한 느낌이 없어졌고 올라오는 듯한 느낌도 사라졌다. 전신권태감, 호흡곤란, 위내용물 역류, 인후두 폐색감 및 심와부 폐색감까지도 개선, 표정도 밝아져 안정된 상태가 되었다. 6월 3일 의식레벨 저하를 보여 Zometa® 투여를 시행하였다. 하지만, 급격한 증상 악화를 보여 오피오이드(opioid), 한방약 복용 곤란한 상태가 되었고, 염산 모르핀 지속피하 주사로 증상 조절을 하다가 6월 6일 영면하였다.

■ 증례 3

72세, 남성, 전립선암, 골전이, 암성 통증, 소화기 증상(트림, 구토), 조기 위암 절제 수술 후 상태.

60세 때, 조기 위암으로 진단받아 위부분절제술을 시행. 또한, 전립선암 진단하에 전립선 적출술 시행. 61세 때 전립선암이 재발하였고, 이 후 호르몬요법 지속. 66세 때, 골전이 진단받고 방사선치료를 시행. 이번에(72세) 골전이에 의한 암성 동통치료 및 화학요법을 목적으로 본원 비뇨기과에 입원. 암성 통증 및 소화기 증상(트림, 구토, 식욕부진)에 대하여 완화케어팀에 의뢰되었다. 12년 전에 조기 위암 진단으로 위부분 절제술을 받은 후부터 트림이 출현했고, 대화 중에도 트림이 나오는 상태였다. 다른 병원에서 다양한 약물치료를 받아도 개선되지 않았고, 그대로였다. 취침 시 이외에는 1일에 수십 회, 대화 중에도 트림이 나오는 상태였다. 심하비경(心下痞硬; 가슴의 그득한 감)이 명확했기 때문에 저녁과 아침에 쯔무라 반하사심탕 5g/회로 복용한 결과, 「트림이 가벼워졌다」며 자각증상 개선을 보였다. 그 후 반하사심탕 7.5g 1일 3회 복용으로 매 식전 복용을 지속시켰다. 복용 수일 후부터 트림 횟수는 현저하게 감소하였고, 복용 2주 후에는 트림은 거의 나오지 않았다.

■ 증례 4

60대, 여성, 위암, 폐전이, 골전이.

X년 1월 초순부터 한 번 나오면 멈추지 않는 기침 소견. 기침은 야간에 특히 심하다. 그 후, 요통도 출현하였기 때문에 근처 의사에게서 진료. 기관지염 및 골조송증으로 진단받고 내복약을 복용하며 가료하였다. 2월 7일 혈성 구토를 보여 본원에 긴급입원. 정밀 검사 결과, 위암, 폐 · 간 · 골전이로 진단. 기침은 지속되었으나, 호흡은 괴롭지 않았다. 최근 1주일간은 야간 기침으로 불면상태가 되었다. 흉부 CT소견 : 우폐문부~하엽종류(+). 전에 진료받던 의사에게서 기침에 대해 덱스트로메트로판(dextrometrophan), 인산 코데인을 처방받았으나 무효였다. 2월 8일 자기 전에 맥문동탕 엑기스 과립 6g을 끓는 물에 녹여 복용한 결과, 그날 밤에는 오랜만에 기침으로 고생하지 않았고, 잘 잘 수 있었다. 2월 9일부터 맥문동탕 엑기스 과립 9g(기상 시 1포, 수면 전 2포)으로 증량. 2월 14일부터 맥문동탕 엑기스 과립 12g(기상 시 1포, 오후 1포, 수면 전 2포)으로 증량한 후 전원하였다.

■ 증례 5

50대, 남성, 폐소세포암, 골전이.

X년 8월 기침과 노작시 호흡곤란이 발생하여 근처 의사에게 진찰받음. 폐암 의증으로 본

원으로 소개됨. 정밀 검사 결과, 폐소세포암 진단이 나와 화학요법 시행. X+1년 2월 10일 기침 악화와 배부통증 때문에 모르핀 서방정 1일 20mg 복용 시작. 2월 15일 배부통은 개선되었으나, 기침이 지속되어 모르핀 서방정 1일 40mg으로 증량. 하지만 야간 기침으로 잠을 잘 수 없는 상태 지속. 흉부 CT소견 : 우폐문부~하엽종류(+). 진해제로서 덱스트로메트로판(dextrometrophan), 인산 코데인 복용, 2월 들어 모르핀 서방정제 복용을 하고 있었으나, 기침에 대해서는 효과가 없었다. 2월 16일 전에 맥문동탕 엑기스 과립 6g을 따뜻한 물에 녹여 복용한 결과, 그날 밤에 오랜만에 기침이 나오지 않아 잘 수 있었다. 다음 날부터 맥문동탕 엑기스 과립 9g(기상 시 1포, 수면 전 2포)으로 증량하였다.

■ 증례 6

61세, 여성, 난소암(stage 3 A, clear cell adenocarcinoma)

X년 6월에 단순 자궁적출 + 양 난소적출 + 대망절제술 시행. 골반내 · 대망에 파종잔존(+).

수술 후 화학요법을 시행하자 구역 · 구토, 설사, 변비, 위부 불쾌감 등 소화기 증상 부작용이 현저하게 출현. 구역에 대하여 Primperan® 투여를 했으나, 화학요법을 시행할수록 악화되어 갔다. 8월, 복부 통증이 발생하였기 때문에 완화케어팀에 의뢰되었다. Durotep®MT patch[*역자주; 펜타닐(fentanyl) 제제*](4.2mg) 1매/3일간 첩부를 시작하였다. 몸이 움직일 때 구역감이 출현하였으므로 항히스타민제인 아타락스®P를 수면 전 처방. 상복부 불쾌감 및 설사를 보였기 때문에 쯔무라 반하사심탕 7.5g/일로 투여를 하였으나, 구역 · 구토가 있어 복약을 할 수가 없었고, 항도파민제인 도그마틸® 처방. 11월 들어 구역감이 지속되며 복수 · 부종도 발생하여 린데론® 처방. 구역 지속되며 부종이 있고, 설진에서는 설 변연에 확연한 치흔이 보였기 때문에 쯔무라 오령산 7.5g/일(아이스볼) 처방. 투여 시작 후 3일째부터 수면이 서서히 개선. 1주 후에 아이스볼 복용에서 끓는 물에 용해시켜 복용하도록 변경하여, 10일 후에는 일상 식사를 섭취할 수 있게 되었다.

7 한방약 복용 대책

한방약을 복용하기 어려워하는 경우에는 여러 방책을 생각할 필요가 있다. 시설에 따라 한방약 복용 방식이 다양하나, 본원에서는 토로미움(*역자주; 점도증진제*)을 사용하거나 상청액 복용방법 등을 사용하고 있다. 또한, 심한 부종에 대해서 오령산이 좋은 효과를 보이나, 복용하기 어려운 난점이 있다. 이 경우, 오령산을 물에 녹여, 냉각시키고 얼려 눈깔사탕 정도 크기의 아이스볼로 만들어 복용시키는 방법도 있다. 또한, 길경탕은 1일 3포분을 500ml 끓는 물에 용해시킨 후 냉각시켜 아플 때마다 조금씩 입에 물고 있다가 넘기도록 하기도 한다. 환자로부터 꽤 호평을 듣는 방식이다.

8 한방약을 보다 잘 복용하게 하기 위해서

전술한 바와 같이 복용법에 대한 대책도 필요하나, 그 이상으로 중요한 것은 '말'이라고 생각한다. 원래 환자의 반 이상은 한방약은 맛이 쓰기 때문에 되도록이면 복용하고 싶지 않다고 생각하고 있다.

「서양의학적 치료를 기대할 수 없었던 증상이 조절될 수도」「언제라도 중지할 수 있다」「어떻게도 복용할 수 없을 경우에는 증(證)에 대한 판단이 틀렸을 수 있으므로 중지 또는 변경하는 것도 가능」「조금이라도 좋으니 복용해보자」와 같이 기분 좋게 복용할 수 있도록 말해줄 필요가 있다. 모처럼 복용하면서, 기분 좋게 복용하게 된다면, 그리고 적극적으로 복용하도록 하는 편이 보다 좋은 효과를 기대할 수 있게 할 것이라 생각한다. 조금이라도 효과가 나타나면, 그 후에는 환자가 자발적으로 복용하게 된다.

9 한방약을 처방할 때

완화케어 영역 환자는 보제를 중심으로 처방한다. 서양의학에는 補하는 약이 없다. 완화케어 영역에서 한방을 사용하려면 먼저 보제를 잘 다룰 수 있도록 해야 한다. 보제가 필요 없다고 생각되면, 제일 힘든 증상을 타겟으로 한방약을 1제 선택해보는 것은 어떨까? 한방은 생약 복합체이기 때문에 오히려 부작용으로 증상이 악화되지 않을까 불안해 할 의료인도 있을 것이라고 생각되는데, 한방약 1가지 정도라면, 구성 생약 하나하나씩 체크해가며 사용하면 된다. 이것은 그다지 어렵지 않다.

한방을 필두로 하는 동양의학은 기존 서양의학적 치료로는 개선되지 않거나 효과가 불충분한 경우에 유효하다. 완화의료에서 한방을 하나의 툴로 최대한 사용한다면, 치료나 증상 완화의 선택지를 넓힐 수 있고, 환자의 QOL 향상을 이룰 수 있을 것이다.

(소노베 사토시/사토 히데토시)

참고문헌

1) 日本ホスピス緩和ケア協会：WHO（世界保健機関）の緩和ケアの定義. Available from 〈http://www.hpcj.org/what/ definition.html〉 [accessed July 31, 2011]
2) 武田文和 訳：がんの痛みからの解放とバリアテティブ・ケア—がん患者の生命へのよき支援のために—. 世界保健機関編, 金原出版, 東京, 1997.
3) 山崎章郎：ホスピスと緩和ケア—歴史からみた違いと共通点—. 緩和ケア, 21: 378-381, 2011.
4) 星野惠津夫：癌専門病院における漢方診療の重要性. 漢方医薬学雑誌, 34: 26-29, 2010.
5) Thomas JR, von Gunten CF : Clinical management of dyspnoea. Lancet Oncol, 3 (4) : 223-228, 2002.
6) Reuben DB, Mor V : Dyspnea in terminally ill cancer patients. Chest, 89 (2) : 234-236, 1986.
7) 寺澤捷年：絵で見る和漢診療学, 第1版. 医学書院, 東京, p.34, 42, 1996.
8) 佐藤英俊：漢方を用いた緩和ケアの実例—十全大補湯：放射線治療の副作用予防—. 漢方と最新治療, 13 : 347-349, 2004.

3 암 경과에 동반하여 발생하는 증상에 유효한 한방약

암은 시간이 경과함에 따라 다양한 증상을 일으킨다. 그 증상을 조절하는 것은 환자의 QOL을 유지하는데 있어 중요하기 때문에, 조기부터 완화케어의 필요성이 인식되고 있는 현재, 완화케어팀이 관여해야할 일들이 늘어가고 있다. 완화 의료에서는 암 환자를 괴롭히는 동통을 필두로 다양한 증상을 경감시키는 것이 중요하며, 환자의 QOL 향상을 목적으로 한 전인적 의료 수행이 필요하다. 한방의학은 여러 방면에 걸친 증상에 유효하며, 완화의료를 필요로 하는 환자의 불쾌한 증상을 경감시킬 수 있다[1]. 모든 증상에 대하여 한방제제 만으로 처방하는 동양의학의(東洋醫學醫)로서의 완화 의료도 상황에 따라서는 가능하나, 현실적이지 않다. 서양의학 약제와 병용해야 하는 경우가 일반적인 상황이며, 우리 시설(히나세 병원, 이하 본원)에서도 다양한 상황에 한방약을 사용한 완화의료를 시행하고 있다.

1 완화케어팀의 한방제제 사용상황

본원 완화케어팀은 2008년 2월에 발족했다. 2008년 2월부터 2011년 12월 사이 완화케어팀이 치료한 암 환자는 2008년 53명, 2009년 68명, 2010년 77명, 2011년 95명으로 총 293명이었다. 의뢰이유는 동통이 가장 많았고, 불면 · 불안 · 섬망 · 억울 등의 정신증상, 권태감 · 소화기 증상 등도 있었다. 그 중 한방약을 처방한 환자는 79명(남성 48명, 여성 31명), 1가지 한방약이 49례, 2가지 21례, 3가지 8례, 5가지가 1례였다. 사용목적은 동통완화가 가장 많았고, 그 외에 소화기 증상, 정신증상, 전신권태감이었다(그림 3-1). 동통에는 오령산, 작약감초탕, 입효산, 진무탕, 우차신기환, 계지가작약탕, 저령탕, 대시호탕, 시호계지건강탕, 시령탕, 치타박일방, 부자말이 사용되었다. 소화기 증상에는 육군자탕, 대건중탕, 윤장탕, 반하후박탕, 정신증상에는 억간산, 억간산가진피반하, 사역산, 향소산, 전신권태감에는 십전대보탕, 보중익기탕, 인삼탕, 호흡곤란에는 맥문동탕, 피부증상에는 자운고가 투여되었다(그림 3-2). 가장 많이 처방되었던 것은 육군자탕이었으며, 그 다음이 억간산, 대건중탕, 십전대보탕 순이었다.

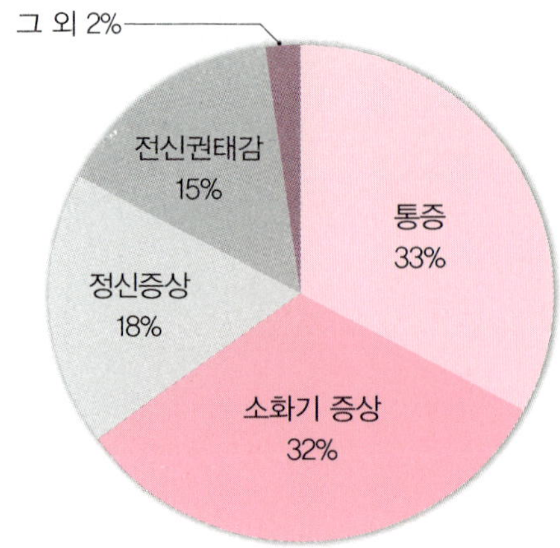

그림 3-1 증상별 처방수

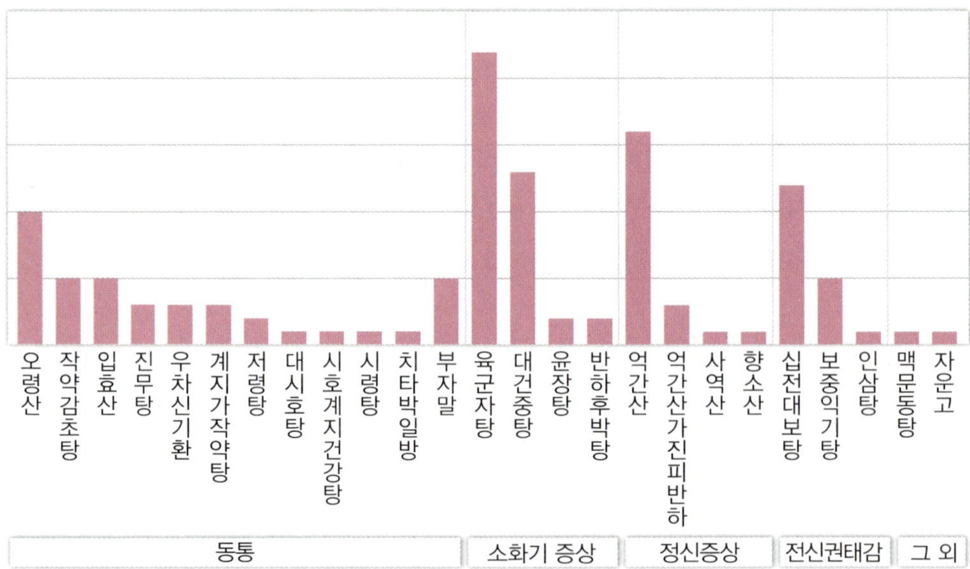

그림 3-2 약제별 처방수

■ 동통

완화케어 환자에게는 개별 증상에 대한 치료뿐 아니라 환자의 QOL 개선이 중요하다. 증상 뿐 아니라 증(證)을 보아 처방하는 한방치료는 전인적 관점에 입각하여 완화케어에 적합한 치료법이라고 생각된다. 지금까지 투여되었던 한방약의 적용증상은 동통이 가장 많았다. 완화케어 환자의 육체적 고통 중에는 동통이 가장 조기부터 출현하며, 가장 많다. 그 때문에 암성 동통 대책이 중요하며, 한방약 사용 시에도 진통효과를 기대하는 것은 어찌보면 당연하다. 암성 동통 완화에는 여러 종류의 마약이 투여되고 있는 경우가 대부분인데, 진통 보조제로서 한방약을 병용 투여하는 경우가 많다. 작약감초탕, 치타박일방 등 직접동통을 억제하는 약제뿐 아니라, 진무탕, 시령탕, 계지가작약탕 등은 신경인성 동통에도 투여된다. 진통효과의 증강을 위해 부자말을 가한 증례도 많았다. 동시에 부종이 나타나는 환자도 많았기 때문에 오령산 · 시령탕 · 우차신기환 · 저령탕 등으로 부종경감효과를 기대하며 투여하고 있다. 특히 오령산은 아쿠아포린(aquaporin) 등에 대한 작용이 있어, 부종이 심한 경우에는 이뇨작용을 보이지만, 탈수상황에서는 보수(保水)작용을 보이는 한방약 특유의 조절작용을 가지고 있기 때문에 기타 이뇨제처럼 단시간 안에 효과를 낼 수는 없으나, 부작용을 잘 일으키지 않는다는 이점이 있다.

화학요법 후 말초신경병증성 동통은 동통뿐 아니라 사지 저림이나 지각이상 등을 일으키며, 증상은 장기간 지속되어 치료에 어려움을 겪는 경우가 많다. 그 동통에 대해서 한방약의 유효성이 보고되고 있는데, 우차신기환 · 작약감초탕 등이 사용되고 있다. 화학요법 후 구내염이나 질환의 침윤에 의한 구강 내 동통은 치료하기 어려운 경우가 많으나, 치통 등에 사용되는 입효산을 사용해 본 결과 유효했고, 현재 사용이 증가되고 있다. Xylocaine® viscous를 식전에 사용하면 맛을 알 수 없다. 식감이 변한다 등의 호소가 발생하나, 입효산은 식사 시 맛도 느낄 수 있다며 호평을 들은 적이 있다. 출혈로 인해 복용할 수 없는 증례에는 입효산 가글도 효과가 있는데, 구성약물인 세신의 저림을 일으키는 작용이 유효하게 작용하지 않았을까 생각한다.

그 외에 억간산은 대상포진 후 신경통에 효과가 있다는 것과 동물에서 신경병증성 동통을 호전시킨다는 효과가 보고되어 있어, 추후 동통에 사용해 볼 수 있는 처방이라고 생각한다[2].

■ 소화기 증상

소화기 증상으로는 구역 · 구토, 변비, 소화관 폐색 등이 있다. 구역 · 구토에는 육군자탕이 가장 많이 사용되나, 구역 · 구토뿐 아니라 식욕부진에도 효과가 있으며, 그 효과에 대한 근거가 명확하기 때문에 많이 사용한 것으로 생각된다. 육군자탕은 인삼, 백출, 복령, 반하, 진피, 감초, 대조, 생강 8가지 생약으로 구성된 처방이다. 상부 소화관 기능장애에 의한 기능성 소화불량(functional dyspepsia, FD)에 육군자탕이 유효하는 것은 이미 잘 알려져 있다. 육군자탕은 (1) 위점막 혈류 증가작용, (2) 위배출 촉진작용, (3) 위점막 전위차(potential difference) 저하억제작용을 가지고 있는 것으로 알려져 있다[4]. 생약별로는 인삼에 소화흡수 기능부활, 신진대사 항진 등의 작용, 반하에는 소화관 수분 정류상태 개선작용이 존재한다는 보고가 있다[3]. 동물실험에서 반하와 생강에 진토(鎭吐)작용이 있다는 것도 보고되어 있다.

마약을 투약할 경우, 변비에 대한 예방적 조치를 시행해야 한다. 이때, 한방약은 부작용도 적고, 기타증상에도 효과적이기 때문에 조기부터 투여하기 적합하다. 대건중탕이나 윤장탕을 조기부터 투여하여 변비를 예방할 수 있으며, 그 외 작용기전이 다른 완하제(緩下

劑)와의 병용도 가능하다. 대건중탕은 산화 마그네슘처럼 변을 연변(軟便)으로 배출시킨다는 점과 배변 횟수를 증가시키는 등 완만한 효과를 가지고 있다는 점에서 Pursennid®을 복용할 경우 발생하는 배변 시 복통을 싫어하는 환자에게 호평을 받고 있다. 1일 15g까지 투여가능하나, 개인상태에 따라 투여량을 증감하는 것이 가능하여 조절성에서도 우월하다. 다만 완고한 변비인 경우에는 한 가지 처방만으로는 배변시킬 수 없는 경우가 있으므로, 기타 하제와의 병용이 권유된다. 위절제술 후 환자에게 식전에 대건중탕을 복용시켰더니, 장관 움직임이 좋아져 식사 섭취량이 증가했다며 기뻐하며 복용하던 증례도 있었다. 또한 이전부터 이미 장폐색에 대해 다용되고 있다 보니, 완화케어팀 의뢰 시 이미 대건중탕이 처방되어 있는 경우도 있는데, 이러한 점도 사용 증례수가 점차 많아지는 하나의 요인이 되고 있다.

■ 정신증상

정신증상 중 섬망에 대한 억간산 투여가 증가하고 있는 것이 특징이다. 인간으로서 존엄을 유지하면서 최후까지 친지들과 함께 보낼 수 있게 하는 것은 완화의료의 큰 목표 중 하나이다. 하지만 육체적 고통을 제거하고 정신적 서포트를 강력하게 해도, 섬망이나 인지증이 악화되면 가족과의 시간을 쾌적하게 보내는 것이 힘들어진다. 억간산은 시호, 조구등, 창출, 복령, 당귀, 천궁, 감초라는 7종류 생약으로 구성된 한방약이다. 간기(肝氣)의 상승에 의한 다노(多怒), 불면, 급한 성격 등의 증(證)을 억누르는 작용이 있다. 과거에는 소아 감충약(疳蟲藥)으로 사용했다. 하지만 근래, 인지증 환자의 심리행동이상이나 레비소체 인지증에 유효하다고 보고되고 있으며 특히 환각 · 흥분 · 공격성 · 초조감 · 이상행동 · 수면장애에 대해 효과가 있는 것으로 알려져 있다[5~7]. 신경병증성 동통을 억제하며 항allodynia 효과가 있다는 보고도 있다[2]. 이번에 사용한 증례에서는 임상증상이나 섬망 스코어의 개선이 보였는데, 초조함, 쉽게 흥분하는 등의 증상을 나타내는 과활동형 섬망에는 효과가 있는 것이 아닐까 생각한다[8~10]. 특히 경도의 섬망이나 증상 초기에 투여하면 항정신병약을 병용 하지 않아도 증상 소실 효과를 볼 수 있으므로 조금씩 앞뒤가 맞지 않는다고 느껴지는 시점에 시작하는 것도 부작용이 적은 한방약의 강점을 발휘시킬 수 있는 투여법이라 생각한다. 억간산의 인지증 양성증상에 대한 효과는 임상적으로도, 동물실험에서도 근거가 있으며, 완화영역이나 수술 후 섬망에 대한 보고도 있어, 추후 더욱 기대되는 처방이다.

그 외의 증상 중 불면 · 불안 · 억울을 호소하는 환자가 많아, 그에 대한 대책도 중요하다. 한방약은 부작용이 적기 때문에 증상 초기부터 투여하기 좋고, 기타 항정신병제와의 병용이 가능하기 때문에 사용하기 좋다.

■ 전신권태감

보중익기탕 · 십전대보탕 · 인삼탕 등은 이전부터 면역력 항진을 위해 투여해왔으나, 요즈음은 전신권태감에 대한 효과로 주목받고 있다. 전신권태감에 대한 약물치료는 스테로이드가 주류이며, 그 외에 설필리드(sulpiride) 등 항정신병약도 병용하는 경우가 있으나 모두 부작용이 심한 약제이다. 이러한 약제에 비해 한방약이 부작용이 경미한 점과 이러한 약제와의 병용이 가능하다는 점 때문에 사용하기 좋은 선택지가 될 수 있을 것으로 기대한다. 한방약은 전신상태(證)를 보고 처방하기 때문에 환자의 증상만을 치료하는 것이 아니라, 전체 밸런스를 조정하는 효과를 목표로 투여한다. 이러한 한방약의 특징 때문에, 전신권태감처럼 범위가 넓은 증상에 대한 사용하게 되면, 서양약으로는 경험할 수 없는 효과를 기대할 수 있으며, 조기부터 한방약을 투여한다면, 증상의 악화를 억제시킬 수 있을 것이다. 하지만 효과 판정에 어려움이 있거나, 효과를 볼 때까지 시간이 걸리는 경우가 있다. 또한, 경구약이다보니, 제형 특유의 냄새가 엑기스제나 전탕약에 상관없이, 복용을 방해하는 요소가 되어, 전신상태가 악화된 증례에는 투여하기 어려울 수도 있다는 점이 단점이다.

2 투여방법과 특수제제

한방약은 경구 투여가 기본이다. 엑기스제와 추출액이 있으나, 병원에서 사용할 수 있는 것은 대부분, 엑기스제이다. 엑기스제의 경우, 7.5g(3포)을 3회로 나누어 식간에 투여하는 것이 가장 많이 사용되는 스타일이다. 하지만 식후나 5g씩 2회로 나누어 아침 저녁으로 복용시키는 것이 복용을 잊을 확률이 적기 때문에, 적절히 변경하여 사용하고 있는 것이 현실이다. 작약감초탕이나 육군자탕, 억간산 등은 돈용(頓用)으로 사용해도 바로 효과를 볼 수 있으므로, 반드시 계속 투여하지 않아도 좋다. 한방약도 종류가 많아, 모든 것을 사용할 수 있으려면 동양의학적 지식이 필요하나, 한방이라는 분류에 구애받지 않고 일상 중에서 사용되고 있는 약이 가끔 한방약 중에 있었고, 효과를 보았다라는 확장된 방식도 있지 않을까 생각한다.

완화케어 환자의 경우, 말기가 되면 식욕이 저하되거나, 경구 투여가 힘들어지는 경우가 많기 때문에 모처럼 효과적으로 사용하고 있던 한방약을 중지할 수 밖에 없는 경우가 있다. 한방약에는 독특한 냄새가 있고, 엑기스제는 세립이므로 식욕부진 시에는 더욱 복용하기 어려워진다. 그러한 경우, 다양한 투여방법을 시도하고 있다. 위관이나 PEG를 통해 투여하거나, 소아의 경우 주장(注腸) 투여한다. 끓는 물에 녹여 복용시키거나, 얼려서 경구 투여하는 얼음 한방, 물엿에 타는 방법, 젤리에 섞어 먹는 방법 등 경구 투여에는 여러 방책이 있다[11]. 본원에서는 좌약을 만들어 경직장적(經直腸的) 투여를 하거나, 구강 내 동통이 있을 때는 아이스볼 등을 사용하는데, 그 방법에 대해서 서술한다.

■ 좌약

소화기 증상이 심해지면 엑기스제든 추출액이든 독특한 냄새가 있는 한방약을 경구 투여하기 어려워진다. 그래서 본원에서는 육군자탕 좌약을 만들어 투여한다[12]. 윤리위원회에서 승인을 얻어, 본원 약제부에서 만들고 있다. 경도 유지를 위해 당초 1개당 1.5g만을 함유를 시켰으나, 그 후 개선을 거듭해 현재 1개당 2.5g 함유가 가능해졌다(그림 3-3). 제작방법을 보자면, 육군자탕의 경우, 표 3-1과 같다.

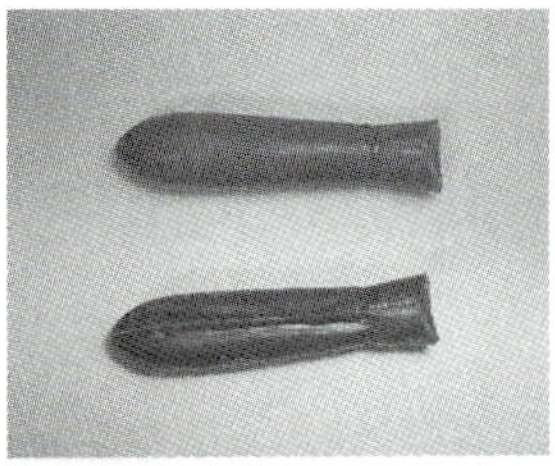

그림 3-3 육군자탕 좌약

그 후, 섬망 환자의 경우 복용 협조를 얻지 못하는 경우가 있기 때문에 억간산 좌약을, 전신권태감이나 식욕감퇴로 섭식불능해진 환자에게는 십전대보탕 좌약을, 복수나 흉수 증례에는 오령산 좌약을 제작하여 현재 4종류의 한방 좌약을 사용하고 있다. 처방 횟수가 많아 좌약 제작이 제일 필요했던 4처방을 좌약으로 투여하고 있는데, 그 때문에 오히려 더욱 처방 횟수가 증가하고 있다(그림 3-2). 육군자탕 처방 22례 중 11례가 좌약이며, 억간산 처방 16례 중 6례가 좌약이었다. 십전대보탕 좌약은 2011년부터 만들어 12례 중 3례에 사용하였다. 오령산 좌약도 2011년 제작하기 시작하여 10례 중 1례만 좌약으로 사용했으나, 추후 사용이 증가할 것으로 예상한다. 육군자탕 좌약이 가장 많이 사용되고 있는 것은 소화기 증상으로 복용 불가능한 증례에 투여하고 있기 때문이다. 완화영역 이외에도 수술 후 구역 · 구토 시, 주술기 절식기간 중에도 좌약으로 투여를 시행할 수 있는 등 응용범위가 넓어, 원내에서는 없어선 안될 제제가 되고 있다[12].

오령산 좌약은 복수 · 흉수가 명확하며 경구섭취가 불가능한 증례에 투여하고 있으나, 복수 · 흉수 및 하지 부종이 경감되며, 섭식이 가능해지면, 다시 경구 투여로 변경하고 있다. 경직장(經直腸) 투여 시 혈중 농도 추이나 효과발현의 신빙성을 뒷받침할 테마는 아직 전

표 3-1 육군자탕 좌약 제작법

1. 처방	육군자탕 Vosco® H-15 전체용량	2.5g(1포) 1.5g 2.25mL
2. 조정법	(1) 막자사발에 육군자탕을 분쇄하여, 100mesh로 여과한다(미분말). (2) 비커에 Vosco® H-15(환)를 따뜻한 물(50~60°C)에 용해시킨 후, 육군자탕 미분말을 균일하게 용해(혼합)한다. (3) 실린지에 2.25mL씩(다른 방법 : 비커에서 직접도 가능) 좌약 container에 충전한다. 트레이 1개 = 2.25mL Vosco® H-15 : 1g = 1mL 트레이에 육군자탕 + Vosco® 1개 넣어 2.6mL = 3.25g (4) 식힌 후, 상부 개구부를 알루미늄 호일로 봉한다.	
3. 저장법	냉장고 보관	

혀 없으나, 임상적으로 효과가 있다는 점, 경구가 투여 불가능한 증례의 경우, 투여 중지 또는 좌약 투여 딱 2가지 선택지밖에 없기 때문에 우리는 경직장 투여를 빈용 약제에만 한하여 시행하고 있다.

■ 아이스볼과 냉동면봉

암에 대한 화학요법이나 방사선요법 유해사고 중 1가지로 구강점막장애가 있다. 또한, 두경부암에서는 병변이 구강점막 내에 출현하는 경우도 있다. 이러한 구강점막병변에 의한 통증은 섭식장애를 일으키고, 암 환자의 QOL저하로 연결되나, 기존 진통제로는 치료하기 어려운 케이스가 많다. 입효산은 구강 동통에 유효하다고 여겨지는 한방약으로 세신, 승마, 방풍, 감초, 용담으로 구성된다. 효능은 발치 후 동통 · 치통으로 용법은 입에 머금고 있다가 천천히 복용하는 것이다. 하지만 구강 내 동통을 가지고 있는 환자에게 입효산을 권유해보면 동통 때문에 복용하기 곤란했다. Xylocaine® viscous 아이스볼이 이전부터 원내제제로서 제작되어 있어 사용했던 경험이 있었고, 얼음 한방에 대한 보고가 있었기 때문에 입효산 아이스볼을 만들어(그림 3-4, 3-5) 본 결과, 복용이 가능했고, 동통을 경감시킬 수 있었다. 아이스볼 제작법을 표 3-2에 서술했다. 입효산만으로는 쓴 맛이 있어, 다양한 것을 섞어 아이스볼을 만들어보는 것을 시도했었다. 사과 주스나 오렌지 주스 첨가에서는 맛이 없어지지 않고, 쓴 맛이 남았었다. Termeal®(커피맛) 첨가로는 얼리면 오히려 쓴 맛이 증가하였다. 벌꿀을 가했을 때, 맛이 부드러워져 환자들이 호평을 했다. 벌꿀 첨가에 의해 쓴 맛 감소와 맛 개선 효과를 보였으며, 보다 길게 구강 내에 머금는 것이 가능해졌다. 아이스볼로 효과를 보았지만, 오연(誤嚥)에 대한 우려 때문에 지속이 힘들었던 증례에는 냉동면봉을 만들어 구강 내청식(内清式)으로 사용하여 효과를 본 증례도 있었다.

입효산 아이스볼은 현재까지 5례 투여하였고, 4례에서 구강 내 통증이 경감되었다. 효과 발현까지는 약 1일이 걸렸다. 입효산 아이스볼이나 냉동면봉(그림 3-6)으로 국소 냉각을 시켜 혈관이 수축된다는 것과 구강 내에 천천히 흡수되기 때문에 진통효과를 얻을 수 있는 것으로 추측하고 있다. 맛은 쓴 맛이 있기 때문에 벌꿀을 병용하는데, 벌꿀의 항염증 · 점

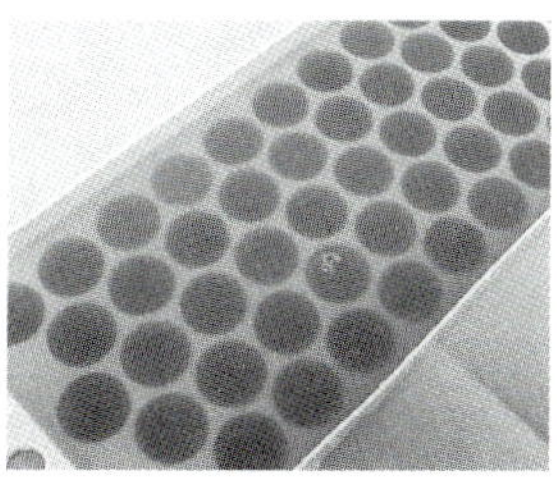

그림 3-4 입효산 아이스볼 제작 트레이

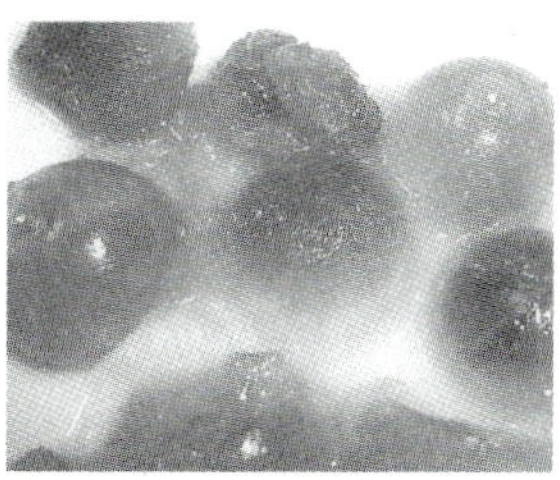

그림 3-5 입효산 아이스볼

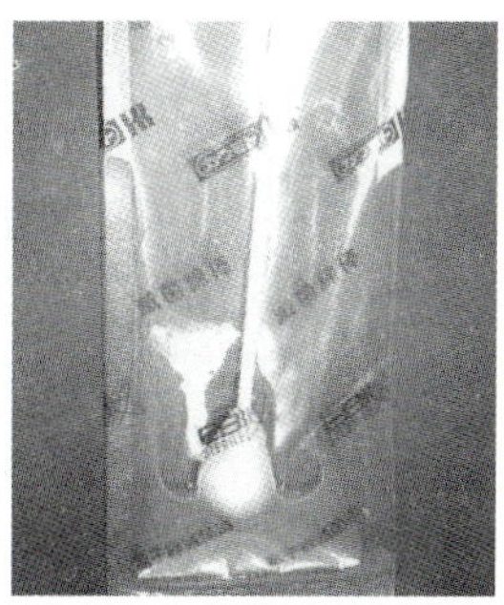

그림 3-6 입효산 냉동 면봉

표 3-2 입효산 아이스볼 · 냉동면봉 제작법

– 아이스볼 제작법
(1) 입효산 3포를 끓는 물 약 100mL에 용해 (2) 용해액을 제빙기에 소량씩 넣고, 그 위에 벌꿀을 얇게 전면을 덥도록 흘려 넣어 냉동고에서 동결. 직경 1.8cm 아이스볼이 되게 한다.
– 냉동면봉 제작법
(1) 입효산 1포를 끓는 물 약 20~30mL에 용해 (2) 면봉에 스며들도록 하여 비닐에 넣어 냉동고에서 동결

막보호작용도 기대할 수 있다. 또한, 제작이 용이하며 환자 자신이 관리할 수 있고, 환자 판단에 의한 사용이 가능하다는 점도 이점이다. 출혈이 현저한 증례에는 아이스볼도 사용 불가능하며, 입효산 용해액 가글을 시행하는 편이 진통효과를 얻기 좋기 때문에 추후 다양한 방법으로 지속 투여시킬 방법을 탐색해야 하겠다.

현재까지의 투여례 중 1증례에서는 역으로 동통증강이 나타나 중지하였다. 구강점막에 종양이 노출되어, 수돗물 자극이 스며들면, 통증이 생기는 등 과민상태인 환자였다. 조직의 손상이 큰 경우에는 효과가 없는 경우도 있다. 하지만, 암 환자 중 구강점막병변 때문에 관리하기 힘든 경우, 입효산 아이스볼이나 냉동면봉은 유효한 관리법 중 하나라고 생각한다.

3 증례

■ 증례 1 : 육군자탕, 십전대보탕

30대, 여성, 난소암, 하시모토병, 공황장애, 화학요법 후 권태감 · 구역 · 심와부통 조절을 위해 완화케어팀에 의뢰되었다. Oxinorm® 20mg 4회/일, 프로클로페라진(prochlorperazine) 5mg을 투여하였으나, MT patch 4.2mg으로 증량, Opso® 5mg 동통 시 돈용(頓用), 올란자핀(olanzapine) 5mg으로 변경하였다. 갑상선 기능은 정상으로 thyradin 50μg, 피코설페이트(picosulfate), 파록세틴(paroxetine) 5mg, 설필리드(sulpiride) 150mg, Teprenone® 150mg은 계속 복용하였다. 기침에 대해 덱스메트로판(dextrometrophan) 15mg도 계속 복용하였다. 구역이 지속되었기 때문에 메토클로프라미드(metoclopramide) 10mg을 투여했으나 효과가 없어, 육군자탕 5g을 시작하게 되었다. 탕전약으로 복용하면 구역이 생기기 때문에 좌약으로 변경하였다. 육군자탕 좌약 7.5g을 투여하며, 전신권태감에 대하여 sulpiride를 600mg까지 증량하였다. 외부에서 반입한 식사는 조금씩 섭취할 수 있게 되었고, Termeal®도 시작하였다. 구역감은 개선되었으나, 전신권태감은 지속되었다. 헤모글로빈(Hb) 6.0g/dL로 빈혈이 확인되어 수혈을 시행하였으나, 기력저하를 호소하였기 때문에 십전대보탕 좌약을 투여하기 시작했다. 좌약 갯수가 많아져 육군자탕 5g · 십전대보탕 5g 씩 1일 4개를 삽항하게 되었다. 초콜렛 등 좋아하는 것은 섭취할 수 있게 되었으며, 소량씩 식사하는 것이 가능하졌고, 목소리에 활기가 생겨 또렷또렷하게 대화를 할 수 있게 되었다. 십전대보탕 시작 후 3일째에 외박하는 것이 가능해졌고, 자택에서 입욕이나 쇼핑이 가능해졌다. 식사섭취량은 육군자탕 투여 전 0할이었으나, 시작 후 병원식 0~1할로, 추가적으로 기호물을 섭취할 수 있게 되었고, 십전대보탕 투여 후 3일째에는 병원식도 3할 정도 섭취할 수 있을 정도로 회복되었다. 한방약에도 익숙해져, 기침에 맥문동탕을 돈용(頓用)으로 사용하였다. 동통 조절도 양호해져 구조 요청이 없는 날도 있었으며, 일단 퇴원할 수 있게 되었다.

■ 증례 2 : 억간산

70대, 여성. 침윤성 방광암, 방광자궁적출술 · 회장도관조설술 후, 직장침윤. 하복부통, 좌하지통, 하혈 시 회음부 동통이 있어, patient controlled analgesia(PCA)를 사용하며 펜타닐 정맥 투여로 오피오이드(opioid) 투여량을 조정 중이었다. 펜타닐(fentanyl) 25μg/시, 1회 투여량 25μg, lockout time 10분, 최대 유효 횟수 3회/시에 추가로, 올란자핀(olanzapine) 5mg, 돔페리돈(domperidone) 30mg, 산화 마그네슘 660mg, 대건중탕 7.5g을 투여해 왔다. 야간에 병동 연결 복도를 정맥 루트나 도뇨 카테터를 빼고 기저귀를 벗은 채 전라로 보행하는 것이 발견되었다. 다음날 아침, 전날 밤 기억은 명료하지 않고, 혼란스러워 했다. 야간 섬망으로 판단하고 억간산 2.5g을 수면 전에 복용시킨 결과, 야간 이상행동은 없어졌다. 하지만 야간에 3시간마다 화장실에 가다보니, 수면이 부족했고, 주간 대화 중『텔레비젼 방송국에 아베크가 왔다』는 등 이해할 수 없는 언동이 이어졌으며, 다음날 혼란이 발생하거나, 약제 복용시간을 놓치거나 했다. 그래서 억간산을 2.5g 저녁 식사 후 · 2.5g 수면 전으로 5g까지 증량하였다. 2일 후에는 언행도 차분해졌고, 이상행동은 없어졌으며, 수면도 취할 수 있게 되었다. 동통에 대해서 펜타닐을 증량하여 37.5μg/시으로 했으나, 섬망 출현은 없었다.

■ 증례 3 : 입효산

60대, 남성, 설암, 하인두암, 하인두부 · 설 반절제술 시행 후 상태. 방사선요법과 화학요법 시행 후, 범혈구 감소, 구강 내 출혈과 구강점막장애가 발생했다. Tramadol 100mg, prochlorperazine 5mg/생수 100mL로 1시간에 걸쳐 정맥 투여하였으나, 구강 내 동통은 경감되지 않았다. 양치할 때 통증이 증가되었으며, NSAIDs로는 효과가 없었고 신기능저하도 보였기 때문에 PCA를 사용하여 펜타닐 6μg/시으로 정맥 투여하기 시작했다. 양치 전에 bolus 투여했으나, 동통은 남아 있었다. 그래서 입효산 아이스볼을 만들어 투여했으나, 쓴맛이 강하여 복용하기 어려웠다. 맛을 좋게 하기 위해 벌꿀을 사용하여 단맛을 입힌 결과 복용시킬 수 있었다. 입효산 아이스볼 복용 후 양치를 하자, 동통이 NRS 5~3으로 경감하였고 口渴도 감소했다. 복용량이나 시간은 정하지 않고, 자유롭게 아이스볼을 섭취하게 하였다. 그러자 혀 수술 후 기관절개된 상태였기 때문에 아이스볼 섭취 시 오연(誤嚥)이 발생하여 사레들리고 기침하게 되었다. 개구(開口)도 2cm밖에 할 수 없었기 때문에, 복용도 소량씩하여 시간이 많이 걸렸다. 따라서 입효산 동결면봉을 만들어 양치에 사용하도록 한 결과, 동통은 거의 NRS 0이 되었다.

■ 증례 4 : 오령산

40대, 여성. 췌장암, 장폐색, 암성복수. Oxycontine® 10mg, OXINORM® 2.5mg 동통 시 돈용(頓用), 푸로세마이드(furosemide) 40mg, 스피노로락톤(spinorolactone) 50mg, 대건중탕 7.5g을 투여했으나, 복만(腹滿)이 심하며 복통이 심해 복용할 수 없게 되었다. MT patch 2.1mg, anpec 좌약 10mg, flurbiprofen 50mg × 2회/일로 변경하였음에도, 상복부통 · 배부통(背部痛)이 심하여, 동통 조절을 위해 완화케어팀에 의뢰 되었다. PCA를 사용하여 펜타닐 정맥 투여를 시작하였다. ivPCA 조건은 펜타닐 100μg/시, 1회 투여량 50μg, lockout time 10분, 최대 유효 횟수 2회/시(= 2.4mg/일)로 설정하였다. 장폐색과 구역에 대하여 옥토뉴클레오타이드(octonucleotide) 20μg, 육군자탕 좌약 2.5g을 투약하기 시작하였다. 복수에 대해 복수 여과농축 재정주법(cell-free and concentrated ascites reinfusion therapy, CART)을 시행하였으나, 2일 후에는 복수가 재정류하여, 복통이나 복만(腹滿)을 호소했다. KM-CART 2회(4,000mL, 4,200mL), 복수천자 4회(1,200mL, 2,000mL, 1,800mL, 3,000mL) 시행한 후에도 복수저류와 구역은 조절되지 않았다. 육군자탕 좌약을 중지하고 메토프라마이드(metoprimide) 30mg/일, 올란자핀(olanzapine) 5mg을 수면 전 복용으로 변경하고, 오령산 좌약 7.5mg을 투약하기 시작했다. 1일 소변량이 증가하여 복수저류 속도가 감소되었기 때문에 오령산 좌약을 7.5g까지 증량했다. 소변량은 950~1,200mL로 유지되었으나, 복수는 소실되지 않았기 때문에 배액 카테터를 유치하였다. 알부민 투여나 리도카인(lidocaine) 360mg/일 정맥 투여, 하지부종에 대한 탄력스타킹, 아로마 마시지, foot pomp 병용도 시행하여 증상완화를 위해 노력한 결과, 복수 배액 빈도를 줄일 수 있었다.

암 환자 완화치료 시에는 증상이 복잡 다양하며, ADL도 명확하게 저하되어 있기 때문에 전인적 치료가 필요하다. 한방치료는 병명을 진단하는 것이 아니라, 전신의 證(상태)을 진단하고 그것을 개선시키는 처방을 선택하기 때문에, order made치료가 가능하다. 證(상태)을 진단하기 위해서는 음양허실(陰陽虛實) · 기혈수(氣血水) 등에 대한 이해가 필요하다는

점, 투여경로가 원칙적으로 경구뿐이라는 점, 효과 발현에 시간을 요하는 경우가 있다는 점 등 한방치료의 특징이자 단점을 이해한 상태에서 진행해야 한다. 서양의학의 evidence와는 사고의 차이가 있기 때문에 구미에서 인지도가 낮은 점도 단점이다. 하지만 요즘은 서양의학에서도 다약제 병용 투여가 증가하고 있기 때문에, 단일 생약으로 구성되지 않고 여러 생약으로 조합된 한방약의 묘미를 보다 쉽게 이해할 수 있지 않을까? 또한, 실제 임상에서는 개개인에 맞춰 약제를 선택하는 것은 이미 해오던 것이기 때문에 증(證) 선택도 비슷하게 생각해볼 필요가 있다. 신경병증성 동통의 제1선택약은 항전간제 또는 항우울제이나, 아파서 기분이 가라앉아 있는 증례에는 항우울제를, 아프며 초조해하는 증례에는 항전간제를 선택하는 것은 서양의학 현장에서도 자주 일어나는 일이다. 이런 관점에서 정확하게 약제 선택을 시행한다면, 서양의학과 동양의학의 융합은 가능할지도 모른다. 그 때문에 한방약의 임상역학적 검토를 축적하면, 한방의학을 도입한 새로운 완화치료 전개가 이루어질 것이다.

(카와하라 레이코)

참고문헌

1) 川原玲子, ほか：緩和医療における漢方薬の使用—当院緩和チームでの経験を中心として—. 痛みと漢方, 21：106-110, 2010.
2) 光畑裕正, ほか：神経障害性疼痛に対する抑肝散の効果—臨床症例と動物実験結果. 痛みと漢方, 20：13-19, 2009.
3) Tatsuta M, et al. : Effect of treatment with liu-jun-zi-tang (TJ-43) on gastric emptying and gastrointestinal symptoms in dyspeptic patients. Aliment Pharmacol ther, 7 : 459-462, 1993.
4) 原澤　茂, ほか：運動不全型の上腹部愁訴 (dysmotility-like dyspepsia) に対するTJ-43六君子湯の多施設共同市販後臨床試験—二重盲検群間比較法による検討. 医学のあゆみ, 187：207-229, 1998.
5) Mizukami K, et al. : A randomized cross-over study of a traditional Japanese medicine (kampo), yokukansan, in the treatment of the behavioural and psychological symptoms of dementia. Int J Neuropsychopharmacol1, 2 : 191-199, 2009.
6) Monji A, et al. : Effect of yokukansan on the behavioral and psychological symptoms of dementia in elderly patients with Alzheimer's disease. Prog Neuro-Psychopharmacol Biol Psychiatry, 33 : 308-311, 2009.
7) 宮原　桂：漢方ポケット図鑑, 58-59, 源草社, 東京, 2008.
8) 井上潤一, ほか：がん末期のせん妄に対する抑肝散 (TJ-54) 投与の経験. ペインクリニック, 30：525-528, 2009.
9) 川原玲子：がん患者のせん妄に対する抑肝散の効果の臨床的検討. 痛みと漢方, 20：63-67, 2009.
10) 高山宏世：抑肝散. 腹証図解漢方常用処方解説. 218-219, 三考塾, 東京, 2005.
11) 恵紙英昭, ほか：緩和ケアにおける氷漢方 (iced rikkunshito) の役割. 痛みと漢方, 20：20-29. 2009.
12) 奥野聡子, ほか：術後悪心・嘔吐 (PONV) に対する六君子湯による予防的治療. 麻酔, 57：1502-1509, 2008.

4 Mental care에 유효한 한방약

암이라고 선고받았을 때의 심적 동요는 십인십색(十人十色)으로 상상을 초월한다. 암 진료 연계 거점 병원 등에서 개최되고 있는 완화케어 연구회의 「나쁜 소식을 전하는 커뮤니케이션 · 롤 플레이」에서 참가자들은 환자체험을 한 후 「머리가 새하얗게 되어 의사의 말이 머리에 남아있지 않았다」「어떻게 하면 좋을지 알 수 없어 혼란스러웠다」「빨리 치료법을 듣고 싶다고 생각했다」「죽는 것인가, 남겨질 가족은 어떻게 되는 건가하고 생각했다」「가족만 계속 생각했다」 등 셀 수 없을 정도로 다양한 감상평을 이야기했고, 의료종사자로서 암 환자 유사 체험을 시행한 것만으로도 그들의 힘든 심리상태를 알 수 있었다고 하였다. 암 고지는 일상을 근저에서부터 뒤엎을만한 상황에 해당하며, 그 후부터 정상범위의 불안이나 공포, 사람에 따라서 병적 불안, 억울이나 불면 등을 체험하게 만든다. 병적 정신증상 치료에는 항정신병약(항우울제, 항불안제, 수면도입제 등)을 사용하는 것이 일반적이다. 억울 기분에 대해서는 일반적으로 항우울제인 선택적 세로토닌 재흡수 저해제(SSRI), 세로토닌 · 노르아드레날린 재흡수 저해제(SNRI), 노르아드레날린 · 세로토닌 작동성 항우울제(NaSSA) 등을 사용하며, 불안에 대해서는 벤조디아제핀계 항불안제를 사용하고, 불면에 대해서는 벤조디아제핀계 수면제나 비벤조디아제핀계 수면제를 사용한다. 하지만 암 환자는 항암제, 의료용 마약 등의 진통제, 제토제, 위약, 정장제 등 다양한 서양약을 처방받다보니, 약 복용하는 것을 지긋지긋해 하는 경우가 많고, 한방약을 원하는 경우가 적지 않다. 향정신약의 부작용인 졸림, 권태감, 건망 등 때문에 최근에는 한방약을 희망하는 환자가 끊이지 않는다. 향정신병약을 이용한 치료는 기존 서적에 이미 나와 있으므로, 본 항에서는 정신질환의 진단에 대해서 서술하고, 암 환자의 억울, 불안, 불면 등 mental care에 사용되는 한방약을 소개한다.

1 역학

암 환자의 불안이나 억울 증상 유병률을 연구한 74연구 메타분석이 있었다. 이 분석은 암을 겪으며 완화케어를 받고 있는 환자 중, 우울증은 16.3~16.5%, 적응장애는 15.4~19.2%, 불안장애 9.8~10.3%라고 보고했다[1]. 일본 내 보고에서는 우울증이 3~18%, 적응장애는 4~35%라고 보고하고 있다[2~7]. 또한, 암의 부위에 따른 억울의 빈도는 두경부암(22~57%), 췌장암(33~50%), 유방암(1.5~46%), 폐암(11~44%) 순으로 많았으며, 또한 대장암(13~25%), 여성생식기암(12~23%), 림프종(8~19%) 순이라고 보고했다[8]. 이렇게 암 환자는 다양한 정신증상을 나타낼 가능성이 있다는 것을 의료종사자는 인식해두어야만 한다.

2 진단

「마음의 괴로움(억울과 불안)」[9], 적응장애, 우울증, 공황장애에 대해 서술하고, 억울, 불안, 불면에 유효한 한방약을 소개하겠다.

■ 「마음의 괴로움」

「마음의 괴로움」이라는 개념은 2007년 시행된 「암 대책 기본법과 암 대책 추진 기본계획」에 따라, 암 진료 연계 거점 병원의 개최 의무가 된 완화케어 연수회의 정신증상 session에서 처음 사용되었다. Akizuki 등이 추천하고 있는 『괴로움과 일상생활 지장의 한란계』[10, 11] (그림 4-1)를 사용하여 측정한다. 간편하게 실시할 수 있다는 특징이 있으며, 우울증이나 적응장애 등, 케어가 필요한 「마음의 괴로움」 스크리닝법으로 양호한 성능을 가지고 있다고 알려져 있다. 최근 1주간의 평균상태를 평가하며, 마음의 괴로움과 마음의 괴로움으로 인

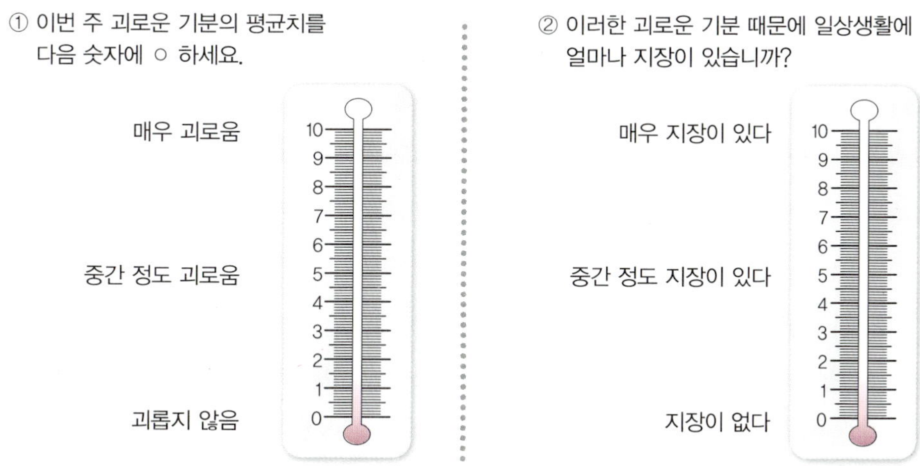

그림 4-1 괴로움과 일상생활 지장의 한란계 (문헌 11)에서 발췌

한 일상생활 지장을 10점 만점으로 평가하며, 고통스러움 4점 이상, 그리고 지장에 해당하는 점수가 3점 이상일 경우(한쪽 점수가 어느 정도 높아도 다른 한쪽이 낮으면 해당되지 않음)에는 케어가 필요한 마음의 괴로움일 가능성이 높다고 생각한다. 의사 이외의 의료종사자도 간편하게 사용할 수 있다.

■ 적응장애[12)]

적응장애는 정확히 말하면, 정신질환과 보통 심리적 반응의 중간적 위치에 해당하는, 스트레스 반응성 질환이다. 우선, 우울증이나 불안장애가 없는지 감별해야 한다. 암 고지 등의 스트레스에 대한 반응으로 정상적인 심리적 반응에서도 억울이나 불안은 일어나나, 대부분은 2주 이내에 일상생활 레벨로 복귀하여 현실에 적응할 수 있다. 하지만, 일상생활에 적응할 수 없고, 큰 지장이 일어나는 상태는 우울증이다. 적응장애는 이 중간 상태로, 보통의 적응 레벨까지 돌아가지 못하고, 2주를 넘어서도 일이나 가사를 할 수 없으며, 잠을 잘 수 없는 등의 증상이 지속된다. 적응장애는 치료적 개입을 고려해야 하는 상태이다[13)].

■ 우울증[12)]

진단 포인트는 (I) 최근 2주간 거의 하루 종일, 매일 같이 우울함을 느낌, (II) 요 근래 2주간 거의 하루 종일, 매일 같이 모든 활동에 대해 흥미, 기쁨을 느낄 수 없음, 같은 항목을 체크하는 것이다. (I)과 (II) 중 하나를 보이는가, 양쪽 모두를 보이는가에 따라 다음 항목 중 만족시켜야 할 항목 숫자에 차이가 있는데, (I)과 (II) 양쪽을 보일 때는 3개 이상, 한쪽만 있을 경우에는 4개 이상이 필요하다. 그 항목은 다음과 같다. ① 식이요법을 하고 있지 않은데도 식욕 감퇴 또는 증가(예 : 요 근래 1개월 만에 체중의 5% 이상 변화), ② 거의 매일 불면 또는 수면과다, ③ 거의 매일 정신 운동성 격정 또는 지연(다른 사람에 의해 관찰 가능하며, 다만 단순히 안정되지 않는다든지, 둔해졌다는 것 같은 주관적 감각은 아닌 것), ④ 거의 매일, 의욕이 생기지 않고 기력 저하됨, ⑤ 자신이 없어졌다. 자신을 질책하는 경우가 많다, ⑥ 사고력이나 집중력이 감소했고, 결단을 내리기 힘들다, ⑦ 살아가는 것이 힘들다. 죽음에 관해서 생각한 적이 있다.

■ 공황장애[12)]

공황발작과 광장공포는 몇 가지 장애와 관련되어 일어나는 것이기 때문에 공황발작과 광장공포의 진단기준을 각기 독립시켜 기재하고는 있으나, 독립된 단위로 진단할 수는 없다.

먼저 공황발작은 심한 공포 또는 불쾌감을 느껴 명확히 다른 정상적인 상황과는 구별이 되는 기간으로 그때, 이하 (1)에서 (13) 중 4가지(또는 그 이상)가 돌연히 발현하며, 10분 이내에 증상의 정점에 도달하게 된다. 그 항목은 ① 동계(動悸), 심계항진 또는 심박수의 증가, ② 발한, ③ 몸의 떨림 또는 손 떨림, ④ 숨참 또는 숨 쉬기 힘듦, ⑤ 질식감, ⑥ 흉통 또는 흉부 불쾌감, ⑦ 구역 또는 복부 불쾌감, ⑧ 어지러움, 휘청거리는 느낌, 머리가 가벼워지는 느낌, 또는 기가 빠지는 느낌, ⑨ 현실감 소실(현실에 없는 것 같은 느낌) 또는 이인(離人)증상(자기 자신에서 빠져 나온 느낌), ⑩ 자기 통제를 상실했거나 미칠 것 같은 두려움 발생, ⑪ 죽음에 대한 공포, ⑫ 이상감각(감각마비 또는 뜨끈거림), ⑬ 냉감 또는 열감이다.

공황장애에는 우선, ① 예기치 않은 공황발작이 반복적으로 일어난다, ② 적어도 1회 발작 후 1개월간(또는 그 이상) 다음 중 1가지 또는 그 이상의 증상이 지속된다 : (a) 다시 발작이 올 것에 대한 지속적인 걱정, (b) 발작 또는 그 발작의 결과에 대한(예 : 조절능력을 잃음, 심장 발작, "미쳐 버릴 것 같음") 걱정, (c) 발작과 관련된 행동의 큰 변화를 보인다. 그리고 공황발작이 물질(예 : 남용 약물, 투약) 또는 일반질환(예 : 갑상선 기능항진)의 직접적 생리학적 작용에 의한 것이 아니며, 그 외의 정신질환으로는 잘 설명되지 않는다(예 : 사회 공포, 특정 공포, 강박성 장애, 외상 후 스트레스 장애, 또는 분리불안장애)와 같은 기준을 만족하면 진단한다. 이러한 공황장애를 광장공포증 존재 유무에 따라 2가지로 분류한다. 광장공포증이란 도망가고 싶지만, 도망갈 수 없는(또는 도망가면 수치스러운) 장소나 상황, 또한 공황발작이나 공황 유사증상이 예견되지 않고, 어떤 상황에 유발되어 일어났을 때, 도움을 받을 수 없는 장소나 상황에 있을지 모른다는 것에 대한 불안이다. 전형적인 상황으로는 다리 위, 버스, 열차, 자동차로 이동하는 동안 등이 있다. 그 상황을 피하고 있든지, 또는 그렇지 않더라도 공황발작 또는 공황 유사 증상이 일어나는 것에 대해 매우 고통스러워하거나, 불안을 보이며 참지 못하든가, 동반자를 필요로 한다. 그 불안 또는 공포증성 회피는 사회공포(창피하게 생각하는 것에 대한 공포 때문에 사회적 상황만을 피함), 특정 공포증(엘레베이터와 같은 단일한 상황만을 피함), 강박성 장애, 외상 후 스트레스 장애, 또는 분리불안장애(집을 떠나는 것 또는 가족에게서 떠나는 것을 피함) 등과 같은 것으로 설명되지 않는다.

3 정신증상에 대한 한방약[14, 15, 16]

암 환자의 우울증, 적응장애, 공황장애에 대해서 서술하였고, 이제부터는 각 진단에서 나타나는 억울 기분, 불안 등에 사용하는 한방약을 소개한다. 표 4-1에 기제(氣劑), 인삼탕류(人蔘湯類), 시호제(柴胡劑), 구어혈제(驅瘀血劑), 그 외로 나누어 표시하였다.

한방약 선택의 기본은 암 환자가 치료를 받고 있는 단계에서 항암제, 마약 등에 의한 부작용으로 구역 · 구토 · 식욕부진을 보이는 경우가 많다는 것을 염두해 두고, 가능한 부작용이 없는 약으로 치료해야 한다는 것이다. 암 환자는 구역 · 구토 · 식욕부진과 같은 고통을 느끼는 경우가 많기 때문에 삶의 기본이며 즐거움인 「식사」에 관한 증상을 개선시키는

표 4-1 정신증상에 대한 한방약

	목표	약제
氣劑	1. 불안, 억울 2. 기분이 우울	1. 반하후박탕 16(中間~虛) 2. 향소산 70(虛) 등
人蔘湯類	1. 불안, 억울, 소화기능저하 2. 불안, 억울, 소화기능저하, 전신권태감 3. 불안, 억울, 소화기능저하, 빈혈	1. 사군자탕 75(虛) 육군자탕 43(虛) 2. 보중익기탕 41(虛) 귀비탕 65(虛) 3. 가미귀비탕 137(虛)
柴胡劑	1. 스트레스 등으로 긴장 지속 2. 스트레스 등으로 긴장 지속 초조감, 안검경련, 틱 증상 등 3. 스트레스 등으로 긴장이 지속 愁訴가 다채로움	1. 대시호탕 8(實) 시호가용골모려탕 12(實 · 불안초조가 심함) 사역산 35(實~中間) 억간산 54(中間~虛) 시호계지탕 10(中間~虛) 2. 억간산가진피반하 83(虛) 시호계지건강탕 11(虛) 등 3. 가미소요산 24(中間~虛) 등
驅瘀血劑		1. 도핵승기탕 61(實) 2. 통도산 105(實) 3. 계지복령환 25(實~中間) 4. 당귀작약산 23(中間~虛)
기타	1. 고혈압 경향, 비교적 체력 있음, 상기경향, 초조함 2. 고령자의 뇌혈관장애 후 불안, 억울 3. 기울 4. 이른바 히스테리 상태 5. 허약하며 초조하고, 불안, 동계 등	1. 황련해독탕 15(實~中間) 2. 조등산 47(實~中間) 3. 시박탕 96(中間) 4. 감맥대조탕 72(虛) 5. 계지가용골모려탕 26(虛)

한방약을 제1선택약으로 하는 편이 좋다. 기제(氣劑), 인삼탕류(人蔘湯類), 시호제(柴胡劑), 구어혈제(驅瘀血劑) 등을 처방하고, 상태에 따라서 다양한 한방약을 병용한다.

■ 기제(氣劑)

기란 눈에는 보이지 않는 생체 에너지라고 생각한다. 하지만 다른 사람이나 자신을 거울로 보았을 때, 생기가 충만해 있는가, 생기가 없는가 등을 느끼는 것이 가능하다. 그러한 생기의 밸런스를 치료하는 약이 기제라고 생각하면 좋다. 기의 이상에는 기허(氣虛), 기체(氣滯), 기역(氣逆)이 있다. 기허는 원기가 없고, 의욕감퇴, 쉽게 피로하며, 몸의 무거움, 식욕저하 등으로 나타나며, 기체는 목의 막힌 느낌, 머리가 무거움, 복부 긴장, 흉협(胸脇) 통증 등, 기역은 냉증, 상열, 두근거림, 두통, 트림, 발한, 불안 초조감 등으로 나타난다. 우울증이

표 4-2 반하후박탕, 복령음합반하후박탕, 향소산의 구성약물

반하후박탕(16) · 平 · 弱補	半夏	茯苓	厚朴	蘇葉	生薑						
복령음(69) · 平 · 弱補		茯苓				蒼朮	陳皮	枳實	人蔘		
복령음합반하후박탕(116) · 平 · 中	半夏	茯苓	厚朴	蘇葉	生薑	蒼朮	陳皮	枳實	人蔘		
향소산(70) · 平 · 中				蘇葉	生薑		陳皮			甘草	香附子

병용은 생약을 중복시켜 생약의 효과를 높이거나, 폭넓은 생약을 추가하는 것을 목적으로 한다.

나 불안장애 등이 기허, 기체와 관련된다.

표 4-2에 저자가 자주 사용하는 소화기에 좋은 반하후박탕, 복령음합반하후박탕, 향소산을 표시하였다. 반하후박탕의 보험적응증[17]은 「氣分이 막혀, 인후, 식도부에 이물감이 있고, 때로는 가슴 두근거림, 어지러움, 구역 등을 동반하는 다음 상황 : 불안신경증, 신경성 위염, 입덧, 기침, 목소리 쉼, 신경성 식도협착, 불면증」이다. 어떻게 이렇게 보험적용 증상이 많은가를 이해하기 위해서는, 반하후박탕의 구성약물을 알아 둘 필요가 있다. 구성약물은 반하, 후박, 복령, 생강, 소엽이며, 반하는 약성이 온(溫), 대표적인 제토약이며, 중추성 · 말초성 제토작용이 있으며, 위내정수(胃內停水)에 의한 구토에 유효하다. 또한 소화기계, 호흡기계 등의 다양한 습담(濕痰)에 의한 증상, 진정작용, 두통에도 효과가 있다. 후박은 약성이 온(溫), 과잉된 소화관 긴장을 해제하고 지사(止瀉)하며, 진통시킨다. 또한 기도 평활근에 대해서도 진경(鎭痙)하여 호흡곤란을 완화시킨다. 게다가 항우울 효과도 있다. 복령(茯苓)은 약성이 평(平), 조직 내 및 소화관 내 과잉으로 편재되어 있는 습담(濕痰)을 교정하고 과잉수분을 이뇨를 통해 제거하며, 갈증, 어지러움, 동계 등을 경감시킨다. 생강은 미온(微溫)하며 반하와 함께 냉함으로 인해 발생하는 구토에 효과가 있고, 순방향성 연동운동을 항진시킨다. 위액분비도 증가시키며 소화흡수를 촉진하여 건위(健胃)작용을 발휘한다. 소엽은 온(溫)하며 생강과 동시에 경도의 발한작용, 소화관의 순방향성을 촉진시켜 소화흡수를 높인다. 입덧에 의한 구역, 어패류에 의한 중독에도 유효하다. 종합하여 상부 소화관 유래의 모든 증상을 소화관의 기능 정상화를 촉진시킴으로써 완화함과 동시에 호흡기 증상도 완화시키며, 매핵기 외의 다양한 우울증상에도 효과가 있다. 향부자를 가미하면 한층 더 효과가 좋아진다.

복령음합반하후박탕은 반하후박탕과 복령음을 합방한 것이며, 보험적응증[15]은 「氣分이 막혀 인후, 식도부에 이물감이 있고, 때때로 두근거림, 어지러움, 구역, 가슴탐 등이 있고, 소변량이 감소하는 다음 상황 : 불안신경증, 신경성 위염, 오조, 溜飮, 위염」이다. 반하후박탕은 전술했기 때문에 복령음에 대해 서술하겠다. 구성약물인 인삼은 약성이 미온(微溫)하

며 소화관 기능장애에 의한 상복부 비색감(痞塞感), 식욕저하, 구고감(口苦感) 등을 회복시킴과 동시에 저하된 소화기능을 보비건위(補脾健胃)한다. 창출은 약성이 온(溫)하며 근육이나 관절 및 소화관 내 과잉수분을 이습(利濕)하는 효과가 강하며, 발한이나 이뇨시켜 습(濕)을 제거한다. 지실은 약성이 미한(微寒)하며 소화관 내의 다양한 원인에 의한 팽만감, 비색감(痞塞感)을 위장연동 촉진을 통해, 소화관 내 염증생성물이나 미소화변 등을 제거한다. 반하후박탕의 효과에 추가로 복령음을 가함으로써 복령음의 효과를 필요로 하는 증상에 대하여 다목적적으로 활용할 수 있도록 배려해둔 합방이다.

반하후박탕이나 복령음합반하후박탕에 향소산을 병용하여 소엽, 진피, 생강을 증량시키고, 향부자를 추가하여 항우울작용을 증강시키는 경우도 있다. 향부자는 약성이 평(平)하며, 소염해열작용이 있고, 특히 이장열(弛張熱), 간헐열(間歇熱), 왕래한열(往來寒熱) 등에 적용된다. 또한, 월경통, 흉협통, 복통, 흉고한(胸苦寒) 등을 진정시키며 진통작용을 발휘하고, 간비호(肝庇護)작용도 있다. 가벼운 항우울효과도 있다. 감초는 약성이 평(平)하며 다른 약들의 약성을 완화시키고, 비위(脾胃)의 기능을 조정하는 것 외, 긴장항진된 소화관 평활근을 진경하여 지통(止痛)시킨다. 소엽, 진피, 생강은 전술했다. 향소산은 무기력함을 보일 때 병용한다.

기제는 우울증, 적응장애, 공황장애 등에 자주 처방하게 되는 한방약이다.

■ 인삼탕류(人蔘湯類)

표 4-3에 대표적인 사군자탕, 육군자탕, 보중익기탕의 구성약물을 표시하였다. 소화기능 저하나 억울 기분, 가벼운 불안이 있는 경우에는 먼저 사군자탕이나 육군자탕을 사용한다.

사군자탕은 쇠약해진 소화 흡수나 연동, 긴장의 저하를 회복시키고, 그것을 보하여 정신

표 4-3 인삼탕類

사군자탕(75) · 平 · 補	人蔘	甘草	蒼朮	茯苓	大棗	生薑												
육군자탕(43) · 平 · 弱補	人蔘	甘草	蒼朮	茯苓	大棗	生薑											陳皮	半夏
보중익기탕(41) · 微寒 · 補	人蔘	甘草	蒼朮		大棗	生薑	黃芪		當歸				柴胡			升麻	陳皮	
귀비탕(65) · 平 · 補	人蔘	甘草	蒼朮	茯苓	大棗	生薑	黃芪		當歸	龍眼肉	遠志	木香						
가미귀비탕(137) · 微寒 · 補	人蔘	甘草	蒼朮	茯苓	大棗	生薑	黃芪	酸棗仁	當歸	龍眼肉	遠志	木香	柴胡	山梔子	(牧丹皮)			

적으로 안정시키고, 전신 신진대사를 활발하게 하는 작용이 있어, 기허의 기본처방이다.

육군자탕은 사군자탕에 반하와 진피를 가미한 것이며, 일반적으로 사군자탕보다 육군자탕을 많이 사용한다. 게다가 전신권태감 등이 심할 경우에는 보중익기탕이나 귀비탕을 사용한다. 보중익기탕은 사군자탕에서 복령을 빼고, 황기, 당귀, 진피, 시호, 승마를 가한 것이며, 황기, 인삼, 승마는 근육 긴장을 강화하며, 시호는 보조적으로 작용한다. 또한 당귀는 혈액의 정체를 해소하여 기혈 순행을 개선한다.

귀비탕은 사군자탕에 황기, 산조인, 당귀, 용안육, 원지, 목향을 가미한 것이다. 가미귀비탕은 귀비탕에 시호, 산치자를 가미한 것으로 초조감, 불면, 동계 등을 보이는 경우에 좋다.

또한 향사육군자탕은 식욕저하, 의욕저하, 억울 기분에 사용되며, 육군자탕과 향소산을 합방하여 대용하기도 한다.

인삼탕류는 기본적으로 위장이 약하며, 억울 기분을 동반한 경우에는 사용빈도가 높다.

■ 시호제(柴胡劑)

시호가 많이 함유되어 있는 처방이다. 향정신작용을 가지고 있는 시호, 작약, 감초, 모려, 용골, 계지 등을 함유한 처방를 소개한다.

먼저 향정신작용이 있는, 특히 시호, 작약, 감초를 포함한 처방은 정신적 스트레스에 의한 초조, 긴장을 완화한다. 게다가 불안, 우울, 흔들거림, 어지러움, 흉협부 통증도 완화한다.

시호는 초조, 긴장, 불안, 우울 등 정신적 스트레스를 해소한다. 스트레스에 동반된 자율신경 지배 영역의 운동기능이상이나 배부, 흉협부의 근긴장항진에 의한 팽만감, 위화감, 뭉침 등을 완화한다.

작약은 평활근, 골격근의 경련이나 경련성 동통을 완화한다. 감초는 이 작용을 돕는다.

표 4-4에 시호와 작약을 포함한 처방을 표시하였다. 사역산을 기준으로 생각하면, 체력이 있고 변비기미가 있으면 대황을 함유한 대시호탕을 사용하며, 체력은 중간 정도라면 시호계지탕, 수소(愁訴)가 많을 경우에는 가미소요산을 사용한다. 시호는 식히는 작용이 있기 때문에 정신증상에 효과가 있더라도, 신체가 냉해지는 경우가 있기 때문에 주의가 필요하다.

표 4-4 시호와 작약을 함유한 시호제

처방	생약	기타 생약
사역산	柴胡, 芍藥	枳實, 甘草
대시호탕	柴胡, 芍藥	黃芩, 半夏, 枳實, 大黃
시호계지탕	柴胡, 芍藥	黃芩, 半夏, 人蔘, 甘草, 桂枝, 大棗, 生薑
가미소요산	柴胡, 芍藥	蒼朮, 當歸, 茯苓, 山梔子, 牧丹皮, 甘草, 生薑, 薄荷

사역산, 대시호탕, 시호계지탕, 가미소요산의 구성약물을 표시하였다.

표 4-5 시호, 계지, 모려 등을 포함한 대표적 처방

처방	생약	기타 생약
시호가용골모려탕	柴胡, 桂枝, 茯苓, 牡蠣, 龍骨	黃芩, 人蔘, 半夏, 生薑, 大棗, (大黃)
시호계지건강탕	柴胡, 桂枝, 甘草, 牡蠣	黃芩, 乾薑, 瓜蔞根
계지가용골모려탕	桂枝, 甘草, 牡蠣, 龍骨	芍藥, 大棗, 生薑

시호가용골모려탕, 시호계지건강탕, 계지가용골모려탕의 구성약물을 표시하였다. 향정신작용이 있는 柴胡, 桂枝, 茯苓, 牡蠣, 龍骨, 甘草 등이 주약이 된다.

다음으로 시호, 계지, 감초, 모려 등을 함유한 대표적 처방인 시호가용골모려탕, 시호계지건강탕, 계지가용골모려탕을 표 4-5에 표시하였다.

계지와 감초는 항불안, 진정, 강심 이뇨작용이 있으며, 심계항진이나 기 상충을 억제한다. 복령이나 모려를 합하면 진정효과가 증강된다. 특히 시호가용골모려탕은 계지, 복령, 용골, 모려의 항불안작용, 진정작용, 강심 이뇨작용을 통해 심계항진, 초조, 불안, 불면 등에 효과가 있다. 쉽게 놀라는 동계를 호소하는 경우에 효과가 있다. 냉증이 심한 경우에는 건강을 함유한 시호계지건강탕, 시호로 냉해지는 경우에는 계지가용골모려탕을 사용한다.

억간산은 창출, 복령, 천궁, 조구등, 당귀, 시호, 감초를 구성약물로 하며, 소아감증(小兒疳症), 신경증, 불면증 등에 사용되어 왔으나, 근래에는 인지증의 흥분, 공격성, 易자극성 등 행동장애와 정신장애라는 주변증상 BPSD(behavioral and psychological symptoms of dementia)에 사용된다[18]. 특히 억간산에 대해서는 호리구치가 상세하게 보고[19]하고 있으므로 일독해주길 바란다. 억간산이나 억간산가진피반하의 주약은 조구등이다. 억간산은 세로토닌 1A partial agonist, 세로토닌 2A down regulation작용을 통해, 불안이나 공격행동을 개선하는 것으로 추측되며 글루타민산에 대해서는 글루타민산의 세포 외 농도상승을 억제하는데, 그 기전은 ① 글루타민산 방출억제, ② 세포외액 글루타민산 흡수(transporter)를 통해 세포외액 글루타민산 제거능을 보이는 것으로 생각되며, 그 결과, 신경세포사를 억제한다. 신경세포는 글루타민산 수용체(NMDA수용체) 흥분 독성에 대하여 시스틴 · 글루타민산 antiporter system, 곧 radical scavager 활성[글루타치온(GSH) 생산]을 이용하는 산화 스트레스 억제기구를 가지고 있다. 억간산은 이러한 기전을 통해 신경보호작용을 나타낸다. 따라서 불안, 초조, 불면 등에도 사용된다.

공황장애에는 계지가용골모려탕, 시호가용골모려탕, 반하후박탕 등을 병용한다.

■ 구어혈제(驅瘀血劑)

대표적인 생약은 도인, 목단피, 당귀, 작약, 천궁, 대황, 홍화 등으로 처방은 계지복령환, 당귀작약산, 도핵승기탕, 대황목단피탕, 통도산 등이다. 어혈(瘀血)이란 한방의학에서 중요

한 개념이며 임상에서도 자주 볼 수 있다. 야마모토 간은「어혈이란 구어혈제(驅瘀血劑)라고 불리는 약을 사용하면 좋아지는 증후군이다」라고 서술했다[20]. 현대의학적으로 말하면「미소순환장애」라고도 할 수 있으나, 그것만으로는 해결되지 않는 복잡한 병태이며「어혈증후군」이라고 하지 않으면 표현할 수 없는 병태이다. 어혈증상은 안륜부 색소침착, 안면 색소침착, 혀의 암적색화, 설리면(舌裏面)의 정맥노장(靜脈怒張), 입술이나 윗몸의 암적색화, 세락(細絡), 피하일혈(皮下溢血), 손바닥 홍반, 제방압통저항(臍傍壓痛抵抗), 회맹부 압통저항, S상부 압통저항, 계늑부 압통저항, 치질, 월경장애 등이 있다. 정신증상에도 이 구어혈제가 유효하다.

기제나 시호제와 병용하기도 한다. 특히 도핵승기탕이나 통도산에는 대황이나 망초가 포함되어 있어 사하작용이 강하기 때문에 복통을 동반한 설사를 일으키는 경우가 있어 주의가 필요하다. 어혈상태와 변비 등의 상태를 보아 약제를 선택하나, 계지복령환이나 당귀작약산부터 시작하는 것이 무난하다. 또한 궁귀조혈음 제1가감을 사용하는 경우가 있으나, 계지복령환과 당귀작약산을 합방하는 것으로 대용할 수 있다.

기제나 시호제로는 효과를 기대할 수 없는 경우에는 적극적으로 구어혈제를 사용한다.

■ 기타, 황련, 대조 등

황련, 황금은 초조함, 쉬이 노함, 흥분을 억누르는 작용을 가지고 있다. 쉽게 노하며, 흥분하고, 눈이 충혈되며, 안색이 붉고, 상기되거나 하는 경우엔 황련해독탕이나 삼황사심탕을 사용한다. 또한, 감초, 대조, 소맥의 진정작용이 있는 감맥대조탕 등을 사용한다.

■ 조합에 대한 대책

기제와 시호제를 매 식전 혹은 시호제를 수면제로 사용한다. 초조감이 심할 경우, 황련해독탕 등도 日中 혹은 수면 전에 병용한다. 정신증상의 일내변동이 있으면 그에 따라서 처방을 구성한다. 오전 중에 초조해지면 시호제나 황련해독탕 등을 조식 전에 투여하거나, 저녁에서 수면 전에 초조해지면, 저녁 식사 전이나 수면 전에 시호제와 황련해독탕 등을 조합하는 등으로 임기응변할 수 있다.

암 환자의 항암제나 마약 등에 의한 구역에 기존 치료제로는 효과가 없고, 억울감이 동반되어 있을 경우에는 육군자탕을 제빙하여 육군자탕 아이스볼로 사용하고 있다[21]. 4명의 암 환자에게 구역 · 구토, 식욕부진을 VAS(visual analogue scale)를 사용하여 평가한 결과, 육군자탕 아이스볼 투여 후 개선을 보였고, 4명 모두 소화기 증상이 개선되었다. 육군자탕 아이스볼은 식사에 어려움을 겪는 환자를 해방시켜 줄 수 있는 수단이 될 것이라 생각한다(p. 155).

4 한방약 선택의 포인트

한방약을 처방할 때에 먼저 '증'에 너무 얽매이지 말고 약물요법으로서 생각해, 기제, 보제라고 불리는 '허증'에 맞는 약부터 시작하는 편이 무난하며, 시호제를 사용할 때도, 시호 등의 생약의 작용이나 구성생약의 작용을 이해하여, 소화기에 좋고 복용하기 쉬운 약부터 처방하는 편이 좋다. 또한 한방약의 약성에 따뜻하게 하는 것이나 냉하게 하는 것이 있기 때문에 환자의 상태를 변화시킬 가능성이 있는 것을 인식할 필요가 있다. 대변상태도 고려하여 사하작용을 가진 구어혈제의 선택에는 주의를 기울인다. 한방약 복용으로 효과도, 부작용도 조기에 나타나므로 충분한 관찰이 필요하다. 한방약은 벤조디아제핀(benzodiazepine)계 약제와 같은 졸림 등의 부작용을 보이지 않으므로 한방약의 향정신작용을 기대하여 사용할 경우에는 안심하고 처방할 수 있다는 메리트가 있다. 또한, 한방약을 병용함에 따라 벤조디아제핀계 약제나 항우울제의 감량, 혹은 한방약으로의 전환도 가능하다.

5 증례

■ 증례 1

33세 여성, 우측 유방 부분 적출을 한 후, 항암치료를 시작했다. 2개월째부터 급격하게 불안해져, 동계, 불면, 초조함이 발생했고, 죽는 것은 아닐까하는 공포를 자주 느끼게 되어 휴직하였다. 주치의가 zolpidem 5mg을 처방했으나, 일과 일상생활에 지장이 있어, 멘탈케어 진료를 받을 것을 권유받았다. 증상으로「불안하며 방법이 없다. 불안해서 외출도 못한다. 초조해서 항상 남편에게 붙어있다」고 호소했으며, 입면곤란, 자더라도 수 시간 만에 눈이 떠진다고 했다(STAI 상태불안 65점).

그래서 반하후박탕(7.5g/일 1일 3회)을 복용시킨 결과, 3주만에 증상은 반감되었다. 이후 감맥대조탕(7.5g/일 1일 3회)을 추가한 결과 불안감, 초조감, 불면도 개선되었다. 약물요법 · 정신요법을 약 6개월간 지속하였고, 복직을 위해 준비할 즈음「가발 쓴 것을 다른 사람들에게 들키지는 않을까?」라는 현실적 불안이 발생하여 시호가용골모려탕(5g/일 1일 2회)을 추가 처방한 결과, 불안도 소실되어 짧은 머리를 자신 있게 드러내고 복귀할 수 있었다(STAI 20점). 3개월 후에는 모두 중지하였다.

■ 증례 2

38세 여성. 좌유방 전적출술을 받고, 항암제 치료를 시작했다. 서서히 억울 기분, 의욕저하, 불면을 보여 주치의가 zolpidem 5mg을 처방했으나 중도각성을 보여 이쪽으로 소개되었다. 「기분이 우울하며 아이를 돌볼 수 없다. 좋아하는 것도 할 수 없다. 목도 꽉 막힌 느낌이 들며 불안하다, 몸이 무거우며 식욕도 저하된 상태이다. 구역감도 있다」고 호소하였다(SDS 56점). 그래서 복령음합반하후박탕(7.5g/일 1일 3회)을 투약하기 시작한 결과, 2주째부터 불안, 목의 막힌 느낌, 구역이 없어졌다. 하지만 식욕저하와 전신권태감이 있었기 때문에 보중익기탕(7.5g/일 1일 3회)을 병용한 결과, 1주째부터 식사를 할 수 있게 되었다. 장애가 있는 아이를 돌보다 보니 초조해 했으며, 아직 숙면감도 없었기 때문에 zolpidem에 억간산가진피반하(2.5g/수면 전)를 추가한 결과, 수면도 잘 취할 수 있었다. 현재도 처방을 계속하고 있으며, 암으로 인한 고통은 계속되고 있으나, 안정된 일상생활을 영위하고 있다(SDS 24점).

치료 시작의 기본은 환자의 희망을 존중하는 것이다. 특히 암 환자는 억울, 불안 같은 정신상태뿐 아니라, 신체증상, 특히 소화기 증상에 효과가 있는 약을 선택해야만 한다. 항암제, 진통제, 마약, 하제(下劑) 등 대부분의 약제를 복용하고 있기 때문에 구역감을 억제하고, 식욕을 증가시키며, 불안이나 억울 기분, 초조함, 두근거림과 같은 정신증상을 개선시키는 편이 좋다. 소화기에 좋은 약, 곧 식욕저하, 구역 · 구토, 소화불량 등 소화기 증상을 개선하며, 억울 기분이나 불안을 개선할 수 있는 반하후박탕, 복령음합반하후박탕, 육군자탕, 향소산, 시호계지탕 등부터 시작하는 편이 안전하며, 만약 효과가 적다면 각각을 합방하면 좋다.

또한, 암 환자는 후각이나 미각에 민감하기 때문에 엑기스 과립을 탕에 녹여 복용하면 오히려 구역 · 구토나 식욕부진이 생기는 경우가 있다. 그래서 전술했던 아이스볼도 좋다. 환자의 식욕저하나 더 이상 배겨 그냥 앉아 있을 수 없다고 하는 고통을 조금이라도 완화시키기 위한 방법 중 하나로 사용하는 것도 중요하며, 특히 말기 상태로 경구섭취가 서서히 불가능해지는 단계에서는 아이스볼 선택도 좋다고 생각한다.

암이라는 질환이 증가하고 있는 지금, 선인의 훌륭한 지혜와 경험으로 만들어진 한방약을 현대에서 사용해 나갈 때에는 어떻게 사용해야 할까? 현재를 살아가는 우리의 생활환경 변화, 식생활 변화, 스트레스 상황 등을 종합적으로 판단하여 기존의 사고에만 사로잡히지 말고, 기존 치료에 한방약을 조합해 보는 등의 대책을 세워나갈 필요가 있을 것이다.

(에가미 히데야키)

참고문헌

1) Mitchell AJ, et al. : Prevalence of depression,anxiety, and adjustment disorder in oncological, haematological, and palliative-care settings : a meta-analysis of 94 interview-based studies. Lancet Oncol, 12 (2) :160-174, 2011.
2) Kugaya A, et al. : Correlates of depressed mood in ambulatory head and neck cancer patients. Psycho-Oncology, 8 (6) : 494-499, 1999.
3) Okamura H, et al. : Psychological distress following first recurrence of disease in patients with breast cancer : prevalence and risk factors. Breast Cancer Res Treat, 61 (2) :131-137, 2000
4) Akechi T, et al. :Psychiatric disorders and associated and predictive factors in patients with un-resctable-nonsmall cell lung carcinoma: a longitudinal study. Cancer, 92; 2609-2622, 2001.
5) Uchitomi Y, et al. : Depression and psychological distress in patients during the year after curative resection of non-small-cell kung cancer. J Clin Oncol., 21 (1) : 69-77, 2003.
6) Akechi T, et al. : Major depression, adjustment disorders, and post-traumatic stress disorder in terminally ill cancer patients: associated predictive factors. J Clin Oncol., 22 (10) : 1957-1965, 2004.
7) Akizuki N, et al. : Development of an impact thermometer for use in combination with the distress thermometer as a brief screening tool for adjustment disorders and/or major depression in cancer patients. J Pain Symptom Manage., 29 (1) : 91-99, 2005.
8) Massie Mj : Prevalence of depression in patients with cancer. J Natl Inst Monogr, 32 ; 57-71, 2004.
9) M-7aきもちのつらさ：日本緩和医療学会ホームページ, 緩和ケア研修会資料ダウンロード, http://www.jspm-peace.jp/pdfdownload.php
10) Akizuki N, et al : Development of an Impact Thermometer for use in combination with the Distress Thermometer as a brief screening tool for adjustment disorders and/or major depression in cancer patients. J Pain Symptom Manage 29 : 91-99, 2005.
11)「気持ちのつらさ」のマニュアル：独立行政法人　国立がん研究センター　精神腫瘍学グループ http://pod.ncc.go.jp/documents/DIT_manual.pdf
12) 高橋三郎, ほか訳：DSM-Ⅳ-TR　精神疾患の分類と診断の手引き, 医学書院, 東京, 2003
13) 小川朝生, 内富庸介編集:適応障害;精神腫瘍学のクイックリファレンス　p110-116, 創造出版, 東京, 2009.
14) 小山誠次：古典に基づくエキス漢方方剤学　メディカルユーコン, 京都, 2001.
15) 板東正造：病名漢方治療の実際　山本巌の漢方医学と構造主義　メディカルユーコン, 京都, 2002.
16) 板東正造, 福冨稔明：山本巌の臨床漢方上下, メディカルユーコン, 京都, 2010.
17) ツムラ医療用漢方製剤小冊子：株式会社ツムラ.
18) Iwasaki K, Satoh-Nakagawa T, Maruyama M : A randomizes observer-blind, controlled trial of the traditional Chinese medicine Yi-Gan San for improvement of behavioral and psychological symptoms and activities of daily living in dementia patients. J Clin Psychiatry 66 : 248-252, 2005
19) 堀口論文：脳には東も西もない　われら臨床医のこの一手, 漢方薬, 患者の幸せ, 精神医学, 54 (3) : 249-267, 2012
20) 山本　巌：東医雑録 (1). 461-463, メディカルユーコン, 京都, 2004.
21) 恵紙英昭ら：緩和ケアにおける氷六君子湯 (iced rikkunshito) の役割, 痛みと漢方, 20 : 20-29, 2010.

5 완화케어 측면에서 기대할 수 있는 보완대체의료의 과학적 검증

1 보완대체의료란

■ 보완대체의료의 개념과 정의

「보완대체의료」(complementary and alternative medicine, CAM)란, 현대서양의학(통상의료)을 보충하는 「보완하는」 의료(보완의료)와 말 그대로 「대체하는」 의료(대체의료)를 합친 용어이며, 이 2가지 의료에는 각각 다른 면도 있으나, 대부분은 그 차이를 알기 어려운 경우가 많아 양쪽을 뭉뚱그려 보완대체의료라고 부르고 있다. 구체적으로는 건강기능식품, 명상, 요가, 침구, 정골요법, 전자요법, 예술요법, 음악요법, 아로마 테라피, 전통의료 등 다양한 방면에 걸쳐있다. 게다가 이러한 보완대체의료와 현대서양의학에 기초한 의료(통상의료)를 통합하는 것을 통해 환자의 마음과 신체 그리고 정신을 종합적으로 생각하여 치료를 시행하는 「통합의료」라는 개념도 생겨났다. 또한, 암 치료에서는 통상의 수술 · 화학요법 · 방사선요법 등에 보완대체의료를 종합한 「통합종양학(integrative oncology)」이라는 연구 분야도 확립되어 통합종양학회[1)](http://www.integratvieonc.org/)도 설립되었다.

하지만, 일본 의료종사자들은 보완대체의료에 관한 인식이 희박하며, 지금까지 계통적인 연구는 대부분 이루어지지 않고 있다. 또한, 의학적, 과학적 견지에서 신뢰성이 높은 유용한 정보가 결여되어 있다. 한편, 인터넷이나 그 외의 미디어를 통해 보완대체의료에 관한 정보가 대량으로 흘러 나오고 있고, 의료현장에서는 환자와 가족이 범람하는 정보에 농락당하고 있다. 게다가 구입한 건강기능식품에는 명문화된 효과와는 다르게 중증 간장애가 발생하여 사망한 증례까지 나오고 있기 때문에, 더 이상 우리 의료종사자들이 간과해서는 안 되는 상태가 되어 버렸다. 따라서 일본의 보완대체의료 실정을 조속히 파악하고, 의료현장에서의 위치를 설정한 후, 현 시점에서 표준적인 사고방식을 널리 국민들에게 전할 필요가 있다.

미국에서는 1992년 나라에서 국민 건강을 지키고 증진해 가기 위해, 미국국립위생연구소(national institutes of health, NIH) 내 대체의료사무국(office of alternative medicine, OAM)을 설치하고, 1998년에는 OAM을 격상시켜 국립보완대체의료센터(national center for complementary and alternative medicine, NCCAM)<http://nccam.nih.gov/>를 만들어 적극적으로 각종 보완대체요법의 임상적 평가, 정보수집 · 발신을 시행하고 있다. NCCAM에서 내린 보완대체의료의 정의는 「complementary and alternative medicine is a group of diverse medical and health care systems, practices, and products that are not generally considered part of conventional medicine(2012년 3월 1일 현재)」이다. 또한, 미국 국립암 연구소(national cancer institute, NCI) 내에 암 보완대체의료국(office of cancer complementary and alternative medicine; OCCAM)<http:/www.cancer.gov/cam/>을 설치하여, 암 환자에게 널리 사용되고 있는 보완대체의료를 받아들이고 현 시점까지 얻은 정보를 통해 과학적 평가를 내림과 동시에 일부에서는 유용성을 검토하기 위해 임상시험을 계획하고 있다. 하지만 미국에서는 보완대체의료 범주에 있는 한방약이 일본에서는 보험적용을 인정받고 있는 등, 보완대체의료의 위치는 각 나라의 보험제도나 의대 교육제도에 따라 크게 다르다. 따라서 일본에서의 보완대체의료 이용실태는 미국, 유럽과는 다른 독자적인 요소를 많이 함유하고 있기 때문에, 일본에서의 실태에 대한 모색 · 확립이 꼭 필요하다.

■ 암 의료현장에서의 이용실태

그러면 보완대체의료의 이용실태는 어떨까? 암 의료현장에서의 보완대체의료 이용실태에 관해서 2001년 후생노동성은 암 연구조성금을 통한 연구반(「일본에서의 암 대체요법에 관한 연구」반 : 주임 연구자 효우도우 카즈노스케)을 조직하여 암 의료현장에서의 보완대체의료의 전국규모의 실태조사를 처음으로 시행했다. 효도우 등의 보고에 따르면 암 환자의 44.6%(1,382/3,100명)가, 1종류 이상의 보완대체의료를 이용하였다는 것이 밝혀졌다[1]. 해외 조사 보고와 비교했을 때, 특징적인 것은 건강기능식품 이용 비율이 높다는 것이다(표 5-1). 유럽 및 미국의 조사에서는 수술, 화학요법, 방사선요법 등 통상적인 의료에 동반되는 부작용 경감이나, 암 진행에 동반되는 신체적 · 심리적 고통 경감을 목적으로 한 마사지나 침구, group therapy 등의 이용 빈도가 건강기능식품 이용 빈도에 비해 높았다고 알려져 있다. 반면, 일본에서는 암에 대한 직접적 치료효과를 보기 위한 목적으로 건강기능식품을 사용하는 경우가 많다는 것이 이번 실태 조사를 통해 밝혀졌다(표 5-2). 하지만 이러한 건강기능식품 등의 보완대체의료는 현재 이용되고 있는 목적에 맞는 효과가 정말로 있는 것인지, 부작용 등 주의를 요하는 측면은 없는 것인지에 대해, 불명확한 점이 많이 남아있어, 큰 문제이다. 또한, 보완대체의료 이용률을 살펴보면, 「화학요법을 받는 환자」「완화케어 병동 환자」「인생관이 변한 환자」「폐암 · 유방암 · 간담도계 암 환자」「60세 이하의 환자」에서 이용률이 높았다. 게다가 이 조사에서는 보완대체의료 이용자의 약 6할이 충분히 정확한 정보를 얻지 않고 다양한 보완대체의료를 실시하고 있는 것으로 밝혀졌다.

효도우 등은 보고를 통해 암 보완대체의료를 둘러 싼 또 하나의 문제점으로, 환자와 의사간 보완대체의료에 관한 소통 부족을 지적했다(표 5-2). 그 배경이 되는 것 중 하나는 의사

표 5-1 이용하고 있는 보완대체의료의 종류

건강기능식품(한방, 비타민 포함)	96.2%
기공	3.8%
뜸	3.7%
침	3.6%

(복수 응답 가능) (문헌 1)에서 인용, 일부 개정

표 5-2 보완대체의료를 이용하고 있는 암 환자의 배경

보완대체의료를 이용하는 목적	암 진행억제	67.1%
	치료	44.5%
	증상완화	27.1%
	통상 의료를 보완하기 위해	20.7%
보완대체의료의 이용에 관한 의사와의 문진	있음	15.5%
	없음	84.5%
보완대체의료의 이용에 관하여 의사에게 상담	시행함	39.3%
	하지 않음	60.7%

(복수 응답 가능) (문헌 1)에서 인용, 일부 개정

및 환자의 보완대체의료에 대한 각각의 인식 차이이다. 암 환자가 보완대체의료에 기대하는 효과 및 이용목적은 전술한 바와 같이 「암의 진행억제」 등, 암 그 자체에 대한 치료효과에 치중되어 있으며, 그 중에는 지푸라기라도 잡고 싶다고 생각하며 이용하는 케이스도 있다. 한편 의사는 의학부 교육에서 보완대체의료 계통에 대한 강의 · 실습이 시행되고 있지 않기 때문에 지식이나 경험이 없고, 과학적 검증이 결여된 보완대체의료에 관심이 가지 않다보니, 흥미 대상 외로 방치하고 있는 경우가 많았다(표 5-3)[2]. 사실, 후생노동성의 보완대체의료에 관한 의식조사[2]에서도 한방, 건강식품, 침구, 카이로프랙틱, 동종요법, 온천요법, 이미지요법, 요가, 해양(기상)요법, 최면요법에 대하여 「지식을 가지고 있는가?」라는 질문에 대해 한방을 제외한 그 외 다른 종류의 보완대체의료에 대해서 75~90%의 의사가 「지식이 없다」라고 대답하였다. 또한, 보완대체의료를 환자에게 시행하고 있는 의사도 한방을 제외하면 0~1.5%밖에 되지 않았다. 게다가 건강기능식품과 항암제 간의 약물상호작용에 관해서는 「가능성 있음」이라고 대답하고 있는 임상종양의가 8할에 가까워(표 5-3), 보완대체의료에 대해 불안이나 의심을 가지고 있을 가능성도 있는 것으로 추측되었다.

이러한 현상을 기타 외국과 비교하여, 일본 암 의료현장에서의 보완대체의료의 문제점을 정리하면 ① 과학적 근거(evidence)의 부족, ② 커뮤니케이션 부족 두 가지 문제점으로 집약된다. 그래서 이 두 가지 문제점에 대해서 구체적 사례를 들어가며 해설하겠다.

표 5-3 임상종양의의 보완대체의료에 대한 인식 · 대응

암 보완대체의료(건강식품류)에 대한 임상종양의의 인식	매우 유효	3%
	약간 유효	2%
	거의 무효	16%
	무효	65%
	무응답	14%
암 환자로부터 보완대체의료(건강식품류) 상담을 의뢰받은 경험이 있는 의사의 대응	추천함	12%
	추천도 중지 충고도 하지 않음	74%
	중지하도록 충고	6%
	기타, 무응답	8%
암 보완대체의료에 사용되는 건강식품류와 항암제와의 약물상호작용에 대한 인식	가능성 있음	79%
	거의 없음	15%
	무응답	6%

(문헌 2)에서 인용, 일부 개정

2 보완대체의료의 과학적 근거(evidence)

■ 범람하는 건강 · 의료정보

환자가 취득하는 보완대체의료에 관한 정보원은 여러 방면에 걸쳐 있다. 특히 근래는 IT 기술의 발전에 의해 대량의 정보를 누구라도 간단하게 접근할 수 있게 되었다. 하지만 정보량이 많아졌다고 해도, 정확한 판단이 가능한가 하면 그렇지 않다. 정보는「사실」「바이어스」「우연」으로 분류되며, 각각의 정보 중에서「사실」만을 선별하는 작업이 중요하다. 그 작업을 의학 · 의료 방면에서 계통적으로 시행하기 위한 방법이 바로 과학적 근거에 기초한 의료(evidence based medicine, EBM)이다.

예를 들어 환자가 자주 보거나 듣는 정보 중 하나로 경험담이라는 개인의 감상을 서술한 것이 있다. 하지만 의학적 견지에서 볼 때, 경험담에는 병리진단이나 영상진단의 결과 등 중요한 정보가 결여되어 있는 경우가 많고, 작성한 사람의 기억이 정확한지 여부 등의「생각해내는 과정에서의 바이어스(recall bias)」와 같은 정보 왜곡도 있을 수 있다. 의학박사 · 대학교수 등의 권위자 혹은 TV나 잡지 등의 인기 사회자 · 코멘터의 의견도 환자에게 미치는 인지력 · 영향력이 크다. 하지만 이러한 타입의 말은 알아듣기 쉬워 설득력이 있는 것처럼 느껴질 뿐, 실제로는 구체적인 과학적 근거에 기초하지 않은 주관적 의견인 경우가 많은 것이 사실이다. 미국에서는 최근, 이러한 경험담이나 권위자의 의견을 사용한 광고에 대해 원칙을 정해 규제하는 움직임도 있는데, 앞으로는 일본에서도 대응이 필요하다고 생각한다.

다음으로 신문 · TV 등을 통해 세포나 동물 실험에 의한 연구 결과에 대한 보도기사도 자주 접하게 된다. 하지만, 신규 화합물이 발견된 후, 최종적으로 의약품으로 승인받을 확률은 0.005%(20,000분의 1) 정도이며, 실험실에서의 연구결과가 사람에게 응용될 수 있는가에 대해서는 「가능성이 있음」 정도로 평가하는 것이 현실적이다.

■ 부족한 사람 대상 과학적 검증

이런 면에서, 보완대체의료의 과학적 근거란 적어도 사람을 대상으로 검증이 시행된 것인가 아닌가가 중요하다. 사람을 대상으로 한 검증으로는 증례보고, 케이스 컨트롤(case control) 연구, 코호트 연구, 비랜덤화 비교시험, 랜덤화 비교시험 등이 있으며, 보통 의약품으로 인정받기 위해서는 랜덤화 비교시험에서 유효성이 증명되어야만 한다. 하지만 현 상황에서는 환자가 이용하고 있는 건강기능식품 등 보완대체의료의 대부분은 랜덤화 비교를 시행한 시험은 거의 없기 때문에, 유효성에 대해서는 검증되어 있지 않다. 결국, 현 단계에서는 보완대체의료가 암에 대해 효과가 있는지 여부를 결론 내릴 수 없다. 또한 보완대체의료의 명확한 위치도 알 수 없으며, 그것에 대한 표준적 사고방식 역시 확립되어 있지 않다. 추후 잘 계획한 사람을 대상으로 한 임상시험을 통해 과학적 근거(evidence)를 축적하여, 다양한 불확실한 요법들이 보완대체의료라는 이름으로 막연하게 유지되지 않도록, 순차적으로 유효 · 무효, 유해 · 무해를 밝혀둘 필요가 있다.

■ 보완대체의료에서의 EBM

하지만 과학적 근거(evidence)가 없기 때문에 보완대체의료가 모두 부정되어야만 하는 것은 아니다. 과학적 근거가 없다는 것은 「효과가 없다」는 것을 의미하는 것이 아니라 「효과가 있는지 없는지 알 수 없음」이라는 상황을 의미한다. 현대 서양의학이 원칙적으로 EBM을 기본으로 병에 걸린 상태에서 건강한 상태로 돌아가는 것을 목적으로 발전해 왔지만, 치료를 받는 환자의 불안이나 공포 등 심리적 문제에 대한 대응이나 항노화, 미용 등 지금까지 서양의학에서 병으로 인식하지 않았던 것에 대해서는 발전이 더딘 상태이다. 따라서 의료 또는 라이프 스타일을 향상시키는 시도 측면에서는 보완대체의료가 역할을 할 가능성이 충분히 있다고 생각한다. 암 완화케어 영역에서도 probiotics 등의 기능성 식품이나 침구, 아로마 마사지의 환자 QOL 개선효과나 항암제 · 방사선치료의 부작용 경감 효과가 사람을 대상으로 한 임상시험을 통해 일부 증명되기도 했다[3, 4].

또한, 일본에서의 EBM 사고방식에도 여러 가지 문제가 내재되어 있다는 점도 알아두어야 한다. 본래, 과학적 근거에 기초한 의료(EBM)란 「연구를 통해 얻어진 가장 좋은 근거 = evidence(best research evidence), 환자의 가치관 · 경향(patients' preferences and actions), 의료인의 전문지식 · 기술(clinical expertise), 진료 현장환경(clinical state and circumstances) 4가지를 고려하여 보다 좋은 환자 케어를 위한 의사결정을 시행하는 것이다」라고 정의한다[5]. 그리고 EBM을 실천할 때「치료방침 의사결정은 evidence가 아니라, 의사와 환자를 통해 이루어지게 마련이다(evidence does not make decision, people do)」라는 언급도 있다[5]. 하지만, 현재는 EBM의 4가지 요소 중 1가지에 지나지 않는 evidence level이 높은 것으로 여겨지는 대규모 랜덤화 비교시험을 통해 결과가 얻어지면 EBM 그 자체가 확립되어 임상현장의 의사결정까지도 결정되게 된다고 생각하는 잘못된 해석을 하기도 한다. 그 때문에 과학적 근거가 결여되어 있는 보완대체의료가 의사들에게 부정적으로 여겨진 면도 있다. 하지만, EBM을 실천하여 환자에게 어떤 케어를 시행할 것인가를 판단할 때에는 evidence만으로 결정해선 안되고, 다른 요소도 고려해야 하기 때문에 때로는 evidence와는 다른 판단을 하는 경우가 있다. 또한,「evidences가 없다」는 것이「치료의 선택지로서 가치가 없음」을 의미하는 것은 아니다. 특히, evidence가 적은 보완대체의료의 이용 가부를 판단할 때에는 EBM의 요소 중「환자의 가치관 · 경향」「의료인의 전문지식 · 기술」을 고려하여 evidence의 유무에 국한되지 않아야 하며, 그렇기 때문에 다음에 서술할 의사와 환자 간의 커뮤니케이션이 중요해지게 된다.

3 커뮤니케이션의 중요성

■ 왜 커뮤니케이션이 필요한가?

전술한 것처럼 보완대체의료에서의 과학적 근거(evidence) 부족과 별개로 또 다른 하나의 문제점으로 다뤄야만 할 것이 의료현장에서의 보완대체의료에 관한 커뮤니케이션 부족이다. 일본 대학 의학부에서는 건강기능식품 같은 보완대체의료에 대한 강의가 거의 시행되고 있지 않다. 그렇기 때문에 의사들의 보완대체의료에 관한 지식부족은 전술한 것과 같다[2]. 하지만, 환자와의 신뢰관계 및 보다 좋은 진료환경을 구축하기 위해서라도 보완대체의료의 이용에 관한 問診 등 적극적인 커뮤니케이션이 필요하다. 암 통합의료에 관한 학술단체인 통합종양학회(society for integrative oncology, SIO)가 2009년 발표한 의료종사자를 위한「evidence-based clinical practice guidelines for integrative oncology4)」(표 5-4)에서도 항목 1과 항목 2를 통해 보완대체의료에 관한 적극적인 커뮤니케이션을 장려했다.

■ 커뮤니케이션 코치

그렇다면 진찰 현장에서 보완대체의료를 실제로 이용할 경우나, 이미 환자가 이용하며 상담을 요청해올 때는 어떻게 대응해야 할까? 전술한 것처럼 보완대체의료의「암에 대한 직접적 치료효과」에 관해 유용성을 증명한 보고는 매우 적다. 역으로 논문으로는 보고되기 힘들 것인지도 모르겠으나, 무효함을 증명한 보고도 거의 없다. 현시점에서는 환자로부터 보완대체의료의 유효성에 대해서 상담을 요청받았을 경우,「효과가 있을지 없을지 아직 모릅니다」라고 대답할 수 밖에 없는 것이 현 상황이다. 하지만, 환자로부터 상담을 요청받았을 때「모릅니다」라고만 대답하면, 환자는 제대로 납득하지 못할 수 있다고 생각한다. 물론, 보완대체의료 이용에 대해서 무조건 부정을 해버리더라도 문제는 해결되지 않는다. 오히려 환자는 주치의에게 말하지 않고 보완대체의료를 이용해버리고 말 수 있다.

이하에 참고적으로 국립 암 센터 암 연구개발비를 이용하여 연구반이 작성한「암의 보완대체 의료 진료 안내서[6]」에 기재되어 있는 일상진료 상담을 시행할 때 필요한 대응 요점을 열거해 보겠다.

① 직접적으로 항암 효과가 증명된 보완대체의료는 거의 없고, 표준치료를 대신할만한 시술 · 요법은 현시점에서는 아직 존재하지 않습니다. 그 점을 기초로 서양의학이 주 치료 역할이며 보완대체의료는 서포트 역할을 한다는 것을 이해해 두어야 합니다. 이것은 환자가 보완대체의료에 의존 · 경도(傾倒)하여 표준 치료를 받을 기회를 잃지 않도록 하기 위해서라도 매우 중요합니다. 또한, 설명할 때는 환자를 무리하게「설득」하려 하지 말고, 환자의 심리적 배경을 잘 파악하여 최종적으로는 환자 자신이「납득」하는 형태로 판단할 수 있도록 커뮤니케이션을 도모하는 것이 중요합니다.

② 의약품과의 약물상호작용이나 건강피해(부작용)와 관련된 우려스러운 정보가 있다면 적극적으로 제공할 필요가 있습니다.

③ 안전성에 문제가 없을 경우, 그 보완대체의료를 이용 혹은 지속할 것인지 말지는 어디까지나 환자 자기책임이나, 내버려두는 방식을 취할 것이 아니라 경과를 충분히 관찰하며「QOL 개선 등의 효과를 느끼고 있습니까?」「혹시 효과를 느끼긴 하더라도, 구입하는 데에 들어가는 금액은 거기에 알맞은 것 같나요?」등으로, 증례별 · 개별적 대응을 취하는 것이 중요합니다.

중요한 것은 환자의 이용실태 파악이다. 그리고 이용하고 있을 경우나 흥미 · 관심을 가지고 있는 경우, 먼저 귀 기울여 들어주고, 그 배경이 되는 상황이나 문제점을 아는 것이 중요하다. 또한, 환자의 기분을 이해하려는 모습을 보여주는 것을 통해, 추후, 일상 진료 시 필요한 신뢰관계도 구축할 수 있다. 의사가 모든 보완대체의료에 대해 지식을 익혀 둘 필요는 없고, 환자에게 신뢰할 수 있는 정보 입수방법이나 조사방법을 알기 쉽게 전달하는 것만으로 충분하다고 생각한다. 또한, 필요에 따라서 간호사, 약사, 영양사 등에게 협력을 구해 효율적으로 커뮤니케이션을 도모할 수도 있다. 당연히,「이용하지 않는다」는 선택을 하더라도, 환자가 이해 · 납득한 상황에서 이루어져야 한다.

건강기능식품과 관련된 의약품과의 약물상호작용이나 건강피해(부작용) 정보 중 일본 내 최대 데이터 베이스는 독립행정법인 국립건강 · 영양연구소 홈페이지 내『「건강식품」의 안전성 · 유효성 정보』(http://hfnet.nih.go.jp/)이다. 이 사이트에는 각종 건강기능식품 소재에 대한 안전성 외, 유효성을 검증한 연구보고나 유효성분 분석 정보도 제공되어 있다. 개

표 5-4 과학적 근거에 기초한 통합종양학을 위한 임상실천 가이드라인

	항목	장려도
	[Clinical encounter(진찰 시의 문진)] **이점 : 좋은 증례 있음, 결점 : 없음**	
1	암 환자의 초진 시, 문진의 일환으로서 보완대체의료의 사용에 대해서 물어보시오.	1C
2	모든 암 환자는 알맞은 전문가가, 열려있는, 근거에 기초한 환자중심방법으로, 보완의료의 이점과 한계에 대해서 지도를 받아야 한다. 환자는 치료방법, 치료 경과의 특이사항, 위험요소 가능성, 현실적으로 기대할 수 있는 점에 대해서 충분히 알려야 한다.	1C
	[Mind-body medicine(심신요법)] **이점 : 안전성 있음 · 좋은 증례 있음, 결점 : 시간이 걸린다.**	
3	심신요법은 종합적인 접근법의 일부로 불안, 정서적인 동요, 만성 통증을 저하시키며, QOL을 개선시키기 위해 권장된다.	1B
4	서포트 그룹, 지지요법, 예술요법, 인지행동요법, 스트레스 매니지먼트는 종합적인 접근법의 일부로 불안, 정서적인 동요, 만성 통증을 저하시키며, QOL을 개선하기 위해 권장된다.	1A
	[Touch Therapies(접촉요법)] **이점 : 안전성 있음 · 바로 시술을 받을 수 있다, 결점 : 없음**	
5	불안이나 통증을 호소하는 암 환자에게는 암과 관련된 훈련을 받은 마사지 치료사에 의한 마사지 요법이, 종합적인 치료의 일부로서 권장된다.	1C
6	깊게 또는 강하게 압력을 가하는 것은 암의 바로 가까운 부위, 종대화된 림프절, 방사선치료를 시행한 장소, 정맥내 유치 카테터와 같은 의료기기가 있는 장소, 수술 후의 변화와 같은 해부학적인 뒤틀림이 있는 장소의 가까운 곳, 또는 출혈 경향이 있는 환자에게는 권장하지 않는다.	2B
	[Physical activity(신체활동)] **이점 : 좋은 근거 있음 · 안전성 있음, 결점 : 없음**	
7	정기적인 운동은 암 치료에 많은 유익한 작용을 가져올 가능성이 있다. 환자는 기초적인 건강 상태를 증진하기 위한 신체활동과 관련된 가이드라인을 따르기 위해서 자격을 가진 전문가를 소개받아야만 한다.	1B (치료 후의 유방 암 환자만 1A)
	[Energy therapies(에너지 요법)] **이점 : 안전성 있음, 결정 : 좋은 증례 없음**	
8	생명 에너지 필드(레이키, 접촉요법, 힐링터치, 기공 등)의 사고 방식에 기초한 요법은 안전하며, 스트레스를 경감시키거나, 생활의 질(QOL)을 개선시키는 데 어떠한 효과를 가져올 수 있을지도 모른다. 통증이나 권태감의 경감 등, 증상 관리에 대한 유효성에 대해서는 한정적이긴 하지만, 과학적 근거가 보고되었다.	불안 경감 : 1B 통증, 권태감 등의 경감 : 1C
	[Acupuncture(침치료)] **이점 : 좋은 증례 있음, 결정 : 바로 시술받을 수 없다.**	
9	침치료는 통증 관리가 불량할 때, 항암제 또는 수술 시 마취와 관련된 구토 관리가 불량할 때, 그 외의 치료에서도 부작용이 임상적으로 확실할 때는 보완의료로서 장려할 수 있다.	1A
10	방사선 조사에 따른 구강건조증에 대해 침뜸은 보완치료로 장려할 수 있다.	1B

(계속)

표 5-4 (계속) 과학적 근거에 기초한 통합종양학을 위한 임상실천 가이드라인

	항목	장려도
11	침치료는 폐경 후 여성의 혈관운동성 증상 = 안면홍조 치료에 대해서, 가짜 침을 사용하였을 때 이상의 효과는 볼 수 없다. 그러나 약물치료로 효과가 없을 중등도의 증상이 있는 환자에게는 침치료의 임상 시험 참가를 고려해 보아도 좋다.	1B
12	다른 수단을 이용해도 흡연을 중지하지 않는 환자, 암과 관련된 호흡곤란이나 권태감, 화학요법에 의해 일어난 신경장애, 개흉수술 후의 통증 등의 증상으로 괴로워하는 환자에 대해 침치료의 임상시험은 유용할 수도 있다. 단, 침치료의 임상시험은 더 시행이 필요하다.	2C
13	침치료는 자격이 있는 시술자에 의해서만 실시되어야 한다. 또한 출혈 경향이 있는 환자는 주의 깊고 신중하게 사용하여야 한다.	1C
	[Diet and nutritional supplements(식사와 영양 보조식품)] 이점 : 많은 환자가 관심을 갖는다, 결정 : 부작용 가능성이 있다.	
14	식사와 암 예방과 관련된 연구는 대부분 안전한 식량공급 사정, 여러 가지 음식물의 입수사정을 포함한 식량사정 전체를 통하여 어떠한 식사성분을 소비하고 있는가를 집단에서 검토한 결과에 기초하고 있다. 때문에, 영양학적인 적절함은 다양한 식사를 섭취하는 것을 통해 달성되어야 하며, 영양보조식품은 보통 필요 없다고 생각된다.	1B
15	암 환자는 기초적인 건강을 증진시키기 위해서 적절한 영양섭취와 관련된 충고를 얻을 것을 장려한다.	1B
16	학술논문 최신 리뷰에 기초하면, 영양보조식품은 암 예방을 위해서 장려하는 것은 불가능하다.	1A
17	암 치료를 시작하기 전에 영양보조식품의 이용실태에 대해서 환자에게 확인할 것을 추천한다. 또한, 치료 중에 식사나 영양보조식품과 관련된 지침이나 방향, 최적의 영양상태의 추진, 암이나 치료와 관련된 증상 관리, 증가하는 필요 영양량의 충족, 영양부족의 정정에 관하여 환자를 훈련된 전문가에게 소개할 것을 장려한다.	1B
18	식물 유래 제품이나 대량의 비타민 · 미네랄을 함유한 영양보조식품에 대해서 부작용 위험성이나 다른 의약품과의 상호작용 가능성에 대해 조사할 것을 장려한다. 항암제를 포함한 의약품에 대해 불리한 상호작용이 일어날 가능성이 높은 경우는 면역요법, 화학요법, 방사선요법과 병용해서는 안 되며, 또한 수술 전에도 사용해서는 안 된다.	1B
19	항암효과가 있다고 알려진 식물성 소재를 포함하는 영양보조식품을 이용하고 싶어 하는 암 환자에게 훈련을 받은 전문가에게 조언을 구해 상담을 시킬 것을 장려한다. 상담 시, 전문가는 서포트를 하며, 현실적인 예측에 대해서 논의하여 가능성이 있는 효과나 위험에 대해서 조사해야 한다. 영양보조식품의 이용은 입수 가능한 증례에 기초하여 효과 대 위험성의 비가 임상적으로 평가되어 부작용에 대해서도 긴밀하게 모니터링된 임상시험 상황에서만 실시할 것을 장려한다.	1C
20	치료 중 영양 강화도 마찬가지로 암 생존자 = cancer survivor는 영양보조식품 이용실태에 대해서 평가되어야 하며, 적응증에 해당한다면 구체적인 영양보충을 행하기 위해 또는 영양부족을 정정하기 위한 평가를 위해 훈련된 전문가에게 소개해야 한다. 고령의 암 생존자의 경우 영양강화는 영양부족을 경감시키는 것으로 적용할지도 모른다. 그러나 이미 영양보조식품을 이용하고 있는 환자의 경우, 영양보조식품이 추가로 필요해질 상황은 거의 없다.	2B

주 : 장려 grade

1A : 강하게 권장된다(질 높은 근거 있음).
1B : 강하게 권장된다(질 중간 정도의 근거 있음).
1C : 강하게 권장된다(질 낮은 근거 있음).
2A : 약하게 권장된다(질 높은 근거 있음).
2B : 약하게 권장된다(질 중간 정도의 근거 있음).
2C : 약하게 권장된다(질 낮은 근거 있음).

(문헌 4)에서 인용

별 제품에 관한 정보 게재는 아니지만, 각종 소재에 관한 참고문헌도 제시 되어 있다.

또한, 현재 필자가 참가하고 있는 국립 암 연구센터 암 연구개발비(舊 암 연구조성금)를 이용하는 연구반이 암 환자를 위한 정보제공자료로 작성한「암의 보완대체의료 가이드북」을 소개하고 싶다. 본 가이드북은 보완대체의료를 이용하기 전에 널리 정보를 모으고, 유효성이나 안전성, 비용 등을 검토할 필요가 있다며 주의를 주고 있다. 또한, 인터넷이나 서적에서 정보를 수집할 때는 정보 출전이 사실에 근거하고 있는가? 제품을 권하거나 판매하지는 않는가? 등 정보 수집 시 포인트를 체크리스트 형식으로 게재해두었다. 또한, 환자와 의료인 간 커뮤니케이션에 활용할 수 있는 다양한 대책을 모아놓았으므로 진료에 임하는 선생님들은 부디 이용해주길 부탁한다. 본 가이드북은 PDF 파일로 국립 암센터 홈페이지(http://www.shikoku-cc.go.jp/kranke/cam/index.html)에서 무료로 다운로드할 수 있다.

마지막으로 일본 의료 시스템 전체의 문제점으로서 보완대체의료의 장래적 측면을 생각해보면, 의료가 통상 · 보완대체 또는 주류 · 비주류 등으로 나누어져 있는 것은 어떤 의미에서, 환자에게 불행한 일이며, 그것을 허용하는 것은 의학의 태만이라고 생각한다. 추후, 보완대체의료 연구가 진행되면, 보다 좋은 의료를 국민들에게 제공할 수 있는 날이 올 것으로 기대한다.

(오노 사토시)

참고문헌

1) 日本東洋医学会健康保険対策委員会：漢方と健康保険に関するアンケート回答のまとめ（第2回）. 本東洋医学雑誌, 38(3)：47-73, 1988.
2) 財団法人日本公定書協会臨：一般用漢方処方の手引き. じほう, 東京, 2009.
3) 倉田なおみ：Rp. レシピ, 10(1)：67-69, 2011.
4) 重篤副作用疾患別対応マニュアル 偽アルドステロン症　http://www.info.pmda.go.jp/
5) 学生のための漢方医学テキスト　5.服薬指導　日本東洋医学会学術教育委員会編集, p.62-63, 2007.
6) Oka H, et al. : Prospective study of chemoprevention of hepatocellular carcinoma with Sh saiko-to (TJ-9). Cancer, 76 (5) : 743-749, 1995.
7) 築山邦規, ほか：小柴胡湯による薬剤性誘起性肺炎の1例. 日胸疾会誌, 27 (12)：1556-1561, 198
8) 重篤副作用疾患別対応マニュアル 偽アルドステロン症　http://www.info.pmda.go.jp/
9) 国分秀也, ほか：α-グルコシダーゼ阻害薬服用後に生ずるイレウス様症状対策の薬学的研究. 第6 日本病院薬学会年会講演要旨集, p475, 1996.

6 한방요법의 risk management

암 진료에 한방약을 활용할 때, 중요한 것은 암 환자에게 안전하게 그리고 안심하고 사용할 수 있는 룰을 만드는 것이다. 지금까지의 암 진료 시 한방약을 사용해 온 방법은 병태 파악을 하는 방법이 아닌「병명 투여」방법이었다. 하지만 한방약에 의한 간질성 폐렴으로 사망한 증례 등을 생각해보면 신중히 시행해야만 한다. 본서에서는 가능한 evidence가 있는 활용방법을 중심으로, 약학적 측면에서 안전성이 담보되어 있는 것을 선택했다. 여기에 경험의학적 지식을 더한다면, 병태에 따른 사용방법을 이용할 수 있을 것이다.

또한, 실제로 암 진료에 한방의학을 활용할 때에, 부작용, 병용금기, 병용주의, 신중 투여해야 할 사항에 대하여 해설하였다. 또한, 보험의료로 한방약을 사용할 때의 일반적인 룰에 대해서도 기재하였다.

1 한방약 및 생약제제의 안전성과 부작용

한방약 및 생약제제의 약효는 장기간의 임상경험에 기초하여 만들어진 것으로 그 안전성도 경험적으로 확인되어 있으며, 부작용의 발현은 일반적으로 많지 않은 것으로 생각되고 있다. 하지만, 1996년 약물 알레르기에 의한 것으로 판단된 약인성 간기능장애 발생 증례가 다수 보고된 이 후, 한방약 및 생약제제에 대해서도 일상 진료상에서 복약지도를 충분히 시행하고 있으며, 의료관계자는 부작용에 대한 지식과 대처방법을 숙지해야만 하게 되었다.

■ 한방약 및 생약제제의 안전성

안전성에 관하여 일본에서는 생산자 및 제약회사가 일본한방 생약제제협회(http://www.nikkankyo.org)를 중심으로 일본약국방 등에 기초한 안전기준, 추가로 엄격한 품질관리를 통해 관리받고 있다. 원료 생약의 대부분이 중국에서 수입되기 때문에 잔류 농약이나 곰팡이, 미생물의 번식 등에 대해서 많은 검사기준을 설정해두고 있다.

한방약 및 생약제제의 품질

일본약국방에 기초하여 한방약 및 생약제제는 그 품질과 함유성분에 관해 규정되어 있다. 일본약국방은 약사법 제41조에 따라 의약품 성상 및 품질의 적정성을 도모하기 위해 후생노동 대신이 약사 · 식품위생심의회의 의견을 들어 결정한 의약품 규격기준서이다.

「약국방」의 어원은 중국 북송(北宋)시대에 공포된「和劑局方」이며, 에도 시대 후기에 난학자(蘭學者)가「和蘭局方」이라고 번역하였다. 일본약국방은 1886년(메이지 19) 6월에 공포되었고, 1887년 7월부터 시행되었다. 일본약국방은 100년여의 역사를 가지고 있으며, 초판은 1886년 6월에 공포되었고, 지금까지 의약품 개발, 시험기술 향상에 따라 개정을 거듭하여, 현재는 제16개정 일본약국방으로 공시되어있다.

일본약국방의 구성은 통칙, 생약통칙, 제제통칙, 일반시험법 및 의약품 각조(各條)로 되어 있다.

- 생약통칙 : 생약통칙 및 생약시험법을 적용하는 생약 리스트를 기재
- 제제통칙 : 제제 전반에 공통되는 사항과 28종류의 제형(예 : 정제 등)을 규정하며, 제조법이나 저장법 등을 기재
- 일반시험법 : 제제통칙이나 의약품 조건에 공통된 시험법, 의약품 품질평가에 유용한 시험법을 정리해둔 것
- 의약품 각조(各條) : 원약, 제제 및 첨가제 등에 대해서 1483품목(화학약품 등 1239품목, 생약 등 244품목)이 수록되어 있으며, 각각의 일본명, 영문명, 구조식, 성상, 확인시험, 정량법, 저장법 등의 규격과 시험방법을 기재

한방약을 투여할 때, 환자에게 설명해야만 하는 부작용

한방약 부작용 중 가장 많은 것은 위장장애이다(표 6-1)[1]. 상부 소화관 증상, 변통(便通) 이상을 포함한 하부 소화관 증상이 많고, 그 다음으로 피부증상이 있다. 발진, 약진, 가려움 등 알레르기 반응에 의한 것, 감초에 의한 부작용으로 생각되는 저칼륨혈증, 어지러움, 상기, 혈압상승, 두통 등이 있으며, 부자에 의한 부작용을 고려해 볼 필요가 있다.

표 6-1 한방약에 의한 부작용

위장장애	50.8%	어지러움	1.4%
발진	19.6%	상기	1.2%
부종	6.0%	혈압	1.2%
약진(藥疹)	3.7%	두통	1.0%
저칼륨혈증	1.4%	동계	0.9%
가려움	1.4%	附子 중독	0.9%

(문헌 1)에서 인용

이 때문에 한방약을 처방할 때는 반드시 환자에게 부작용에 대해서 설명해야 한다.

2 한방약 및 생약제제 복약 지도 시 주의점

■ 탕액의 의미

한방약에는 「OO湯」「OO丸」「OO散」 같은 이름이 붙어 있다. 본래, 탕액으로 복용되던 것을 「OO湯」, 벌꿀로 丸을 만들었던 환제는 「OO丸」, 가루를 낸 산제 형태로 되어 있는 것은 「OO散」이라 불러왔다. 현재는 엑기스 제제가 범용되고 있으나, 소화관에서의 흡수를 촉진하기 위해서는 엑기스 제제를 끓는 물에 녹여, 탕액으로 복용시키기도 한다. 「OO丸」은 원래 소량의 따뜻한 일본주로 복용한다. 「OO散」은 끓는 물 또는 소량의 술과 함께 복용하는 것을 통해 흡수를 빠르게 할 수 있고, 부작용을 줄일 수 있다.

■ 복약시간

보험에는 식전 및 식간으로 되어 있는 경우가 대부분이다. 한방약의 적량 투여를 고려한다면, 가능한 같은 간격으로 복용시킨다. 가장 많은 한방약 부작용은 위장장애이며, 「지황」「당귀」「천궁」이 배합되어 있는 한방약에서는 위장장애가 쉽게 일어난다. 이 때문에 이러한 한방약은 식후에 복용하도록 하는 배려가 필요하다.

■ 투여량 증감과 한방약끼리의 병용

● 투여량의 증감에 대하여

연령, 체중, 증상에 따라 증감한다. 엑기스 제제의 경우, 만량을 성인 1일 용량으로 한다. 소아용량은 표 6-2를 기준으로 하면 좋다.

■ 경관 영양일 경우 엑기스 제제 투여

엑기스 제제를 경관 영양으로 투여하는 경우에는 간이 현탁법을 사용하면 좋다[3]. 55도 이상의 끓는 물에 엑기스 제제를 넣으면 간단하게 탕액을 만들 수 있다. 여기에 물을 추가하여 온도조절을 시행한 후 카테터를 통해 투여한다.

표 6-2 vom Harnack 환산표

미숙아	신생아	1/2세	1세	3세	7~12세	12세	성인
1/10	1/8	1/5	1/4	1/3	1/2	2/3	1

3 한방약끼리의 병용에 대하여

한방약끼리 병용할 경우에는 각각의 구성약물을 확인하여 사용해야만 한다.

■ 마황

기관지천식에 사용하는 에페드린을 「마황」에서 1885년 나가이 나가요시가 분리하였다. 마황을 함유한 처방끼리 투여할 경우, 부작용으로 불면, 동계, 빈맥, 흥분, 혈압상승, 발한과다, 배뇨장애 등의 증상이 출현할 수 있다.

■ 감초

간기능장애에 사용되는 글리시리진산(glycyrrhizinic acid)의 원재료이다. 감초를 1일 용량으로 2.5g 이상 함유한 한방약의 경우, 가성 알도스테론혈증이 발생할 위험성이 있기 때문에 금기이다[3]. 부작용으로서 손발 저림, 뻣뻣한 느낌, 경직, 사지탈력, 근육통, 혈압상승, 부종, 체중증가, 부정맥 등의 증상이 나타날 수 있다. 근육병증에 의한 사지 근육통, 저림, 두통, 구갈, 식욕부진 등도 생길 수 있다. 감초를 함유한 처방의 총량이 1일 2.5g을 넘지 않도록 주의할 필요가 있다.

■ 부자

투구꽃의 뿌리인 부자는 아코니틴(aconitine)류를 주요 활성성분으로 하기 때문에 신경독을 가지고 있다. 가압 가열 처리를 통해 독성이 약해지나, 용량의존적으로 독성이 증가하므로 주의를 요한다. 부작용으로 동계, 상기, 혀의 저림, 오심, 두통 등의 증상이 출현한다. 감수성에는 개인차가 있어, 부자를 포함한 제제를 병용할 경우나, 부자를 추가 투여하는 경우에는 저용량부터 서서히 증량하도록 신경 쓸 필요가 있다.

■ 대황

하제로서 사용되고 있는 세노사이드의 원재료이다. 대장점막 및 아우어바흐(Auerbach's) 신경총에 작용하여 대장 연동운동을 촉진, 수분 흡수를 억제하여 변통(便通)을 촉진한다. 부작용으로 설사, 복통 등의 증상이 나타난다.

■ 망초

유산 나트륨이며, 하제로서 사용된다. 부작용으로 설사, 복통 등의 증상이 나타난다.

4 병용금기, 신중 투여, 병용주의

■ 소시호탕

1995년 Cancer지에 게재된 "Prospective study of chemoprevention of hepatocelluar carcinoma with Sho-saiko-to"에 비B형 간경변의 누적생존율에 대하여 소시호탕 복용군이 비복용군에 비해 유의한 차이를 보이며 복용군의 예후 개선작용을 보였기 때문에 일시적으로 간경변 환자에 대한 투여가 증가했다. 그 후, 간질성 폐렴을 포함한 많은 부작용이 보고되었고, 사망례까지 발생했다[6].

현재, 소시호탕은 이하 증례에 대해서는 금기이다.

(1) 인터페론 제제를 투여 중인 환자

(2) 간경변, 간암 환자 [간질성 폐렴이 일어나, 사망 등 중대한 결과에 이를 수 있음]

(3) 만성간염으로 인한 간기능 장애로 혈소판수가 10만/mm^3 이하인 환자[간경변이 의심됨].

소시호탕에 의한 간질성 폐렴은 50~70대에 많다. 기초질환으로 만성간염, 간경변, 폐질환의 병발 또는 기왕력이 있는 증례에서 많이 발생하고, 투여 시작 후 2개월 이내에 많이 발생한다고 보고되어 있다[7].

■ 마황을 포함한 처방

에페드린을 함유한 제제, 모노아민산화효소(MAO) 저해제, 갑상선제제, 카테콜라민 제제, 크산틴(xanthine)계 제제와의 병용은 불면, 발한과다, 동계, 전신 탈력감, 정신흥분 등의 증상을 일으키기 때문에 신중히 투여해야 한다.

■ 감초를 함유한 처방

감초를 1일 용량 2.5g 이상 함유한 한방약은 푸로세마이드(furosemide), 에타크린산(ethacrynic acid), 티아지드(thiazide)계 이뇨제와의 병용 사용에 주의해야 한다. 일본 통계로 남 : 여 = 1 : 2, 연령은 50~80대가 많고, 저신장, 저체중 등 체표면적인 작은 사람이나 고령자에게 부작용이 잘 생겼다. 고혈압이나 심부전에 대해 이뇨제가 투여되고 있는 경우나 당뇨병에 인슐린이 투여되고 있는 경우에는 저칼륨혈증을 쉽게 일으키며, 중증화되기 쉬우므로 주의가 필요하다. 글리시리진산 배합제의 대량 정맥 투여 증례, 부신피질 스테로이드, 갑상선 호르몬제와의 병용도 저칼륨혈증을 야기하기도 한다.

감초를 함유한 처방을 복용하는 환자는 투여 시작 후 또는 투여량 변경 시에는 1개월 이내, 유지기에도 3~6개월에 1회씩 정기적인 혈청 칼륨 수치 체크나 심전도 측정이 필요하다[4].

5 서양약과의 상호작용

■ 대황을 함유한 처방

대황은 약리학적으로 사하작용을 가지고 있기 때문에 하제와의 병용으로 설사, 복부팽만감, 복통 등의 증상이 출현한다. 대황은 위부터 소장까지 흡수되지 않고, 대장에 도달하여 장내세균총에 의해 배당체 부분이 떨어져 활성체 라인 앤트론(rhein anthrone)이 된다. 작용기전은 점막하의 프로스타글란딘(prostaglandin) E를 증가시켜 자연스러운 연동운동을 유발하는 것이다. 점막하신경총의 흥분을 매개로 한 장 평활근 운동항진, Na, K, ATPase, 포스포디에스테라아제(phosphodiesterase) 저해에 의한 수분 · 염류 · 글루코스(glucose) · 자일로오스(xylose) 등의 흡수저해 등에 의한 사하활성이다.

대황의 활성화에는 장내세균총이 중요한 역할을 하고 있기 때문에 항균제 등에 의해 장내세균총이 변화된 경우에는 사하작용이 감약되는 경우도 있다.

■ 탄닌을 많이 함유한 처방

대황, 목단피, 작약, 계피 등에 많이 함유되어 있는 탄닌은 철이나 단백질과 결합하여 철제나 효소 제제의 작용을 감약 시킬 가능성이 있다.

■ 칼슘을 많이 함유한 처방

석고, 용골, 모려, 활석 등은 칼슘을 많이 함유하고 있기 때문에 테트라사이클린(tetracycline)계 항생제, 뉴키놀론(new quinolone)계 항생제와의 병용 시 난흡수성 킬레이트를 형성하여 흡수를 저하시킬 가능성이 있다. 탄산칼슘, 인산칼슘 등이 구성 성분이기 때문에 제산작용이 있고, 소화관 내 pH를 높여주므로 약제의 흡수에 영향을 줄 가능성이 있다. 또한, 이러한 광물생약은 앤지오텐신 전환효소 억제제(ACE inhibitor)와의 병용으로 흡수율이 저하된다.

■ 교이를 함유한 처방

α-글루코시다아제(α-glucosidase) 저해제인 arcabose는 경구혈당강하제로서 소장점막 상피세포에 존재하는 이당류분해효소(α-glucosidase)의 작용을 경합적으로 저해하여 이당류에서 단당으로의 분해를 억제한다. 주요 부작용으로 미소화 이당류가 장내세균에 의해 초산, 낙산, 유산 등 유기산이 되는 것, 단쇄 카본산이나 수소가스, 메탄가스 등이 생성되어 복부 팽만감, 변통(便通)이상 등이 일어난다. 교이는 맥아당(maltose)이나 덱스트린(dextrin) 등 이당류를 많이 함유하고 있기 때문에 α-글루코시다아제 저해제인 arcabose와

병용하면, 장관 내 당질이 더욱 증가하여 가스 생산량이 늘고, 증상을 악화시킬 가능성이 있다[8].

■ 위내 pH를 높이는 처방

한방약에는 유기산 같은 산성성분, 알칼로이드 같은 염기성 성분이 있어, 소화관 내 pH에 따라 흡수속도에 영향을 받는다. 위액분비가 항진된 경우에는 유기산과 같은 산성성분은 지용성이 높아져 흡수가 촉진된다. 반면, 알칼로이드 등의 염기성 성분은 지용성은 저하되어 흡수가 감약된다[9]. 마황이나 부자 같이 알칼로이드를 많이 함유한 생약의 경우는 제산제, 항콜린제, H_2수용체 차단제, 프로톤 펌프 저해제(PPI) 등과의 병용에 의해 작용이 증가되는 경우가 있다.

■ 대사효소에 영향을 주는 처방

자몽에 함유되어 있는 푸라노쿠마린(furanocoumarins) 화합물이 간내 CYP3A4를 활성 저해시켜 디하이드로피리딘(dihydropyridine)계 칼륨 길항제의 대사를 억제하여 혈중농도를 상승시킨다. 귤과 식물 유래인 지실, 오수유, 산초, 진피, 청피 등, 산형과 식물 유래인 강활, 천궁, 당귀, 백지, 방풍 등은 CYP3A4를 함유한다.

6 보험진료의 룰

현재, 보험진료와 보험 외 진료 혼합으로 시행하는 경우는 일부 진료 분야를 제외하고는 드물다. 결국, 암 진료에 한방의학을 활용하는 경우에도 모든 것을 보험진료 틀 내에서 시행하기 위해서는 한방약도 보험진료 룰을 존중하여 사용해야 하는 것이 기본이다. 보험진료에 사용되는 한방약에는 각 처방별 엑기스제 과립이나 엑기스정, 침전약, 탕약, 그리고 여러 가지를 조합하여 사용하는 생약제제이다. 따라서 본 항에서는 한방엑기스 제제를 보험진료 틀 내에서 사용할 때의 유의점을 정리하고자 한다.

■ 한방약이라고 해도 보험진료에는 「적응증(효능 · 효과)」이 정해져 있다

보험진료에서 한방약을 사용할 경우, 서양약과 비슷하게 진료기록에 적응증(상병명 · 의증명)을 기재하는 것이 의무이다. 보험적용 시에는 의료용 의약품 첨부문서(이하, 첨부문서)에 기재되어 있는, 약사법에서 제조승인을 받았을 때 작성된 「효능 · 효과」란을 참조하면 좋다. 다만, 주의해야만 하는 것은 제약회사에 따라, 한방엑기스제의 「효능 · 효과」 기재가 다르다는 점이다. 이 차이는 제조승인 시기에 따라 생긴 것으로 1976년 이후에 제조승인을 받은 의료용 한방엑기스제는 일반용 한방제제 승인기준(최종개정 : 藥食審査發 第

0401第2號 2010년 4월 1일)의 효능 · 효과를 기본으로 승인을 받았기 때문에 차이가 있다.

침전약이나 탕약은, 개개의 생약제제에는 효능 · 효과가 없지만, 상병명에 맞춰 조합하게 되면 보험적용이 된다. 또한, 한방엑기스제에 동일제로 생약제제를 가하여 처방한 경우에는 보험적용이 인정되고 있으나, 1종류로 효능 · 효과가 승인되어 있지 않은 사프란이나 天麻 등의 생약제제를 단독으로 처방하는 경우에는 보험적용이 되지 않는다. 현재, 많은 진료보수청구가 온라인 청구로 시행되고 있다. 이 때문에 원내 처방 약제 내용도 의과 상병명과의 돌발 심사에 걸릴 수 있기 때문에 상병명에 맞는 효능 · 효과가 인정되어 있는 한방약을 처방하는 것이 필요하다. 서양약과 비교하였을 때, 대응시키기 어려운 점이 있으나, 한방약의 특성을 파악한다면, 의사의 재량을 최대한 발휘할 수 있다는 이점도 있다.

■ 투여량은 정해져 있는 용법 · 용량대로 한다

의료용 의약품 1일 투여량은 첨부문서의 「용법 · 용량」란에 기재되어 있다. 예를 들어 「보통, 성인 1일 XXg을 2~3회로 분할하여 식전 또는 식간에 경구 투여한다. 곧, 연령, 체중, 증상에 따라 적절히 증감한다」처럼 기재되어 있다.

여기에서 문제가 되는 것은 적절한 증감, 곧 의사의 재량에 따른 투여량 증감이다. 보험진료에서 최대 투여량은 첨부 문서에 기재되어 있는 용량이며, 이 이상의 투여량은 인정되지 않는다. 환자의 연령, 체중, 증상 등에 따라 의사가 처방을 결정할 때 "적의증감(適宜增減)"에 따른 증량은 보험에 기재된 1일 최고 투여량 범위 내로 한다고 생각하면 된다.

한방약을 1일 만량을 투여할 경우, 몇 개까지 보험진료 허용 내에서 사용 가능할까? 엑기스 과립의 경우, 표준적인 1일 양을 7.5g으로 하는 경우가 많으나, 1일 양이 9g인 것도 있다. 게다가 대건중탕이나 소건중탕(1일 15g), 황기건중탕(1일 18g)과 같이 1일 양이 많아, 1회 2포를 복용하는 경우가 있다. 실제에서는 한번에 2~3포를 복용하는 것이 최대 한계라고 생각하면 될 것이다.

보험진료에서 인정하지 않는 처방수는 都道府縣(*역자주; 일본 행정구역*)에 따라 심사 기준이 다르며, 대략 2처방까지의 만량 투여는 인정되는 경향이나, 3처방 이상의 만량 투여는 사정대상이 되는 경우도 있으므로 지역에 따른 실정에 유의할 필요가 있다.

■ 서양의학 약제와의 병용 시에는 동종동효약이나 중복성분을 고려해야 한다

동종동효약을 병용하면 작용이 증강되어 부작용이 발현될 위험이 높아지기 때문에 한방약 다제 병용은 신중하게 시행되어야만 한다. 서양약 중에도 H_2수용체 길항제와 프로톤 펌프 저해제, 위점막 보호제 등의 동효약을 다제 병용할 때, 사정 대상이 되는 경우가 있다. 비슷하게 만성위염에 대하여 서양약을 투여하고 있는 증례에, 추가로 한방약을 만성위염 치료제로서 추가한 경우에도 사정대상이 되는 경우가 있으므로 주의를 요한다. 또한, 고혈압증에 대한 치료제, 지질이상혈증에 대한 치료제, 정신질환에 대한 치료제, 소화기질환에 대한 치료제 등으로 다제 병용을 하는 경우에는 사정대상이 되는 경우가 있으므로 주의가 필요하다.

서양약과 성분이 중복되는 경우에는 과량 투여의 위험성도 있다. 예를 들어 글리티론® 배합정은 그 성분에 글리시리진산이 포함되어 있어, 한방엑기스제 성분 중 감초가 포함되어 있는 처방과 병용하면 글리시리진산이 과량 투여되어, 혈청 칼륨이 저하되는 부작용을 야기할 가능성이 있다. 한방엑기스제끼리 병용을 할 때도 생약 조성의 중복에 대하여 주의해야 한다.

암 진료에서의 한방약 활용은 불가결하다. 화학요법 부작용으로 고통스러워하는 암 환자를 구할 수단으로 한방약은 큰 역할을 담당하고 있다. 게다가 암 동통 조절에 있어서도 유효한 수단이다. 하지만 암 진료에 한방약을 안전 · 안심하고 활용할 수 있기 위해서는 한방약에 관한 부작용, 병용금기, 병용주의, 상호작용 등을 충분히 이해해야 한다. 각 생약의 약리작용을 이해한 상태에서 암 진료에 한방약을 사용할 수 있다면, 응용범위가 보다 넓어질 것이다. 또한, 보험진료 범위 내에서 룰을 존중하며 활용하는 것이 필요하다.

(이마즈 요시히로)

참고문헌

1) 日本東洋医学会健康保険対策委員会：漢方と健康保険に関するアンケート回答のまとめ (第2回). 日本東洋医学雑誌, 38 (3) : 47-73, 1988.
2) 財団法人日本公定書協会臨：一般用漢方処方の手引き. じほう, 東京, 2009.
3) 倉田なおみ：Rp. レシピ, 10 (1) : 67-69, 2011.
4) 重篤副作用疾患別対応マニュアル 偽アルドステロン症　http://www.info.pmda.go.jp/
5) 学生のための漢方医学テキスト　5.服薬指導　日本東洋医学会学術教育委員会編集, p.62-63, 2007.
6) Oka H, et al. : Prospective study of chemoprevention of hepatocellular carcinoma with Sho-saiko-to (TJ-9). Cancer, 76 (5) : 743-749, 1995.
7) 築山邦規, ほか：小柴胡湯による薬剤性誘起性肺炎の1例. 日胸疾会誌, 27 (12) : 1556-1561, 1989.
8) 重篤副作用疾患別対応マニュアル 偽アルドステロン症　http://www.info.pmda.go.jp/
9) 国分秀也, ほか：α-グルコシダーゼ阻害薬服用後に生ずるイレウス様症状対策の薬学的研究. 第6回日本病院薬学会年会講演要旨集, p475, 1996.

7 재택 암 환자의 self medication과 한방약

지역에서 지원하는 의료가 시행되면서 암 환자 재택의료가 차지하는 비중이 커져가고 있다. 기존 암 진료는 진단부터 치료까지 일관되게 암 거점 병원이 시행했다. 하지만, 앞으로는 각 지역에서 역할을 분담하게 될 것이다. 예를 들어, 수술 후 화학요법을 센터병원과 연계하여 시행하거나, 완화케어를 재택지원 진료소와 함께 시행하는 네트워크를 형성해가게 될 것이다. 하지만, 지역별 의료기관이나 의료 종사자 수가 다르기 때문에 재택의료를 진행하기에 앞서, 각 지역별로 면밀한 논의를 거치는 과정이 필요하다.

암 거점병원에서 근무하는 의료종사자는 지역과 정보를 공유하는 것을 전제로 의료를 시행해야 한다. 재택의료를 시행하는 의료종사자는 암 진료에 관한 지식을 몸에 익혀두어야 한다. 암 환자에게는 안전하게 그리고 안심하고 일상생활을 보낼 수 있는 환경이 필요하다. 그렇기 때문에 의료종사자는 각각의 환경에 갇히지 말고, 양쪽 환경을 잘 이해하여 연계를 유지시켜줘야 한다. 그 연계를 통해 부드럽게 정보교환을 지속시키고, 암 환자가 정든 자기 집에서 편하게 생활할 수 있는 환경을 만들 수 있도록 지원하는 백업 체제를 구축해야 한다.

암 환자 및 그 가족이 생활 중심을 자택으로 하길 원하는 경우, 의료에 대한 문제를 모든 의료기관에 위임해 둘 것이 아니라, 자신들의 건강은 자신의 손으로 관리하려는 자세를 갖는 것도 중요하다. 암 진료에 관계되는 의료 문제에 대해서는 암 전문의나 약사, 간호사와 상담해야 하나, 일상생활에서의 건강관리는 자기 자신이 시행할 수 있도록 하는 것이 중요하다. 그 때문에 가정에서 자기 자신을 위한 「약 상자」를 준비하여 self medication을 시행하는 것이 필요하다.

1 「약 상자」를 암 환자에게 알리다

암 환자는 외과수술, 화학요법, 방사선치료 등 침습을 동반한 의료를 시행하는 경우가 많기 때문에, 말기 의료로 동통관리 · 영양관리 등 다방면에 걸친 토탈 케어(total care)가 필요하다. 수술 후에는 장폐색이 생겨 긴급입원하거나, 화학요법 중에는 부작용에 의한 골수 억제, 면역력 저하에 의한 감염증이 병발하므로, 다양한 상황에 대한 대처가 필요하다. 사전에 대처가 가능하면 좋겠지만, 상태가 급변할 때는 재택지원 진료소에서 대응할 수 없는 경우도 있다.

한편, 일상생활에서 흔히 보는 초기 구급 대처(1차 구급)만으로 케어 가능한 케이스도 많고, 시기를 놓치지 않는다면「급변 시 대응불능」까지 이르지 않는 경우도 많다. 하지만, 암 환자는「나는『암』이기 때문에 특별한 의료가 필요하다」라는 생각이 강하여, 평소라면 병원에서 진료받지 않을 병태에 대해서도 지역 의료 신세를 지려고 하는 경우가 있다. 의료인 측이 사전에 각 증례에 맞춰 자택에서 시행할 수 있는 대응법을 지도 · 교육한다면, 자택에서 암 환자 및 가족끼리도 충분히 대응할 수 있다. 주치의, 약사, 간호사 등 의료인 측이 일어날 수 있는 병태를 사전에 상정하여 암 환자 및 가족에게 충분히 설명하고, self medication을 상정한 상비약을 설치 =「약 상자」하는 방법을 활용할 필요가 있다.

「약 상자」란 과거, 도야마 약 판매상이 정기적으로 각 가정을 방문하여 각각의 가정에 적합한 약을 상비약으로「약 상자」에 넣어 준 시스템과 비슷하나, 근본적으로 다른 이념에 기초를 두고 있다. 암 재택의료에서의 약 상자는 환자를 중심으로 한 가정 단위의 개별화라는 이념에 기초해야만 한다. 따라서 가정의 또는 재택의료 담당의의 지도와 약사에 의한 적정화 및 관리가 중요하다(실제로 암 치료에 활용하는「약 상자」는 단순한 상비약 배치 수준이 아니라, 좀 더 발전된 수준이어야 한다). 최근에는 약국이 많고, 경우에 따라서는 24시간 대응해주는 곳도 있기 때문에 이 시스템이 자취를 감춰왔다. 하지만, 이번 대지진 때는, 의료기관 자체가 진파(震波)로 피해를 입어, 진료를 받는 것 자체가 불가능했던 상황이 발생했다. 이때, 각 가정에 최소한의 약품만이라도 상비되어 있었다면 대응 가능했던 질환도 많았을 것이라고 예상된다. 비슷하게 재택의료를 뒷받침하고 보급시키기 위해서는 안전관리 측면에서라도「의료의 장」최소단위인 가정에서 초기구급대처가 가능하도록 환경 정비를 해두어야 한다는 새로운 이념에 기초한「약 상자」가 필요하다.

2 암 환자 가족과의 연계에 대하여

재택의료를 제공하는 의료팀과 암 환자가족과의 연계가 앞으로의 재택의료에서 가장 중요하다. 주로 암 환자를 지지하는 것은 가족이며, 재택의료 스탭은 원호자(援護者)이다. 암 환자 가족과 좋은 커뮤니케이션을 유지하며 의료를 진행해야만 한다.

암 환자의 몸 상태 변화를 가장 먼저 느끼는 것은 가족이며, 식사 섭취량의 변화나 야간 상태 등 대부분의 중요한 정보를 가진 것 역시 가족이다. 이 정보를 보다 효율적으로 재택 의료 스탭에게 전달하기 위해서는 일정한 룰을 만들 필요가 있다. 어떤 정보가 필요한가를 사전에 잘 설명해두는 것 역시 필요하다.

일반병동에서도 경험하는 급한 발열이나 불면, 변통(便通)장애 등에 대해서는 바로 의료기관 진료를 받게 하는 것이 아니라, 자택에서 일단 대응할 수 있도록 하는 환경 정비가 필요하다. 의사, 약사, 간호사 등 의료종사자와 상담하여 약 상자에 상비약을 준비하고, 평상시부터 긴급한 경우에 대해 대비해두어야 한다. 동북 대지진과 같은 자연재해가 앞으로 얼마나 발생지는 예측할 수 없기 때문에, 스스로의 건강을 스스로의 손으로 지키기 위한 self medication은 암 환자 및 가족에게 중요하다. 상비약 활용을 염두해 두고 조합해 둠으로써, 재택의료 스탭이 야간 호출을 받을 기회가 감소하며, 이것은 의료자원을 유효하게 활용하는 것으로 연결되어 의료경제학적으로도 유효하다. 또한, 미리 준비된 이와 같은 대책은 긴급 시 안전관리로서도 중요한 역할을 하게 될 것이다.

3 「약 상자」에는 무엇이 들어가는가?

암 환자 필수 휴대 가이드북(http://ganjoho.jp/)이 있기 때문에, 암에 걸리면 어떤 정보가 필요한 것인가는 전국적으로 이미 정리되어 있다. 그래서 가정에서 필요한 상비약은 가족구성에 따라서도 다르나, 암 환자가 사용할 것은 그 당시 받고 있는 암 치료와 병용하여도 폐해가 없는 약제여야만 한다. 게다가 싸고 관리가 쉬운 것이어야 한다.

암 치료와의 병용을 생각하면, 한방약의 중요성이 눈에 띄게 된다. 외과수술, 화학요법, 방사선요법과 같은 침습을 동반한 암 치료에서 evidence에 기초한 정보가 있으며, 안전하게 사용할 수 있다는 것이 이미 알려져 있다. 동통관리, 영양관리와 같은 완화케어에 있어서도 마찬가지이다. 가정 의료 분야에서 이미 증상에 대한 치료약으로서 많은 경험이 축적되어 있고, 의료용 의약품과 같은 생산 라인으로 제조하여 제조회사가 제공하는 OTC의약품으로도 한방약이 여러 분야에서 활용되고 있다.

의약용 의약품과 OTC의약품은 판매 루트가 다르나, 같은 제약회사가 제조한 동종동명의 한방약 대부분은 같은 제품이며, 꾸준히 regulation control되고 있다. 이런 점에서 의약용 의약품 한방약을 제조하고 있는 제조회사가 판매하는 OTC 의약품 한방약이 있다면, 문헌적 정보나 evidence를 바탕으로 암 환자 가정에서도 안심하고 활용할 수 있다.

지금까지 가정 내에 설치되어 있는 약 상자는 도야마 약 판매상처럼 각 都道府縣(*역자주; 일본 행정구역*)에서 정해 둔 약품을 설치하는「설치약」이었다. 하지만, 앞으로 암 진료에 활용할 약 상자에 설치할「상비약」은 각 암 환자의 상태에 맞춰, 의사 · 약사 · 간호사가 연계하여 결정해 갈 것이다.

■ 감기약

한방약은 서서히 효과가 나타나는 부드러운 약이라는 이미지가 있다. 하지만, 실제로는 인플루엔자 등의 감염증에 속효성과 유효성[1]이 있다. 한방의학의 기초가 되는『傷寒論』은 급성질환 치료에 대해서 기재한 서적이다. 암 환자가 감기에 걸렸을 경우에 대한 대책에 대해 일상생활 지도를 포함하여 정리한다.

● 감기에 걸렸을 경우의 식사, 입욕 등 일상생활 지도 시, 한방의학에서는「몸을 차갑게 하지 않는」것을 기본으로 한다.

- 몸이 차가워지지 않도록 신경 써야 한다. 주부의 경우에는 찬물로 취사를 하는 것도 피해야 한다. 식사는 위장에서 몸을 따뜻하게 할 수 있도록, 죽 등을 선택한다. 재료로는 파, 생강 등을 사용하고, 향신료, 발효식품, 기름기 많은 음식, 육류를 피하도록 한다. 입욕하지 말고 두꺼운 옷을 입고 일찍 취침하도록 한다. 땀이 나오기 시작하면 몇 번씩 속옷을 갈아입어 몸이 땀으로 인해 차가워지지 않도록 신경 쓴다.

● 감기가 유행하는 계절에는 암 환자의 면역력을 부활시킬 목적으로 보중익기탕을 투여한다.

- 화학요법 등 암 치료를 받고 있는 암 환자는 인플루엔자 바이러스 예방접종 타이밍을 맞추기 어렵다. 그래서 항체생산 증강작용을 가지고 있는 보중익기탕을 감기가 유행하는 계절이 되면 복용시키도록 한다[2, 3].
- 인플루엔자 백신에 의한 H3N2 항체생산 증강작용은 마황부자세신탕에도 있다[4].

● 인플루엔자 감염 시에는 오셀타미비르(oseltamivir) 대신 마황탕을 투여한다.

- 38℃ 이상의 인플루엔자 유사 증상을 보이는 0~13세 환자 60명에서 해열까지의 시간이 오셀타미비르 단독 24시간, 오셀타미비르 + 마황탕 18시간, 마황탕 단독 15시간으로 유의하게 마황탕 단독 투여군이 짧았으므로, 면역상태가 저하된 암 환자에게는 마황탕을 선택한다[5,6].

● 감기에 걸리면, 종합감기약이 아니라 마황부자세신탕을 투여한다.

- 감기증상이 발생해 버린 상태에서 치료를 시작할 경우, 발열, 인두통 · 위화감, 기침, 가래 등 증상소실까지의 기간을 유의하게 단축시킬 수 있다[7].

● 2차 감염으로 발생한 세균감염과 관련해서 보중익기탕 투여가 세균감염율을 저하시킨다. 이 때, 뉴로키닌계 항생제인 레보플록사신(levofloxacin; Cravit®)과 보중익기탕, 육군자탕, 십전대보탕 병용 투여는 쌍방간 약물동태에 영향을 주지 않는다.

- 응급 외래에서 진료받는 환자에게 보중익기탕을 투여하면 MRSA 보균 · 감염이 억제되기 때문에 스트레스 후의 면역저하상태에서 세균감염을 예방하는 것을 기대할 수 있다[8, 9, 10].

- 한방약은 장내세균총에 영향을 미치는 것으로 알려져 있다. 세균감염에 항생제와 병용 투여 시에서도 한방약을 안심하고 사용할 수 있다[11].

급격한 통증

대다수의 시설에서 암 환자에 대한 통증 조절은 WHO의 「암 통증에서의 해방－WHO방식 동통치료법－제2판(1996년)」에 따라 시행된다. 하지만, 일상적으로는 암에 관련된 통증뿐 아니라, 쥐남이나 요통도 자주 겪는다.

● 간경변 환자의 다리 쥐남에는 작약감초탕이 유효하다.

- 임상적으로 간경변 환자 이외에도 빈용한다. 운동(골프 등)시 근경련에 대해서 속효성을 가진다. 하지만, 작약감초탕에 함유되어 있는 감초에 의해 가성 알도스테론혈증이 발생할 수 있으므로 주의하여 사용해야 한다[12].

● 이른바 허리 염좌에 대해 근긴장 완화를 목표로 대증요법적 임상사용이 가능하다.

- 습포제나 경막 외 블록 등과 함께 1가지 선택지가 될 수 있다[13].

화농

항균제가 없었던 시대에 한방약은 항균제 대신 사용되었다. 다제 병용하지 않고, 한방약 한 가지로 치료를 시행한다는 점이 우수한 점이다.

● 맥립종에 대해서 배농산급탕은 항균제 점안 및 스테로이드 점안과 병용했을 때, 자각증상 개선을 촉진한다.

- 배농산급탕은 다능성 간(幹)세포의 증가, 분화 및 G-CSF 활성을 유도하고 호중구 감소 억제작용이 있다[14].
- 임상보고에서는 부비동염[15], 항문주위농양[16] 등에도 사용되고 있다.

이른바 위장약

한방약에는 많은 위장약이 있다. 인삼탕류(人蔘湯類), 삼기제(蔘芪劑), 시호제(柴胡劑), 이수제(利水劑)가 사용되는데, 각각을 증상에 맞춰 선택한다. 속효성을 기대하는 경우나 만성적인 증상을 개선시킬 목적 등, 다양한 용도에 맞춰 사용하는 것이 가능하다.

● 위 상태가 나쁠 때, 육군자탕이나 반하사심탕을 사용한다.

- 육군자탕과 반하사심탕에 대해서는 지금까지 많은 evidence가 구축되었다. 육군자탕은 그렐린을 매개로 하는 작용기전도 밝혀져, 서양약처럼 증(證)에 대한 진단 없이도 사용할 수 있게 되었다[17]. 급성위염, 만성위염의 급성 악화 시에도 증상과 내시경 소견 모두 개선시키는 결과를 보였다[18~24].

- 주술기의 오심, 구토에 대해서도 육군자탕은 유용하다[25].

■ 변통(便通)장애

설사나 변비에는 다양한 한방약 선택지가 있다. 변비에는 대황, 망초 등의 하제가 함유된 처방을 선택하는 경우와 산초 등 장관 연동 항진작용을 가진 생약이 함유된 처방을 선택하는 경우가 있다. 설사에는 작약, 생강을 함유한 처방을 선택하는 등, 다양한 선택지가 있다.

● 계지가작약탕은 설사 변비 모두에 유효하다.

- 설사와 변비 모든 병태에 사용할 수 있는 계지가작약탕은 가정내 상비약으로 잘 어울리는 약제이다[26, 27].

● 변비에는 대황감초탕을 사용한다.

- 대황 단제로 사용하는 것 보다 작용이 부드럽고, 투여량을 경감시킬 수 있다는 이점이 있다. 서서히 사하제 용량이 증가되어 가는 경향을 보이는 증례에 이 처방을 병용시키면, 투여량을 조절할 수 있다[28~30].

암 치료는 지금까지의 암 거점병원 통원과 입원을 통한 치료에서 지역 센터병원, 재택지원 진료소와의 연계를 통한 지역 네트워크를 형성해 가는 방향으로 진화 중이다. 의료체계에만 의지하지 않고, 암 환자 및 가족이 스스로의 건강을 지키기 위해서는 OTC 의약품 한방약을 활용하여 아이부터 고령자에 이르기까지 모든 연령층이 안전하게 그리고 안심하고 건강관리를 할 수 있도록 하는 「약 상자」를 활용하는 것이 필요하다. 지역 협조를 통해 암 환자가 지역에서 안락하게 생활할 수 있는 환경이 보다 확실하게 조성되길 기대한다.

(이마즈 요시히로 / 스즈키 쥰코)

참고문헌

1) Kubo T, et al. : Antipyretic effect of Mao-to, a Japanese herbal medicine, for treatment of type A influenza infection in children. Phytomedicine, 14 : 96-101, 2007.
2) Hamazaki K, et al. : No effect of a traditional Chinese medicine, Hochu-ekki-to, on antibody titer after influenza vaccination in man : a randomized, placebo-controlled, double-blind trial. Phytomedicine, 14 : 11-14, 2007.
3) Takagi, et al. : Antibody response of Kampo-hozai after infuluenza B immunization in old mice. The Japanese Society for Vaccinology, 6 : 72, 2002

4) 岩崎　鋼, ほか：麻黄附子細辛湯が高齢者におけるインフルエンザワクチン接種に及ぼす影響. 漢方と免疫·アレルギー 17 : 97-103, 2004.

5) Kubo T, et al. : Antipyretic effect of Mao-to, a Japanese herbal medicine, for treatment of type A influenza infection in children. Phytomedicine, 14 : 96-101, 2007.

6) 黒木春郎, ほか：インフルエンザに対する洋漢統合医療の検討－第3報－. 漢方と免疫·アレルギー, 19 : 17-25, 2006.

7) 本間行彦, ほか：かぜ症候群に対する麻黄附子細辛湯の有用性－封筒法による比較試験－. 日本東洋医学雑誌, 47 : 245-252, 1996.

8) 関　知子, ほか：補中益気湯のMRSA定着・感染予防効果の検討. 漢方医薬学雑誌, 23 : 196-197, 1999.

9) 植田俊夫, ほか：補中益気湯（TJ-41）の MRSA保菌抑制効果の検討：第一報. Progress in Medicine, 19 : 1000-1003, 1999.

10) 鈴木淳一, ほか：Immuno-compromised host に対する補中益気湯の免疫栄養改善効果－MRSA 対策をめざして－. Progress in Medicine, 22 : 1362-1363, 2002.

11) Hasegawa T, et al. : ffects of traditional Chinese medicines on pharmacokinetics of levofloxacin. Antimicrobial Agents and Chemotherapy, 39 : 2135-2137, 1995.

12) 熊田　卓, ほか：TJ-68 ツムラ芍薬甘草湯の筋痙攣（肝硬変に伴うもの）に対するプラセボ対照二重盲検群間比較試験. 臨床医薬, 15 : 499-523, 1999.

13) 玉川　進, ほか：腰痛症に対する芍薬甘草湯と五積散の効果. 痛みと漢方, 7 : 83-85, 1997.

저자 후기

– 암 한방과 의료 연계 –

2007년 6월, '암 대책 추진 기본계획'에서 암 진료 연계거점 병원의 5대 암(폐암 · 위암 · 간암 · 대장암 · 유방암)에 대한 지역 연계 크리티컬 패스(critical path, 이하 패스) 정비가 의무화되었다. 지금까지 의사들은 진료정보 제공서 등을 활용하여, 환자 정보를 쌍방향으로 공유하면서 병원 연계 도모의 중요성을 충분히 느껴왔다. 그러나 의사와 함께 패스를 활용하는 치과의사, 약사, 간호사, 영양관리사 등, 의료를 지탱하는 여러 직종 및 복지 분야와의 연계 및 정보 공유화는 아직도 남아있는 하나의 과제이다.

또한 암 진료 연계 거점 병원과 재택의료지원 진료소가 패스를 유용하게 활용하기 위해서는 재택의료지원 진료소의 의료 스탭도 암 치료와 관련된 지식을 충분히 이해하며, 정보를 파악할 필요가 있다. 한편, 암 진료 연계 거점 병원의 정보 제공방법에 대해서도 다양한 고민이 필요하다.

지역 완결형 의료를 지향하기 위해서, 재택의료지원 진료소가 담당해야 할 중요한 역할은 ① 인플루엔자 등에 대한 감염 제어 및 관리, ② 사회적 스트레스에 동반되는 정신적 지원, ③ 암 환자 뿐 아니라 가족을 지지하는 의료 제공, 그리고 ④ 수술 후 몸 상태 관리 및 화학요법에 따른 부작용 대책 등이다. 이러한 사명을 감당하기 위해서 각각의 상황에 한방약을 적절히 처방하는 것은 의사에게 큰 무기가 될 것이다.

또한 처방약에서 그치지 않고, 여러 상황에서 가족이 대응할 수 있도록 가정 내에 '약상자'를 설치하여 상비약으로서의 한방약 사용법을 지도해 두면 좋다. 지속적으로 재택 암 치료를 하고 있는 동안에도, 일상생활 도중 다양한 병에 걸릴 가능성이 있다. 의료기관 진료를 필요로 하지 않는 정도의 감기, 가벼운 위장장애에 대해서 상비해 둔 한방약으로 대처함으로 과잉 의료 자재 사용을 경감시킬 수 있으며, 의료기관에 동행하는 가족들의 부담도 경감시킬 수 있을 것이다. '약 상자'를 각 가정에 설치함에 따라, 환자 또는 가족 자신들이 병에 대응할 수 있는 의료 시스템의 구축을 기대할 수 있다. 그를 위해서는 재택의료지원 진료소 의사의 지도뿐 아니라, 치과 의사, 약사, 간호사 등, 지역의료 스탭의 팀워크가 중요한 열쇠가 될 것이다.

추후의 암 진료에서의 한방 의학적 치료, 그리고 안전한 한방약을 사용하여 기간병원과 재택의료지원 진료소가 각각의 역할을 충분히 수행하는 데 본서가 조금이라도 도움이 된다면, 더할 나위 없이 기쁠 것이다. 그리고 '암 한방' 실천을 통해 의료, 간호, 복지 각 영역의 특수성이 살아나는 의료 연계의 장이 구축되길 기대한다.

기타사토 대학 약학부

이마즈 요시히로

찾아보기